T0270256

EL LIBRO DE LA DOULA

MARSHALL H. KLAUS
JOHN H. KENNEL
PHYLLIS H. KLAUS

EL LIBRO DE LA DOULA

*Cómo una compañera cualificada para el parto
puede ayudarte a dar a luz
de forma más rápida, fácil y sana*

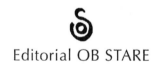

Editorial OB STARE

Puede consultar nuestro catálogo en www.obstare.com

Los editores no han comprobado la eficacia ni el resultado de las recetas, productos, fórmulas técnicas, ejercicios o similares contenidos en este libro. Instan a los lectores a consultar al médico o especialista de la salud ante cualquier duda que surja. No asumen, por lo tanto, responsabilidad alguna en cuanto a su utilización ni realizan asesoramiento al respecto.

EL LIBRO DE LA DOULA

Marshall H. Klaus - John H. Kennel - Phyllis H. Klaus

1.ª edición: junio de 2024

Título original: *The Doula Book*

Traducción: *David George*
Corrección: *M.ª Jesús Rodríguez*
Diseño de cubierta: *Enrique Iborra*

© 1993, 2002, 2012, Marshall H. Klaus M.D., John H. Kennel M.D.
and Phyllis H. Klaus, M.F.T, L.M.S.W.
Libro publicado por acuerdo con Hachette Books,
sello editorial de Perseus Books, LLC,
subsidiario de Hachette Book Group, Inc., NY, USA.
(Reservados todos los derechos)
© 2024, Editorial OB STARE, S. L. U.
(Reservados los derechos para la presente edición)

Edita: OB STARE, S. L. U.
www.obstare.com | obstare@obstare.com

ISBN: 978-84-18956-27-0
Depósito Legal: B-8262-2024

Impreso en los talleres gráficos de Romanyà/Valls S. A.
Verdaguer, 1 - 08786 Capellades - Barcelona

Printed in Spain

Reservados todos los derechos. Ninguna parte de esta publicación, incluido el diseño de la cubierta, puede ser reproducida, almacenada, transmitida o utilizada en manera alguna por ningún medio, ya sea electrónico, químico, mecánico, óptico, de grabación o electrográfico, sin el previo consentimiento por escrito del editor. Diríjase a CEDRO (Centro Español de Derechos Reprográficos, www.cedro.org) si necesita fotocopiar o escanear algún fragmento de esta obra.

Dedicamos este libro a todas las mujeres sensibles y que se preocupan que han proporcionado un apoyo continuo durante el parto a las madres de nuestros estudios. Ellas nos han ayudado de forma inconmensurable a evaluar, describir y empezar a comprender el poder de su presencia. También dedicamos este libro a todas las doulas que en el futuro permitirán a las madres y a sus parejas experimentar un parto menos complicado y más gratificante con beneficios a largo plazo.

Doula es una palabra de origen griego cuya definición ha acabado significando una mujer que ayuda a otras mujeres. El término ha evolucionado para describir a una mujer experimentada en el parto que proporciona un apoyo físico, emocional e informativo continuo a la madre antes, durante y después del alumbramiento.

AGRADECIMIENTOS POR ESTA EDICIÓN

Nuestra comprensión de las necesidades de las madres y de sus parejas durante el parto se desarrolló durante nuestros estudios sistemáticos y nuestra experiencia clínica a lo largo de los últimos treinta y seis años. Los conocimientos también procedieron de los debates con doulas y colegas cercanos como Steven Robertson, Susan McGrath, Roberto Sosa, Manuel de Carvallho, Clark Hinkley, Penny Simkin, Nadia Stein, Roberta O'Bell, Susan Landry, Kenneth Moise, Majorie Greenfield, Kathy Scott, Charles Mahan, Michael Klein, Debra Pascali-Bonaro y el fallecido Moisies Paciornik. También agradecemos la amable y apreciable labor de Carol Sakala y Maureen Corry. Le damos las gracias a Della Campbell y Michelle Falk por su importante trabajo, que se incluye en el capítulo 9. El excelente libro y los debates con Sarah Buckley nos inspiraron.

También damos las gracias a los estudiantes de medicina, y especialmente a Wendy Freed, que hace más de tres décadas despertó nuestro interés por explorar las necesidades de las mujeres durante el parto a través de las observaciones que hizo cuando estuvo al lado de diez madres durante su alumbramiento como parte de otro estudio. Estas madres, que al parecer se beneficiaron de su alentadora presencia, tuvieron, todas ellas, un parto notablemente corto y sin complicaciones. Estas observaciones supusieron un estímulo fundamental para nuestra exploración de los efectos de una doula.

Agradecemos las importantes adiciones conceptuales a este libro por parte de Kerstin Uvnäs-Moberg y las comadronas suecas Ann-Marie Widström, Anna-Berit Ransjö-Arvidson, Eva Nissen, Kyllike Christensson y Wikbe Jonas, además de Beverley Chalmers, G. Justus Hofmeyr,

Wendy-Lynne Wolman y sus colegas investigadoras de Johannesburgo, y de Christina Smillie con su nueva información sobre el agarre al pecho durante la lactancia materna.

Los perspicaces comentarios de Laura y David Abada, Susan y Bob Sholtes, Devi y David Borton, Kristin Brooks y Glenn Meyer, Humm Berreyesa, Tracy Fengler y Frances Bachman fueron de especial ayuda.

Le damos las gracias a nuestra secretaria en Berkeley, Nancy Pino. Estamos agradecidos por las tempranas contribuciones de Peggy Kennell y su paciencia y apoyo firmes, como los de una doula.

Por último, nuestro sincero agradecimiento a Merloyd Lawrence por su continuo ánimo, su sensible comprensión, sus notables habilidades de edición y sus sabios consejos.

INTRODUCCIÓN
A ESTA EDICIÓN

En esta edición revisada estamos destacando la importancia de regresar al parto natural. Lamentablemente, en los últimos años el péndulo se ha desplazado, una vez más, hacia un enfoque quirúrgico o intervencionista con respecto al alumbramiento. Una de cada tres mujeres será sometida a una cesárea en Estados Unidos este año. Esto supone una agresión sobre las mujeres y los bebés. Nos vemos obligados a presentar otra forma de parto que evitará estas perjudiciales intervenciones. Cerca de las dos terceras partes de estas cesáreas son innecesarias y evitables, pero, lamentablemente, las cesáreas suelen incentivarse proporcionando a las mujeres la falsa idea de que deberían disponer de la «opción» sobre si su bebé nace mediante un método quirúrgico o inducido, o mediante el proceso natural de su propio cuerpo. Subrayamos esta preocupación en el capítulo 5, e ilustramos como, el aumento de los partos inducidos, las cesáreas y la anestesia epidural han provocado un incremento de la morbilidad y la mortalidad del bebé y la madre. Describimos cómo el papel de las hormonas naturales del parto, que reducen el dolor significativamente y hacen que el alumbramiento sea mucho más fácil, se ve interrumpido por las intervenciones y, por lo tanto, es algo que se le niega a la madre y al bebé. Las inducciones del parto, las cesáreas y la anestesia epidural deberían emplearse sólo cuando sean médicamente necesarias, como cuando la madre o el bebé muestren signos de sufrimiento.

Los estudios que citamos en este libro relativos a los resultados de los partos de más de 16 000 mujeres, con y sin el apoyo de una doula, muestran que el respaldo continuo por parte de una compañera de alumbramiento experimentada puede ser inmensamente beneficioso. El uso de una doula puede acortar el parto entre dos y tres horas y reduce las complicaciones y las cesáreas de forma significativa. Además, hay una destacable reducción en la necesidad de la madre de que le administren analgésicos. Nos entusiasma que la principal agencia de calificación del campo de la obstetricia, la Cochrane Database, haya reconocido, mediante un detallado metaanálisis, la importancia de la doula como el apoyo más eficaz para las mujeres y sus bebés durante el alumbramiento.

En el capítulo 4 se pone ahora más énfasis en la hipnosis y el masaje para la reducción del dolor, y detallamos cómo ayudar a la madre a estar activamente preparada para usar estos y otros métodos de reducción del dolor en lugar de la anestesia epidural y los opioides.

El capítulo 9 habla sobre cómo una familiar o una amiga íntima que actúe como doula tras algunas horas de formación puede afectar de forma positiva a la perspectiva a largo plazo de una madre sobre su bebé y sobre sí misma. Esto es especialmente ventajoso para las mujeres para las que no esté disponible una doula profesional o que no puedan permitírsela, o para las que prefieran disponer de la ayuda de su madre o de alguien muy cercana a ellas. La familiar o amiga elegida que haya sido formada junto con la futura madre puede ofrecer ahora más con las habilidades y la información actualizada que habrá obtenido con una formación de cuatro horas de duración impartida por una doula profesional y experimentada. Aunque la mayoría de maternidades/centros de parto y hospitales o clínicas permiten que las personas que proporcionan apoyo o familiares acompañen a la madre, sabemos que los cuidados de una doula consisten en algo más que simplemente tomar a la parturienta de la mano. Es más que una mera presencia. Una doula que sea una familiar o una amiga necesita algunas habilidades e información sobre cómo ayudar de la mejor forma a la mujer para trabajar en su parto y reducir el dolor.

La sensibilidad de la relación tiene una enorme influencia sobre el parto. Si una persona de apoyo parece incompetente, su estrés o inseguridad pueden transmitirse a la madre y afectar a su confianza. Algunas mujeres han dicho que pudieron percibir, de inmediato, si una enfermera o cuidadora que las recibía sería perjudicial o útil por su actitud. Es fácil hacer que una madre se sienta juzgada o que no está dando a luz correctamente o lo suficientemente rápido. Algunas mujeres afirman que se dan por vencidas o pierden su fuerza después de comentarios como: «No tienes por qué hacerte la mártir. Podemos ponerte una epidural»; o a una mujer cuyo parto se había ralentizado pese a que médicamente lo estaba haciendo bien, una cuidadora le dijo: «¡Oye, que sigues aquí!». Otros comentarios dañinos como «Vas a querer una epidural. Tú sólo espera y lo verás» indican una falta de confianza en la madre y minan su confianza o control.

Los conocimientos actuales sobre las neuronas espejo, un tipo sutil de comunicación entre un cerebro y otro descubierto por investigadores italianos, nos proporciona una potente indicación de que, especialmente en momentos vulnerables, podemos, de algún modo, captar la intención de otra persona. Esto podría ser un instinto de supervivencia. Nos hemos dado cuenta de que una mujer a la que se deje sola con un compañero muy nervioso podría, fácilmente, perder su confianza. Las hormonas del estrés pueden aumentar. Toda la atmósfera del parto y el alumbramiento (en puridad, el trabajo de parto y el parto propiamente dicho o fase de expulsión) de una mujer requieren de una actitud de calidez, amabilidad y confianza, además de un apoyo continuo. La forma en la que se trate a una mujer en su primer parto puede afectar al resto de su vida reproductiva.

Lo que es importante para cualquier doula (sea una amiga, una familiar o una profesional), es su capacidad de proporcionar un apoyo constante y continuo a lo largo del parto. Sólo con un respaldo continuo se da una mejora de los resultados en comparación con, únicamente, los cuidados rutinarios. En el capítulo 5 describimos un metaanálisis que compara los cuidados intermitentes y los continuos[1] que revela que los cuidados intermitentes no tienen un efecto, estadísticamente hablando, distinto al de los cuidados rutinarios, mientras que los cuidados continuos arrojaron unos resultados valiosos y significativos.

En el último capítulo y en el apéndice A mostramos que el papel de una doula debe incluir el conocimiento de las necesidades de la madre que acaba de dar a luz, que debe poder pasar mucho tiempo con su bebé, con un contacto piel con piel durante tanto tiempo como desee, pero también se la debe ayudar a sentirse cómoda y a que sus preocupaciones físicas y emocionales se vean cubiertas. Si el bebé no está afectado por la anestesia, se puede ayudar a la madre a contemplar las respuestas naturales del su hijo y a sentirse más cómoda con el amamantamiento. Con un parto más rápido y fácil, se puede evitar un alumbramiento traumático y la madre puede estar junto a su bebé desde el primer momento.

1. SCOTT, K. D., BERKOWITZ, G., KLAUS, M.: «A comparison of intermittent and continuous support during labor: A meta-analysis», *Am J Obstet Gynecol,* vol. 180, pp. 1054-1059 (1999).

1

La necesidad de apoyo durante el parto

«El apoyo continuo por parte de una doula durante el parto proporciona beneficios físicos y emocionales a las madres y de salud a sus bebés. Con menos intervenciones médicas, menos complicaciones y unas estancias hospitalarias más cortas, puede que también se dé un ahorro económico».

HARVARD HEALTH LETTER

A lo largo de la historia de la humanidad, las mujeres siempre han ayudado a las mujeres a dar a luz. Prácticamente todas las sociedades no industrializadas, cazadoras-recolectoras y agrícolas ofrecían, y siguen ofreciendo a las madres el apoyo continuo de otras mujeres durante el parto y el alumbramiento. Sin embargo, a medida que el parto fue pasando de los hogares al hospital, este ingrediente vital en el parto empezó a desaparecer. Aunque los esfuerzos por implicar a los padres e introducir otras prácticas más humanas en los hospitales han hecho mucho por mejorar esta situación, sigue faltando un vínculo importante. Aunque se consiguió la introducción de los padres en la sala de partos juntó a la pareja en este importante momento, esta práctica tendía a reducir los cuidados sensibles y experimentados de la enfermera obstétrica durante el alumbramiento. El parto tendía a volverse más solitario y estresante para los progenitores desde el punto de vista psicológico.

Más recientemente, se han expresado preocupaciones por los crecientes índices de cesáreas y la naturaleza muy tecnológica e impersonal del parto. Estas tendencias nos han llevado, junto con nuestros colegas, a estudiar los efectos de recuperar el papel de las mujeres ayudantes en la experiencia del alumbramiento. Nuestras investigaciones han demostrado que el apoyo continuo por parte de una compañera para el parto puede ser enormemente beneficioso. Tal y como mostraremos en los últimos capítulos de este libro, en estudios con más de 16 000 mujeres comparando los resultados con y sin este apoyo, hemos visto una importante reducción en la duración del parto, una descenso de más del 50 % de las cesáreas, una destacable disminución de la necesidad de las madres de que se les administren analgésicos, y muchos otros beneficios importantes y mensurables que describiremos en los siguientes capítulos.

Este apoyo continuo es proporcionado por mujeres empáticas y experimentadas que llamamos *doulas*. Mientras buscábamos un término para

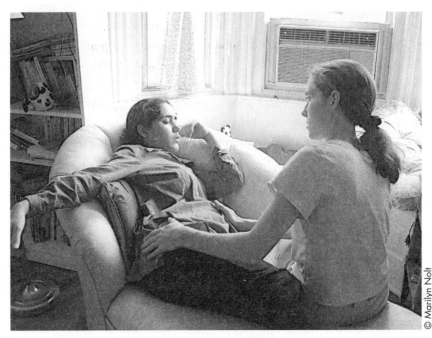

La doula ayuda a respirar lentamente y a relajarse
a lo largo de la contracción.

describir este papel, queríamos dar con una palabra con una connotación no médica que hiciera hincapié en el valor de una mujer compañera así de atenta y tranquilizadora. Recurrimos al vocablo griego *doula*, que significa «mujer cuidadora». Nuestra primera exposición al mundo llegó con el uso del término por parte de Dana Raphael para describir a «una o más personas, frecuentemente mujeres, que proporcionan apoyo psicológico y asistencia física a la madre que acaba de dar a luz».[1] Usamos esta palabra en el sentido, ahora ampliamente aceptado, de una compañera experimentada para el parto que proporciona a la mujer y a su esposo o pareja un apoyo tanto emocional como físico a lo largo de todo el parto y el alumbramiento y, en cierto grado, después. Otras personas usan términos como *coach de parto, monitora, ayudante del parto, compañera de alumbramiento* o *ayudante de la madre*. Independientemente del vocablo, esperamos que nuestros lectores se queden con la idea del ingrediente vital compartido que hace que este papel sea tan poderoso y beneficioso. En

1. Raphael, D.: *The Tender Gift: Breastfeeding.* Prentice-Hall, Englewood Cliffs (Nueva Jersey), 1973.

este libro describimos lo que una doula puede proporcionar tanto durante el parto y el alumbramiento como en el período del posparto y cómo se forma. Hablamos de los resultados de nuestros estudios y diferenciamos no sólo entre la ayuda de una doula y la ayuda igual de vital de los padres, sino también entre el trabajo de la doula y el de la enfermera, el médico o la comadrona. También ofrecemos orientación para encontrar y valorar a una doula y proporcionamos, en el apéndice A, información sobre la formación de una doula.

Somos conscientes de que una mujer que va a tener un bebé puede estar casada o ser soltera y estar acompañada por el padre, su propia madre o una amiga íntima. Cuando usamos palabras como *padre, pareja* y *progenitores,* pretendemos incluir a todos los tipos de familias. Además, en aras de la simplicidad, usamos las palabras *madre y padre,* en lugar de *futura madre y futuro padre* para referirnos a una mujer y un hombre mientras participan de la experiencia del parto y el alumbramiento.

TIPOS DE APOYO EN EL PARTO

Al embarcarse en una de las experiencias más importantes de su vida (el nacimiento de su primer hijo), una pareja fantasea sobre cómo serán el parto y el alumbramiento. Puede que tengan una imagen de cómo será, quizás esperando que el embarazo y el nacimiento sean única y totalmente suyos, algo que harán juntos sin interferencias por parte de ninguna otra persona. Al mismo tiempo, tendrán miedos. Por un lado, puede que se imaginen solos y juntos, siendo el padre el principal ayudante y apoyo, y con música sonando de fondo mientras avanzan por el parto sin interrupciones ni intervenciones, y que luego disfrutarán de un tiempo tranquilo idílico con su bebé recién nacido. Por otro lado, puede que se preocupen por el dolor, la pérdida del control, los problemas para el bebé o complicaciones que pongan la vida en peligro.

Dadas estas esperanzas y miedos, todas las madres y padres necesitan apoyo emocional y ayuda durante el parto. Buena parte de este respaldo se lo pueden proporcionar el uno al otro. La madre necesita sentir, por parte del padre, los cuidados, el amor, la sensación de conexión, la responsabilidad y la sensación de participar en la experiencia íntima de traer a su hijo al mundo. El padre u otro compañero elegido tiene un

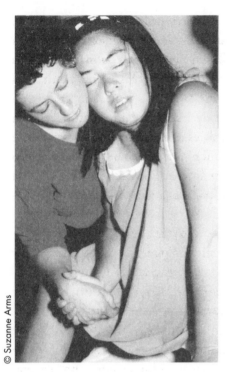

© Suzanne Arms

Apoyo constante ayudando a la mujer a visualizar durante una contracción.

intenso deseo de ayudar, participar, sentirse útil y activo, y sentirse importante y necesario para la madre.

Sin embargo, cuando dos personas comparten un vínculo emocional y una relación en desarrollo, es muy difícil que ese compañero permanezca continuamente objetivo, tranquilo y apartado en cierto grado de la inquietud y los miedos de la madre o de cualquier peligro para ella. En la mayoría de los casos (y no podemos afirmar esto lo suficiente), el padre tendrá la pregunta no expresada, pero sentida de forma muy arraigada, de si todo irá bien. Además, y frecuentemente, un padre habrá tenido poca o nada de experiencia con el proceso del parto.

Debido a estas razones, cada mujer que esté dando a luz necesita no sólo al padre o a otro compañero que haya escogido, sino también a una persona que aporte apoyo y que sea experimentada (una doula) que pueda ayudarla calmada y habilidosamente a hacer frente al parto y sea tranquilizadora y una presencia constante para ella y el padre. La doula proporciona un nivel de apoyo distinto al de una persona que tenga una relación personal y cercana con la mujer que está alumbrando.

Estos dos tipos de respaldo se complementan entre sí. Una doula puede ayudar a una mujer a trabajar con su parto y orientarla acerca de cómo permanecer relajada en casa hasta que el parto esté bien asentado. En la época prenatal, la doula puede mostrar a la mujer embarazada cómo dispondrá de la capacidad y la confianza de ser una defensora en su nombre. En el hospital, la doula puede ayudar al padre o al compañero a sufrir menos ansiedad. Con su habilidad, la doula sirve a modo de modelo para la persona menos experimentada.

Muy frecuentemente, la pareja muestra preocupación porque una persona externa que proporcione apoyo asuma el mando y controle la experiencia del parto, tal y como han hecho tradicionalmente muchas personas que proporcionan asistencia durante el alumbramiento. La formación de una doula es bastante diferente, poniendo énfasis en la tranquilización y la potenciación de las capacidades naturales de la mujer que está dando a luz. Una doula es constantemente consciente de que la pareja se llevará consigo el recuerdo de esta experiencia a lo largo de toda su vida. Tal y como comentamos en los capítulos 3, 7 y 8, la doula está ahí para ayudar a los progenitores a tener el tipo de experiencia del parto que desean.

Durante milenios, la relación entre la madre y su hija, la mujer mayor experimentada y la mujer más joven que está dando a luz, fue respetada y comprendida. En la actualidad, aunque puede que muchas mujeres quieran que sus propias madres les ayuden durante el parto, la mayoría de las abuelas actuales no poseen experiencia en lo tocante al parto. La experiencia de las mujeres que dieron a luz en las décadas de 1960 y 1970 puede que no fuese ideal. Además, muchas mujeres se encuentran, geográfica y en algunos casos psicológicamente, lejos de sus hijas adultas. En la actualidad muchas mujeres en estado prefieren que su madre no esté presente durante el parto, incluso aunque tengan una relación cariñosa. Muchas prefieren que el padre esté presente, y frecuentemente es más fácil para la pareja disponer de una persona que no sea una familiar, pero que sea cariñosa, para que les ayude. A veces, los hombres que se han implicado en el alumbramiento mediante cursos para el parto pueden sentir que su posición les es usurpada si la suegra o una amiga íntima de su mujer actúan como el principal apoyo durante el alumbramiento. Aunque las madres y las amigas de las mujeres que están de parto pueden ofrecer un apoyo importante junto con los padres, el respaldo cariñoso, útil y objetivo de una doula alivia al miembro de la familia elegido para estar presente de la responsabilidad exclusiva por el alumbramiento. No supone un intento de interferir en la relación entre una mujer y su pareja u otro miembro de la familia.

LAS NECESIDADES DE LOS PADRES
DURANTE EL PARTO Y EL ALUMBRAMIENTO

Al pedirles a los padres que sean el principal apoyo, puede que nuestra sociedad haya generado unas expectativas que es muy difícil que satisfagan. Esto es como pedirles a los padres que jueguen en un partido de fútbol americano profesional después de haber recibido varias clases, pero sin haber entrenado ni llevado a cabo partidos de práctica. A veces, las parejas se llevan la impresión equivocada, de las clases para el parto, de que empleando una cierta cantidad de ejercicios sencillos el padre puede ser la principal fuente de apoyo y conocimiento durante todo el alumbramiento cuando la enfermera no esté disponible. Esto es cierto para un pequeño número de padres, pero la mayoría (especialmente los primerizos) no obtienen suficientes oportunidades en las clases para observar y practicar. Frecuentemente, el dilema para los instructores para el parto es cómo hacer que los padres participen más en la experiencia y que valoren lo que en realidad les viene por delante. Los padres que asumen ese nuevo papel muchas veces se sienten nerviosos, hacen bromas frecuentemente y, consciente o inconscientemente, se preguntan si su lugar se encuentra en ese campo de la obstetricia. El doctor Martin Greenberg, un experimentado médico que ha llevado a cabo investigaciones con padres primerizos, comentaba: «No me di cuenta hasta tiempo después de lo asustado y enfadado que me sentía con el personal porque me dejaran solo con mi mujer cuando estábamos teniendo nuestro primer bebé».

En ninguna otra área de un hospital se pide a un miembro de la familia que asuma un papel tan importante de cuidados como en el parto. Al trabajar en la unidad de obstetricia, frecuentemente nos hemos visto sorprendidos por lo enormemente aliviados que se muestran los padres cuando una enfermera o comadrona experimentada entra en la sala y se queda a su lado. Esta sensación de alivio permite a los padres estar mucho más relajados y mostrarse más cariñosos y disponibles emocionalmente que cuando llevan la carga de la responsabilidad solos.

Por lo tanto, queremos permitir que el padre esté presente *a su propio nivel de comodidad* y que permanezca emocionalmente conectado con su pareja y su hijo. Pocos padres quieren ser (o deberían ser) la única persona de apoyo en la sala. Tal y como comentaremos en el capítulo 8, la madre obtiene un respaldo más seguro y firme de su compañero si éste está menos preocupado por lo que se supone que tiene que hacer y si ambos se pueden relajar y confiar en los expertos cuidados de la doula. Tal y como señaló un padre: «He corrido varios maratones, he practicado mucho excursionismo con una mochila pesada y he trabajado durante cuarenta horas seguidas en una guardia, pero pasar por el parto con mi mujer fue más extenuante y agotador que cualquiera de esas otras experiencias. Nunca lo podríamos haber hecho sin la doula. Ella fue crucial para nosotros». Su mujer añadió: «Quiero que la doula esté ahí para que me asegure que todo va bien y para que me consuele. Quiero que mi marido esté ahí para proporcionarme apoyo emocional».

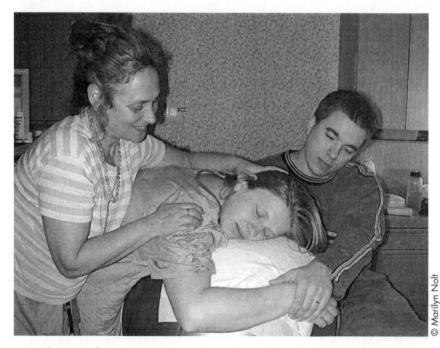

© Marilyn Nolt

Doula iniciando un masaje mientras la madre se relaja sobre el regazo de su pareja.

Los rápidos cambios de humor de una mujer gestante pueden alarmar a un padre inexperto y agravar los miedos de la madre. «Si dejas a la madre sola, aunque simplemente sea durante cinco minutos», nos comentaba una doula, «empezará a angustiarse. Empezará a desmoronarse y a perder el control, y cuando regreses, puede que lleve media hora hacer que se tranquilice». Los padres expresan sentimientos de una ansiedad creciente. Subyacente a esta ansiedad suele haber un miedo, no expresado, de temor o peligro con respecto a la madre o al bebé, además de angustia por el dolor de la madre. Aunque los padres tienen muchos sentimientos positivos y una gran ilusión, estos sentimientos negativos pueden interponerse y, a su vez, afectar al desarrollo del propio parto. Una y otra vez, nos hemos quedado impresionados por la influencia tranquilizadora que la doula tiene tanto para la madre como para el padre, ya que ella explica lo que está sucediendo, emplea su amplia experiencia para ayudar a la madre y respalda a los progenitores para que tengan el tipo de experiencia que deseaban originalmente.

VARIEDAD DE ESCENARIOS PARA EL PARTO

Los hospitales y los cuidadores obstétricos, incluyendo a los médicos, las enfermeras y las comadronas, enfocan el parto desde perspectivas muy diferentes. El papel de una doula o de otra proveedora de apoyo al parto se verá afectado por estas diferencias.

En un extremo del espectro, el parto se considera un evento fisiológico normal que sigue un curso natural. Las intervenciones necesarias para estos alumbramientos naturales se consideran menores, aunque el personal debe permanecer atento a cualquier signo médico de complicaciones. Cuando el parto se planifica desde este punto de vista, se informa a las madres de lo que pueden esperar durante el inicio del alumbramiento y, después de hacer comprobaciones con sus cuidadores, se les da la aprobación para permanecer en casa durante la mayor parte del parto. Se las orienta para permanecer relajadas, ingerir líquidos y alimentos ligeros según deseen, descansar, llevar a cabo actividades que las distraigan al principio del parto y, a medida que éste progresa, ayudarlas con variedad de medidas para su comodidad. Entre ellas se incluyen la relajación, la visualización, el masaje, los cambios de postura, darse una ducha o bañarse. En el hospital, se las ayuda, en mayor medida, a trabajar de forma natural, permitiendo que su parto avance sin intervenciones (ruptura de las membranas, aceleración con pitocina). Se usa una cantidad mínima de medicamentos, y las madres intentan dar a luz sin la epidural. Las episiotomías se mantienen bajo mínimos y la mayoría de las madres dan a luz por vía vaginal.[2]

---

2. Enkin, M.; Keirse, M. J. N. C.; Neilson, J. *et al.*: *A Guide to Effective Care in Pregnancy*

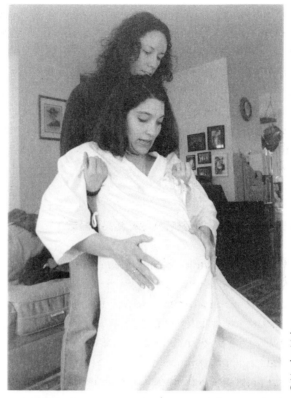

*Sostener a la mujer en una postura erguida promueve
el uso de la fuerza de la gravedad.*

En el otro lado del espectro, el parto se considera un evento médico plagado de peligros potenciales. Para muchas madres dando a luz en un escenario así, el alumbramiento empieza con una inducción entre el lunes y el viernes. A otras mujeres, cuyo parto empieza en casa, se les suele pedir que acudan al hospital pronto. Allí se las monitoriza, reciben fluidos por vía intravenosa y se las suele limitar a estar en una cama y sin la capacidad de beber o comer. Frecuentemente se procede a la ruptura de las membranas (rotura del saco amniótico, lo que equivale a romper aguas), se administra una epidural temprana y las contracciones se incrementan con pitocina (una forma sintética de la oxitocina). Estas madres suelen sufrir un mayor índice de cesáreas y de episiotomías. Muchas maternidades o consultorios obstétricos se encuentran, por supuesto, entre estos dos extremos.

and Childbirth. Oxford University Press, Nueva York, 2000, p. 295.

Al planificar o pensar en su propio parto, los futuros progenitores deberían conocer las distintas prácticas de los médicos y las comadronas de su comunidad. Sabiendo qué enfoques tienden a adoptar estos profesionales, los progenitores podrán llevar a cabo una elección más informada para satisfacer las necesidades médicas, emocionales y físicas de la madre.

PRESIONES SOBRE EL PERSONAL DEL HOSPITAL

Mucha gente no comprende que el personal de obstetricia formado por enfermeras y médicos proporciona cuidados para una amplia variedad de pacientes. En Estados Unidos, el 90 % de los partos son normales y rutinarios, pero un 5-10 % requieren de un esfuerzo intensivo con el uso de tecnología avanzada, asesores y personal auxiliar adicional. Cuando surgen los casos especiales, esto reduce el número de enfermeras disponibles para trabajar con el grupo más numeroso de madres que están teniendo unos alumbramientos rutinarios y normales. Además, las numerosas cesáreas que se llevan a cabo en la mayoría de los hospitales también mantienen ocupado al personal de enfermería.

Estudios llevados a cabo por Ellen Hodnett en Toronto detectaron que las mujeres que planeaban un parto en el hospital rara vez esperaban disponer de una enfermera a su lado durante todo el alumbramiento.[3] Las mujeres solían sentir que las enfermeras estarían ocupadas o consideraban que su papel era puramente técnico. Hodnett comentaba: «Reconociendo que las mujeres que están de parto necesitan apoyo psicológico y dándose cuenta de que las enfermeras disponen de poco tiempo para proporcionárselo, los hospitales han permitido, cada vez más, que los esposos asuman papeles activos en los cuidados de sus mujeres durante el alumbramiento». Además, en los hospitales, muchos cuidadores distintos suelen estar implicados con una madre. Un estudio reciente vio que las mujeres que daban a luz se encontraban con una media de 6,4 profesionales desconocidos durante su parto. La presencia de muchos extraños puede alterar el alumbramiento y confundir a la madre.

---

3. Hodnett, E. D. y Abel, S. M.: «Person-environment interaction as a determinant of labor length variables», *Health Care for Women International,* vol. 7, pp. 341-356 (1986).

En casa y en algunos hospitales, las comadronas que se ocupan sólo de una madre de cada vez, atendiendo continuamente a la madre desde el principio del parto, satisfacen las necesidades tanto médicas como emocionales de la madre y el padre. Cuando un hospital u otro escenario en el que se produce un parto proporcionan tales cuidados personales por parte de enfermeras o comadronas y el objetivo de la cuidadora es el de tranquilizar, relajar, consolar e informar a la madre en lugar de ocuparse sólo de las intervenciones médicas necesarias, esa persona asume el mismo papel de apoyo que una doula. Muchas enfermeras que se preocupan profundamente por el bienestar emocional y físico de sus pacientes gestantes se muestran felices cuando pueden proporcionar tales cuidados ininterrumpidos.

Sin embargo, en la mayoría de los casos, las enfermeras de la sala de partos y las comadronas de los hospitales generalmente se ocupan de varias pacientes al mismo tiempo, monitorizando el progreso del alumbramiento; los signos vitales de la madre, como el ritmo cardíaco, la presión sanguínea y la temperatura; y el bienestar fetal, con los cambios en su ritmo cardíaco. En las situaciones que no son de riesgo elevado, los obstetras y los médicos de familia no están atendiendo a la madre constantemente, sino que hacen comprobaciones, yendo y viniendo hasta las últimas fases del parto. Entonces supervisan el alumbramiento y se ocupan de cualquier aspecto médico, proporcionando un fuerte apoyo cuando están presentes.

Muchos progenitores esperan gestionar el alumbramiento solos, pero dentro del círculo de un entorno hospitalario «seguro» en el que la ayuda esté al otro lado de la puerta. Muchas enfermeras creen que no deberían interferir en el parto y que, en lugar de ello, simplemente deberían acudir para comprobar cómo están yendo las cosas. Cuando ellas o el médico sólo acuden intermitentemente, puede que no siempre se den cuenta de la gran necesidad que tienen los progenitores de información y tranquilización. Puede que sea difícil para el padre pedir ayuda o darse cuenta de cuándo o qué tipo de asistencia necesita su mujer en cada etapa del parto. Puede que se esté poniendo ansiosa, y frecuentemente él pensará en que la «ayuda» sólo consiste en una intervención médica en lugar de la asistencia con las necesidades emocionales de la madre mientras trabaja durante las contracciones.

Dos profesores de obstetricia ampliamente respetados, experimentados y empáticos, los doctores Kieran O'Driscoll y Declan Meagher, que crearon un programa de apoyo de matronería individual en Dublín, han reconocido los efectos negativos que tiene una falta de respaldo sobre las mujeres que están de parto.[4] Señalan que, cuando una mujer no dispone de una persona experimentada que le proporcione una atención personal continua durante el alumbramiento y cuando el padre se siente inseguro, tiene miedo o se está volviendo ansioso, «el escenario para muchos puede escribirse por adelantado: la mujer se siente progresivamente apartada del contacto con su entorno, cierra los ojos y hunde la cabeza en la almohada, para, más adelante, volverse cada vez más activa, con unos rasgos retorcidos y movimientos inquietos, interrumpidos por estallidos, hasta que al final se alcanza un estado de pánico y se pierde el autocontrol». En nuestros estudios nos hemos encontrado con varias ocasiones en las que las parejas que se mostraban inicialmente reacias a disponer de una compañera que las apoyara, porque querían estar solas para este importante evento, cambiaron de opinión por completo a mitad del parto y nos rogaron que les proporcionáramos una doula. El papel de una doula todavía se está definiendo y, tal como hemos dicho antes, el apoyo para el parto pueden ofrecerlo otros distintos tipos de profesionales. Su esencia, tal y como mostraremos, es la de un papel de «cuidados maternales», proporcionando estos cuidados tanto a la madre como al padre mientras pasan a formar parte de su nueva familia. En el apéndice A describimos los componentes básicos de la formación de una doula.

Nuestros estudios nos han llevado a la firme convicción de que toda pareja necesita una doula (una persona que proporciona un apoyo discreto, compasivo y experimentado a lo largo del parto) durante el alumbramiento de su hijo. Con una ayuda tal, los progenitores pueden captar los momentos especiales y la experiencia inestimable del propio y singular nacimiento de su hijo. Esto, a su vez, se convierte en la base de un fuerte vínculo mientras se crea la nueva familia.

---

4. O'Driscoll, K. y Meagher, D.: *Active Management of Labor,* 2.ª ed. Bailliere Tindall, Londres, 1986. (Trad. cast.: *Asistencia activa en el parto: La experiencia de Dublín.* Mosby/Doyma Libros, Madrid, 1996).

2

El papel especial de la doula

«Generamos un entendimiento tal que una mujer
puede pedirme lo que quiera».

Una doula

Para comprender el papel especial de una doula, primero debemos distinguirlo del resto de personas implicadas en un parto. Una doula no es una médico, una enfermera ni una comadrona. No dispone de formación para tomar ninguna decisión médica. Sin embargo, su formación incluye el aprender acerca de las intervenciones médicas usuales, de modo que pueda explicárselas a los progenitores para así aliviar algunas de sus incertidumbres y ansiedades. A modo de ejemplo, los monitores fetales pueden registrar un ritmo cardíaco muy bajo (entre uno y dos latidos por minuto) durante algunos segundos, pese a que el ritmo cardíaco sea el normal de 140 latidos por minuto. La doula conocedora de este fenómeno puede tranquilizar a la madre con respecto a que esta baja lectura supone un problema del aparato, y no del bebé.

Una enfermera o una comadrona puede proporcionar apoyo durante un parto si no tiene otras obligaciones, restricciones de tiempo u otras pacientes. Muchas enfermeras y matronas escogen el trabajo obstétrico debido a su interés empático por ayudar a las mujeres durante el parto; pero, tal y como hemos visto anteriormente, las exigencias del servicio para el parto y el alumbramiento, los horarios frenéticos y un gran número de mujeres dando a luz hacen que sea extremadamente improbable que las enfermeras o las comadronas puedan estar total y completamente disponibles para cualquier mujer que esté de parto durante todo su alumbramiento.

Algunos hospitales disponen de maternidades en las que se asignan comadronas personales, pero esto no es algo común. Con mayor frecuencia, se espera de las matronas que atiendan a dos o más madres al mismo tiempo. Si ése es el caso, generalmente agradecen la presencia de una doula cuando tiene que dejar a una madre sola para atender a otra.

Se asume que una doula será una mujer, y hay varias ventajas por las que esto es así. Una madre que esté de parto generalmente se mostrará menos cohibida en presencia de otra mujer. Los aspectos íntimos de la función corporal se expresan más fácilmente con una persona del mismo sexo. Además, en nuestra cultura, las cualidades más amables, tranquilas, dulces, sensibles y protectoras del «cuidado maternal» han procedido tradicionalmente de las mujeres.

La mayoría de las doulas han tenido sus propios hijos. Una mujer que haya dado a luz tiene una sensación innata de cómo es esta experiencia y proporciona una empatía natural. Sin embargo, la experiencia personal del parto no es esencial. Algunas mujeres que no han sido madres trabajan de forma muy sensible como doulas. Aunque no tengan la experiencia de haber alumbrado, se identifican con la mujer que está pariendo a través de su hermandad psicológica y biológica como mujeres.

La doulas no prescriben ningún patrón de respiración ni régimen de parto concreto. Generan un entorno emocional de «sostén» para la madre, animándola a permitir que su propio cuerpo le diga lo que puede ser mejor en distintos momentos a lo largo del parto. Las doulas cooperan completamente con cualquier patrón de respiración que la pareja esté preparada para emplear.

EL PAPEL DE LA DOULA

¿Qué hace en realidad la doula para ayudar a la madre? En condiciones ideales, su papel empieza cuando tiene la oportunidad de conocer a la madre y al compañero de ésta entre un mes y medio y tres meses antes del parto: es decir, durante el tercer trimestre del embarazo. En esa época, la doula puede aprender, detalladamente, lo que la mujer o la pareja esperan y quieren durante el alumbramiento. También puede averiguar lo que la madre ha encontrado de utilidad cuando se ha sentido tensa en otras situaciones y qué recursos la hacen sentirse más relajada y menos ansiosa. Por ejemplo, una madre puede decir: «Frecuentemente me siento muy relajada si alguien me masajea los hombros o la espalda muy suave y lentamente». Entonces, durante el parto, la doula lo intentará con esto y le preguntará a la mujer si lo encuentra de utilidad.

Una doula aprende que debe estar dispuesta a tomar cualquier cosa como respuesta y a no sentirse avergonzada ni ridícula. A veces, una acción que una mujer disfrutaba antes puede que no le parezca bien ni útil durante el parto en sí. La doula experimentada desarrolla una confianza y autoestima suficientes como para no sentirse ofendida por el aparente rechazo de la mujer a esa acción. Una mujer quizás no pueda o no le diga siempre a la doula lo que le gusta. A veces, la doula intenta algo durante un breve momento, observa a la mujer e «interpreta» sus respuestas. Una mujer de parto puede que sienta que debe cumplir y actuar de una cierta manera frente a su marido, su madre o su suegra. En contraste, la mujer puede sentirse completamente relajada con la doula y no estar preocupada por tener que complacerla o aparentar para ella.

Esta visita inicial de la doula a la pareja o la mujer gestante se convierte en un momento para desarrollar una relación, y esto permite a la doula conocer qué objetivos y deseos tienen los progenitores con respecto al nacimiento de su hijo. Cuando las expectativas no sean realistas, la doula explicará, con tacto, lo que puede hacer y lo que no. Dos o tres visitas de la doula a la madre y a su pareja durante el embarazo permitirán que la relación se desarrolle. En algunos casos, estas visitas prenatales no siempre pueden organizarse. Cuando la doula tenga que conocer a la madre en el momento de su ingreso en el hospital, la primera etapa del parto suele proporcionar tiempo para que se desarrolle la relación.

La certeza más importante que puede proporcionar una doula en estas visitas iniciales es que permanecerá al lado de la madre durante todo el parto y no la dejará sola. Si la doula tiene que irse a comer o al lavabo, hará que el padre o la enfermera se quede al lado de la madre. La relación se desarrolla sobre esta certeza, que hace que la mujer y la familia se sientan cuidadas y no solas.

Para las mujeres de parto, buena parte del proceso del alumbramiento consiste en la autorización: sentir un permiso total para ser ellas mismas y sentirse libres de derribar las barreras emocionales y físicas y desprenderse de las expectativas: esas referencias o medidas de desempeño que las mujeres llevan consigo en el entorno institucional. Sentirse completamente segura con otro ser humano genera un tipo de libertad que permite que una mujer empiece a poner a prueba los límites de sus propias capacidades y experimentar capacidades que posiblemente no hayan reconocido antes (o que quizás hayan reconocido, pero con respecto a las cuales no se hayan arriesgado). Esta libertad para ser una misma da lugar a sentimientos de empoderamiento, de creatividad. Tal y como le dijo una madre primeriza a una doula: «Qué estuvieras conmigo todo el tiempo y tu apoyo total, y que confiaras en mí completamente, me proporcionó una sensación de saber que era lo suficientemente fuerte para gestionar cualquier cosa en mi vida».

Nadia, una doula experimentada, explica que las madres a las que conoce en el hospital suelen estar fuera de control al principio del parto, cuando empiezan a experimentar dolor. En el caso de cada una de ellas, Nadia les pregunta si están asustadas, y la madre suele responder afirmativamente. Le explica a la mujer que el parto es un proceso muy natural y una función natural del cuerpo. Nadie le dice a la madre que, simplemente, deje que su cuerpo haga lo que tiene que hacer. Si la madre sigue estando asustada, Nadia le dice: «No tengas miedo. Recuerda llevar a cabo tus respiraciones: hazlas. Simplemente respira tranquilamente e intenta relajarte tanto como puedas. Eso es, ¿ves? Eso es lo único que tienes que hacer». Generalmente, cuando Nadia repite tranquila y calmadamente una de estas frases una y otra vez con una cierta cadencia, la madre se tranquiliza y se queda calmada. Durante este proceso empieza a sentir confianza en sí misma y en lo natural del proceso.

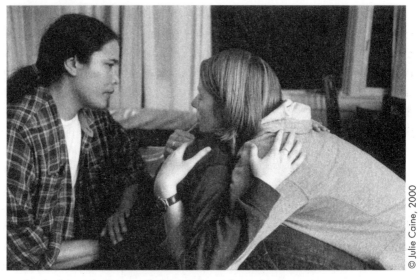

La doula percibe la necesidad de abrazar a la madre durante una contracción mientras el padre masajea la espalda de la madre.

Joyce, otra doula, describe una parte distinta de su papel. Al principio del parto encuentra que se gana la confianza de la madre mostrándose alegre y amistosa. Apunta que ésta puede ser una fase placentera, ya que se conocen la una a la otra. Esto es especialmente importante cuando la doula y la madre no se han conocido antes del parto.

A medida que el parto avanza, las doulas suelen mecer o sostener a la mujer ente sus brazos. Si una mujer llora, la doula puede tomar un paño húmedo y limpiarle la cara. Independientemente de la respuesta de la madre ante el alumbramiento, la doula sigue mostrando su apoyo, y nunca intenta disciplinar a los progenitores ni menospreciar a la madre.

Cuando las mujeres tienen un parto de riñones (experimentan dolor en la parte baja de la espalda durante el alumbramiento), la doula recomienda variedad de métodos para ayudar a aliviar la incomodidad: masajes en la espalda, paños calientes, presión sobre la espalda o, a veces, no tocarla en absoluto. Cada madre tiene unas necesidades diferentes. A medida que el parto avanza, la doula le pregunta a la mujer qué le gustaría hacer, y ésta le responde. «Damos lugar a una relación tal que la mujer puede pedirme lo que sea», dijo una doula. Debido a su presencia, su actitud y su contacto tranquilizador, la doula genera serenidad y la esencia de la relajación.

Mediado el alumbramiento, mientras la dilatación de la abertura cervical aumenta desde los cinco hasta los siete centímetros y los dolores del parto se vuelven más frecuentes y punzantes, la doula se vuelve más alentadora. En este momento, el compañero de la mujer puede asustarse y también necesitar apoyo y explicaciones por parte de la doula. Es aquí donde la capacidad de la doula de animar y verbalizar lo que está sucediendo es profundamente tranquilizador. Un padre afirmó, después del parto, que cuando la doula dijo que el sangriento espectáculo estaba «¡Bien, bien!», se sintió muy aliviado. «No se podía decir eso lo suficiente. Fue de gran utilidad».

A medida que el alumbramiento se vuelve más intenso, el padre puede alejarse ligeramente de la madre. Si sucede esto, la doula puede acercarse más a ella o animar al padre a aproximarse más, si resulta adecuado. En ese momento la doula sigue tranquilizando a la madre y a su pareja en cuanto a que el parto está progresando con normalidad. Está al tanto de lo que está sucediendo, explicando cada etapa y elogiando a la mujer por su excelente progreso.

No es inusual que algunas mujeres le pregunten a la doula una y otra vez cuándo y si va a irse. Al contestar, la doula sabe que es sensato aportar la tranquilización de que no va a abandonar la madre excepto, quizás, unos minutos para ir al baño.

Para el alumbramiento en sí, los cuidadores sanitarios están al cargo. La doula permanece al lado de la madre junto con el padre, y luego felicita a los progenitores y especialmente a la madre que acaba de dar a luz por su logro. Lo que es incluso más importante es su recuerdo de los deseos prenatales de la pareja, asegurándose, por ejemplo, de que la madre y el padre dispongan de tiempo a solas con el bebé y de que la madre lo amamante pronto.

Cuando la doula va a ver a la familia el día después del parto, les pregunta lo que recuerdan del alumbramiento y si tienen alguna pregunta o preocupación. La doula pasa tiempo comentando la experiencia del alumbramiento, permitiendo que los progenitores compartan todas sus sensaciones positivas y, si resulta adecuado, sus sensaciones negativas. La doula les anima a hablar, y puede añadir lo que se han olvidado. Casi todas las madres se benefician de escuchar los detalles que rellenan muchas de las piezas perdidas de la experiencia para ellas. Gracias a esto obtienen una nueva percepción de su propia participación. Frecuentemente, las madres sienten que no lo han hecho bien y que hay algo que no hicieron correctamente. Esta nueva narración del relato del nacimiento les ayuda a comprender lo que sucedió realmente durante el parto y el alumbramiento. Supone una oportunidad para realzar la autoimagen de la madre señalando la fortaleza que mostró y la forma en la que su cuerpo siguió su curso biológico inmemorial. Si hubo complicaciones, la doula ayuda a la madre a integrar y a veces replantearse la experiencia.

LA DOULA Y EL PERSONAL DEL HOSPITAL

Los esfuerzos de una doula son más eficaces cuando es conocida y respetada por el personal de la sala de partos y otros trabajadores del hospital. La madre que está de parto vive una experiencia enormemente diferente cuando la doula ha trabajado con el mismo personal repetidamente, en comparación a cuando una desconocida está trabajando como doula. Cuanto más conozca la doula la unidad del hospital, de mayor utilidad podrá ser para los progenitores. Cuanto mejor conozca el personal a la doula, más probable será que sea de apoyo para ella. Siempre que sea posible, es deseable que las doulas conozcan y, a su vez, sean aceptadas y apreciadas por el personal en dos o tres hospitales de la comunidad que sus familias usen para dar a luz. Puede que reciba su formación en un hospital, pero que trabaje regularmente en varios otros.

El éxito de una doula depende de su capacidad de llevarse bien con un grupo diverso de miembros del personal del hospital. Cuando es capaz de hacer esto, su capacidad de conectar estrechamente con la mujer que está de parto, de captar las señales de la mujer y tranquilizarla, pueden hacer que una situación potencialmente difícil pase a ser una situación fácil de manejar. Una vez que han visto a una doula tener este efecto, las enfermeras generalmente se muestran encantadas de contar en ella durante el parto y en la sala de alumbramientos. Los médicos también reconocen su valor y la respetan.

Antes de cualquier trabajo en un hospital concreto, la doula querrá presentarse en la zona de partos y alumbramientos, conocerá a la jefa de enfermeras y a otros miembros del personal y aprenderá sobre las rutinas del parto, el alumbramiento y el período del posparto. Cuando trabajas en la cocina de otra persona, necesitas saber dónde están la harina y el azúcar y cómo lavan los platos. De forma parecida, también es importante que la doula conozca las prácticas singulares relativas al ingreso, el parto y el alumbramiento de una unidad obstétrica en particular, de modo que pueda facilitar la transición desde el hogar hasta el coche y el hospital para las mujeres que están de parto.

Además, una doula se reunirá a veces con los educadores para el parto de su comunidad y, si les resulta adecuado, asistirá a algunas clases o estudiará el material que proporcionan. Lo que la doula hable, en la época prenatal, con los progenitores que asisten a clases de educación para el parto complementará entonces lo que se haya tratado en esas clases. Sin embargo, las instrucciones de la doula se personalizarán con respecto a las necesidades de los progenitores. El respaldo que ofrezca, por ejemplo, a una futura madre de dieciséis años puede que empiece a un nivel más básico y que requiera de visitas extra.

Creemos que, en la mayoría de los casos, la doula debería involucrarse por separado con la familia y no ser considerada un miembro del personal de un hospital. Esto libera a la doula para centrar toda su atención en las necesidades de la familia. En el caso de las familias que carecen de fondos, lo ideal sería que los hospitales pudiesen ofrecer una lista de doulas voluntarias experimentadas o de organizaciones que proporcionan doulas. En ciertos hospitales, la doula constituye, formalmente, parte del programa. En cualquier caso, la doula debe mantener un delicado equilibrio entre respetar el protocolo del hospital y el personal profesional y, al mismo tiempo, conservar en primer lugar en su mente la autonomía de los progenitores. De esa forma anima a los progenitores a proponer cosas en su propio nombre, especialmente durante el período prenatal.

Una doula experimentada se vuelve respetada como persona que puede escuchar las necesidades y los deseos de la madre y, en caso necesario, transmitírselas al personal médico. Si, por ejemplo, la madre está experimentando una gran incomodidad, pero quiere proseguir a su propio ritmo, y el personal médico cree que un medicamento para aliviar el dolor puede ser de utilidad, la doula puede ayudar a la madre a expresar sus deseos sin enfrentarse al personal médico ni interferir con él.

LA DOULA, EL PADRE Y OTROS MIEMBROS DE LA FAMILIA

Una doula frecuentemente interactúa con el padre y con miembros de la familia de la madre. Necesita relacionarse con tacto y sensibilidad con ellos, sin invadir su posición y a veces siendo un apéndice de ellos; pero también ayuda a la madre a expresar a su familia necesidades que pueden diferir de sus expectativas o de sus formas de ayudar o de interactuar con ella. La doula debe apartarse, discretamente, de la madre cuando un familiar cercano como el marido o la propia madre de la mujer que está de parto llegue para hacerse cargo del apoyo. La doula permanecerá entonces cerca, pasando desapercibida pero preparada para proporcionar información. Mediante sus palabras y acciones, la doula moldea comportamientos y actitudes que casi siempre son copiados y agradecidos por el padre. En ocasiones, una doula debe ser resolutivamente fuerte y firme, y en otros períodos durante el parto ser tierna, indulgente y cariñosa.

A lo largo del parto y el alumbramiento, la doula monitoriza la relación cambiante del padre con respecto a la madre, percibiendo la actitud, habilidad y conocimientos de él sobre el parto, su propia comodidad en cuanto al contacto y su deseo de ser útil (*véase* el capítulo 8). Si él está siendo una persona de apoyo lo suficientemente buena satisfaciendo la mayoría de las necesidades de la madre, la doula puede prepararle para lo que está por venir, aportarle recomendaciones y proporcionarle ánimos cuando necesite apoyo, o relevarle cuando esté agotado.

Una doula dispone de muchas oportunidades para modelar conductas de respaldo para el padre. La doula puede incrementar la eficacia de su apoyo sugiriendo que él sostenga los pies de la madre o que presione una zona concreta de su espalda. Esto le proporciona algo concreto y alentador que hacer, al tiempo que no le agobia con técnicas extrañas. La doula es sensible al hecho de que, incluso aunque la madre y el padre tengan una buena relación, el contacto de él en ciertos momentos puede parecerle una intrusión a la mujer. Una doula que había valorado intuitivamente el lugar en el que una madre sentía un dolor y una presión fuertes le pidió al padre que colocara las manos sobre su mujer y apretara sobre esa zona. La madre, con los ojos cerrados, exclamó:

—Eso no me hace sentir bien.

El padre retiró las manos, diciendo:

—Oh, lo siento.

La madre le contestó:

—No pretendía herirte.

La doula tuvo entonces la tarea de solucionar esto que hizo quedar mal al padre, sus sentimientos de rechazo y la aflicción de su mujer por haberle herido. La doula respondió:

—Lleva tiempo aprender exactamente cuánta presión aplicar ahí. ¿Por qué no sostienes los pies de Sally? Es una buena sensación disponer de alguien contra el que hacer fuerza.

LOS CUIDADOS MATERNALES PARA CON LA MADRE

Después de la formación y la experiencia, una doula suele percibir una sensación intuitiva sobre cuándo aportar «cuidados maternales» a la madre. Éste es un momento de vulnerabilidad en el que una mujer es inusualmente dependiente y está abierta mientras se prepara para pasar por el mayor cambio madurativo relacionado con experimentar el parto y el alumbramiento y convertirse en madre. Sin embargo, aunque sea dependiente, una madre sigue necesitando disponer de la libertad para transformarse en sí misma: de asumir el mando a un nivel instintivo como respuesta a lo que su cuerpo quiere hacer. En realidad, se trata de una paradoja. Una mujer que esté de parto necesita de un respaldo total: para dejarse ir por completo, para permitir que su propio sistema se adapte y para responder al poder del proceso de dar a luz. Esta necesidad contradictoria puede resultar confusa para la propia madre y difícil de apreciar por parte de otras personas. Frecuentemente, los cuidadores encuentran difícil comprender este complejo equilibrio: la necesidad de la madre de ser dependiente e independiente al mismo tiempo.

En ciertas situaciones, el apoyo emocional de una doula puede tener un efecto terapéutico más profundo. Durante el parto hay una regresión psicológica al propio nacimiento de la mujer, a su vulnerabilidad esencial. Si una mujer ha tenido unos cuidados maternales deficientes o insuficientes, el respaldo proporcionado por una doula durante este singular período puede proporcionar una oportunidad para volver a procurar cuidados maternales a la madre como persona y facilitar un tipo de sanación de esa experiencia anterior.

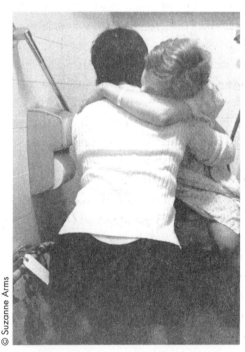

Muchas mujeres encuentran que sentarse sobre un retrete supone una postura de lo más adecuada para el parto.

Para tener este efecto, la doula necesita habilidades y conocimientos especiales. Una doula exitosa se siente cómoda entregándose y no teme amar. También puede entrar en el espacio de otra persona y ser muy receptiva y consciente de las necesidades, los estados de ánimo y los sentimientos no expresados de la otra persona. Al mismo tiempo, es capaz de ser flexible en todo este proceso, adaptándose a las necesidades de cada madre, y no tiene la necesidad de controlar ni de ahogar.

Las doulas que han sido más eficaces han sido mujeres seguras y con confianza en sí mismas que podían acariciar con facilidad, sostener cómodamente y responder con calidez y cariño, pero, al mismo tiempo, reconocían la autonomía de la madre. Antes de que pueda ayudar a una mujer de parto, una doula tiene que sentirse cómoda con el alumbramiento y no asustarse con todo lo que se ve y los sonidos y los eventos emocionales que se dan durante el parto y el alumbramiento: la sangre, el sudor, los gritos, la defecación, los vómitos y a veces los lloros. Una doula debe poseer fuerza y resistencia, porque, a veces, los partos son largos y agotadores y puede que duren toda la noche. Debe ser capaz de seguir siendo alentadora para la madre que siente dolor, incluso aunque en ocasiones la doula sea incapaz de aliviar la incomodidad por completo. Aunque puede que sus esfuerzos no parezcan estar teniendo el efecto deseado, no debe intentar negar el dolor ni la percepción de la mujer de su propia experiencia.

Para alcanzar calma y confianza, una doula necesita tener un conocimiento completo del proceso normal del nacimiento (*véase* el apéndice A en cuanto a la formación). Debería ser consciente de las situaciones comunes y de los retrasos que se dan durante el parto y reconocer los que pueden reducirse o gestionarse mediante intervenciones no médicas sencillas, como el cambio de postura del cuerpo. La formación de la doula la preparará para comprender situaciones que puede que requieran de una intervención médica, de modo que pueda seguir siendo de apoyo para los progenitores que estén pasando por un parto y un alumbramiento difíciles, o cuando se produzcan complicaciones. Sigue siendo un vínculo con la «normalidad», ayudando a la madre a conservar una sensación de realización y de autoestima si el parto no va como estaba planeado.

La presencia de una doula puede ser igualmente valiosa para una mujer, tanto si está teniendo su primer bebé como si ya ha sido madre anteriormente. Las madres que están teniendo un segundo o tercer parto expresan, frecuentemente y con entusiasmo, su agradecimiento por el apoyo emocional de la doula. Las que no dispusieron de ella durante su primer parto y alumbramiento dicen cuánto desearían repetir esa experiencia, pero con la ayuda de una doula; y la mayoría de las que dispusieron de una doula durante el nacimiento de su primer bebé insisten en que no podrían pasar por otro parto sin su respaldo. El vínculo especial que se desarrolla entre la madre y la doula durante el intenso esfuerzo emocional y físico del parto y el alumbramiento da lugar a una relación singular. Durante esta experiencia, puede que la mujer sea capaz de pasar a un despliegue profundo, seguro y que aporta un respaldo firme sin perder ninguna parte de su autonomía.

El apoyo de la doula permite que la creatividad más potente de la madre surja de la forma más segura. Esta experiencia suele desbordarse hacia otros aspectos de la vida de la mujer, potenciando la transformación que ese parto trae consigo.

A medida que una doula adquiere experiencia, aprende cómo asesorar a una mujer de parto de forma más precisa y a valorar dónde se encuentra la mujer en el transcurso de su alumbramiento, y exactamente qué grado de apoyo proporcionarle en esa fase. Por ejemplo, algunas madres están tan en sintonía con su propio cuerpo y confían tanto en sus propios sistemas que son capaces de abordar su parto de una forma internalizada y autodirigida. El mero hecho de tener a la doula en la sala supone un apoyo suficiente para ellas. Otras mujeres puede que busquen el respaldo y el apoyo de una doula que se quede muy cerca, la sujete, la acaricie, le murmure ánimos e inicie una variedad de medidas que potencien una sensación de seguridad. En el momento adecuado, la doula percibirá una necesidad y procederá a tomar una mano, acariciar un hombro, masajear la espalda y sostener un brazo o una pierna, o sujetar todo el cuerpo de la mujer durante una contracción.

Al principio del parto, algunas mujeres se sienten muy incómodas con el contacto por parte de una desconocida. La doula debe reconocer el nivel de comodidad de la madre y permanecer a la que parezca una distancia respetuosa y cómoda. En esa fase, la comunicación de la doula con la madre será principalmente verbal. A medida que el parto avance, la mayoría de las mujeres acabarán sintiéndose abiertas al contacto y luego buscarán, agradecerán y responderán a un mayor contacto físico.

Con respecto al contacto, si una doula siempre está presente como parte estándar de un programa o protocolo de partos en un hospital, entonces incluso a las mujeres que se sientan menos cómodas con el contacto, se les dará el permiso implícito para pedirlo o aceptarlo si así lo eligen. Algunas mujeres prefieren dar a luz «solas», en el sentido de querer estar en un espacio tranquilo, oscuro, pequeño, protegido y privado. En la mayoría de los hospitales, el único espacio así puede que sea el lavabo del hospital, pero todas las mujeres quieren saber que hay una mujer cariñosa y experta cerca (incluso aunque sea al otro lado de la puerta del baño) y lista para ayudar.

Otras mujeres quieren ser sujetadas y consoladas, pero se muestran indecisas a la hora de solicitar esa intimidad. La mujer que está de parto frecuentemente se relaja notablemente cuando una doula le dice tranquila y rítmicamente (mientras toca la mano o el brazo de la mujer): «Estoy aquí. Voy a estar a tu lado hasta que el bebé haya nacido. No te voy a abandonar. Pasaremos por esto juntas». El miedo a lo desconocido se ve reducido y aliviado. Las caricias o el contacto de la doula proporcionan un mensaje añadido de fuerza a sus palabras. Algunas doulas se han dado cuenta de que si sujetan la mano de una madre mientras ésta se ha quedado dormida y luego apartan su mano de la mujer, ésta se despierta de inmediato, diciendo: «No te vayas», y a veces, sin abrir los ojos, agarra la mano de la doula. El poder del contacto genera un entorno palpable y tranquilizador mientras la doula ofrece «cuidados maternales» a la madre que está dando a luz. Esto nos recuerda al entorno literal y figurado de sostén que las madres primerizas crean para sus bebés. El cariño de la doula puede, de algún modo, ser internalizado por los progenitores y convertirse en un modelo mientras atienden a su propio bebé.

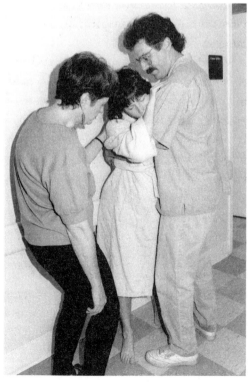

La doula está mostrando, con su postura corporal, cómo le resultará de ayuda a la mujer dejarse hundirse en los brazos de su marido.

© Suzanne Arms

Otras mujeres miran a la doula para que asuma el control, queriendo en ocasiones sus sugerencias y ayuda para los cambios de postura, para la relajación o para recordatorios para que mantengan la garganta abierta y respiren libremente. Muchas mujeres creen que sólo pueden dar a luz mientras están tumbadas boca arriba o de lado, ya que puede que no sepan acerca de o no valoren las últimas investigaciones que muestran que se dan unos partos más cortos y frecuentemente menos dolorosos cuando la mujer está caminando, especialmente cuando el cuello del útero (o cérvix) está dilatado menos de ocho centímetros. Además, una postura a gatas con la cabeza hacia abajo ayuda a muchas mujeres a encontrar alivio cuando su dilatación cervical alcanza los diez centímetros. Mientras una mujer está pariendo en una postura así o está caminado, la doula y el padre le aportarán apoyo físico según lo necesite. Pueden, por ejemplo, agarrar la mano de la mujer mientras camina cómodamente y luego respaldarla con firmeza, sosteniéndola durante una contracción. También pueden orientar a la mujer con una respiración de relajación durante las contracciones.

Tal y como veremos en el capítulo 4 y el apéndice B, las doulas también apoyan a las mujeres que desean usar técnicas de visualización y relajación. Para muchas de las mujeres que han practicado estas técnicas, esta combinación de maniobras mentales, físicas y comportamentales parece generar un cambio fisiológico en el organismo que allana el camino para que los músculos se relajen y se abran.

La doula experimentada desarrolla una sensibilidad especial y una conciencia de las distintas necesidades y del progreso del parto (a veces muy clara y a veces bastante sutil) de las mujeres a las que atienden. Con frecuencia, una doula puede predecir fiablemente la fase de la dilatación cervical o el descenso de la cabeza del bebé tal y como se conforma mediante el examen directo por parte de la comadrona o del médico.

En ocasiones, la mujer tiene unas mayores necesidades, como en el caso de las adolescentes o de las mujeres que han sido abandonadas, maltratadas o que no han recibido cuidados maternales cuando eran bebés o niñas. En tales situaciones, la doula asume un papel de apoyo ampliado: lo ideal es que inicie su trabajo al principio de la gestación y que mantenga el contacto con la madre durante hasta un año y medio después del nacimiento del bebé. Algunas mujeres puede que hayan pasado por experiencias traumáticas o de abusos sexuales, y puede que el parto vuelva a desencadenar, consciente o inconscientemente, sentimientos que tienen su origen en esas experiencias. Una doula aprende a trabajar con la madre en cuanto al lenguaje, los gestos y las acciones que no vuelvan a estimular estos recuerdos.

Cuando regresa para visitar a los progenitores durante el período del posparto, la doula suele ser recibida con una vieja y querida amiga. Otros progenitores suelen llevarle a su bebé a la doula, para que le vea, seis meses o un año después. La doula encuentra bastante natural que la persona con la que ha tenido tanta cercanía muestre su orgullo y su afecto.

ESCOGER UNA DOULA

Por supuesto, las características personales de cada doula variarán. Sin embargo, las siguientes cualidades son de lo más beneficiosas en el caso de cualquier doula:

1. Un carácter cálido, cariñoso, entusiasta, compasivo y empático, junto con madurez y responsabilidad.
2. Tolerancia con la gente de distintos grupos étnicos, estatus sociales, niveles de ingresos y estilos de vida.
3. Una buena salud y la resistencia necesaria para aguantar durante largos períodos y para trabajar durante muchas horas en una sala de partos atestada y en situaciones diversas con respecto a los alumbramientos.
4. Capacidad para ocuparse de y seguir siendo alentadora con las mujeres que puede que se angustien excepcionalmente durante las últimas fases del alumbramiento.
5. Experiencia con los partos, tanto personalmente como a través de la asistencia a muchos nacimientos.
6. Que se sienta cómoda con el contacto.
7. Capacidad de comunicar, y especialmente de escuchar.
8. Capacidad de ocultar su propio sistema de creencias acerca de las prácticas en las maternidades.
9. Capacidad de ser flexible y de trabajar en variedad de entornos de partos con cambios en cuanto al personal y a los profesionales sanitarios.

Además de tener en cuenta las cualidades que acabamos de mencionar, los progenitores puede que encuentren útiles las siguientes preguntas al entrevistar a una doula:

1. ¿Qué formación y experiencia tiene con los partos? ¿Es una doula titulada?
2. ¿Cuál es su filosofía sobre el apoyo a las madres y los padres durante el alumbramiento?
3. ¿Está dispuesta a reunirse con la madre y el padre, preferiblemente en casa de ellos, y bastante antes del parto, para averiguar sus preferencias y esperanzas y ayudarles a planificar el alumbramiento?
4. ¿Está disponible para proporcionar apoyo y tranquilización cerca el momento del parto y durante las primeras etapas de éste (mediante un contacto telefónico estrecho y después con su presencia)?
5. ¿En qué hospitales pertenecientes a la comunidad de los progenitores trabaja?
6. ¿Dispone de una sustituta en caso de que enferme?
7. ¿Cuáles son sus tarifas?
8. ¿En qué momento del parto le gusta que la llamen?
9. ¿Cuáles considera que son los elementos más importantes de los cuidados al trabajar como doula?
10. ¿Ayudará a los progenitores a desarrollar un plan para el parto?
11. ¿Puede ayudar a los progenitores a comunicarse con el personal hospitalario?
12. ¿Qué medidas de consuelo emplea para la relajación y el alivio del dolor?
13. ¿Qué tipo de ayuda ofrece a los maridos o las parejas de las mujeres que están dando a luz?
14. ¿Cuáles son su experiencia y su capacidad para enseñar técnicas de lactancia materna?

Tal y como hemos mencionado antes, el término *doula* se ha aplicado a varios papeles distintos. En este libro describimos principalmente a la doula que proporciona apoyo durante el parto o a la asistente al alumbramiento. En el capítulo 10 veremos a otro tipo de doula: la doula para el posparto, que proporciona apoyo en casa a la madre después del nacimiento del bebé, ayudando tanto en tareas del hogar como con el bebé.

En algunos programas, tal y como hemos mencionado anteriormente, el término *doula* se usa en el caso de mujeres formadas que ayudan a adolescentes embarazadas y a otras madres en estado con necesidades especiales, como por ejemplo mujeres solas o que carecen de ayuda. En este papel ampliado de la doula, cada voluntaria trabaja con sólo una mujer, viéndose con ella una o dos veces por semana durante la gestación, acompañándola a las visitas clínicas prenatales, actuando como doula de apoyo durante el parto, el alumbramiento y el período del posparto, y ayudándola con los múltiples retos y ajustes mientras la madre cuida de su bebé recién nacido.

En resumen, la doula empieza desarrollando una relación de confianza. Pronto se convierte en una presencia que calma y tranquiliza. A medida que el parto avanza, pasa a adoptar un papel más intenso y potente de respaldo, adaptando su ritmo de acuerdo con las necesidades de la madre y la energía del propio proceso del alumbramiento. Su propio papel con cada madre tiene un aspecto evolutivo y finaliza con un vínculo estrecho, ya que ha compartido uno de los grandes momentos en la vida de una mujer y su familia.

3

Mejorar la experiencia del parto

«La familia nace en la sala de partos».

JOHNNY LIND
(médico), Estocolmo

Después de elegir a una doula, una pareja encontrará de especial utilidad reunirse con ella dos o tres veces bastante antes del parto, tal y como se ha mencionado en el capítulo 2. Estas reuniones con la doula en un entorno relajado en el hogar de ellos, permite a los progenitores comentar sus expectativas y hacer planes para el parto y el alumbramiento. Los progenitores han encontrado que este proceso es valioso porque puede que todavía no hayan compartido el uno con el otro sus deseos personales, pensamientos o sentimientos sobre el parto y el alumbramiento. La reunión con la doula da lugar a una oportunidad para comentar estos asuntos, y ésta añade su apoyo.

PLANIFICACIÓN

Una doula experimentada estará familiarizada con los reglamentos de cada hospital y lo protocolos de los obstetras. Puede que incluso conozca las ventajas y las limitaciones de los distintos escenarios de cuidados sanitarios. Es extremadamente valioso conocerlos de antemano en lugar de en medio del parto, cuando puede que las parejas se enteren de que partes de sus planes deseados desde hace tanto tiempo no están permitidas y vean entonces cómo sus esperanzas se ven arruinadas. Puede que, por ejemplo, el hospital insista en que cada madre tenga una monitorización fetal continua y que permanezca en la cama. Las madres que sientan que es importante (como lo sentimos nosotros) tener la libertad de caminar durante el parto deben conocer esta norma de antemano, para comentarla con su médico o comadrona y, en caso necesario, cambiarse a un hospital más flexible.

Discutiendo sus objetivos individuales y sus distintas opciones con antelación, los progenitores ganan tiempo para cuadrar sus opciones con su facultativo. Los progenitores se enfrentan a muchas elecciones relativas al parto, el alumbramiento y el período posterior. No todos los hospitales o maternidades pueden proporcionarlas todas, por lo que los progenitores deberán ser flexibles y tener en cuenta cuáles son los acuerdos más importantes. La doula puede ayudarles a definir sus objetivos. La educación para el parto también les ayudará a aprender qué esperar y cómo prepararse y planificar. Una doula no supone, en ningún caso, un sustitutivo de esta preparación. Las parejas pueden encontrarse con que las clases para el parto les dejan con muchas preguntas que formular a la doula o al médico sobre, por ejemplo, las películas mostradas, formas de evaluar las opciones mencionadas, o la eficacia de las técnicas de relajación y visualización.

Las reuniones con la doula suponen el momento para revisar, paso por paso, lo que sucederá durante el parto y el nacimiento del bebe, y sobre lo que hará la doula. De este modo, los progenitores pueden familiarizarse con los procedimientos mientras van conociendo a la doula. Durante estas conversaciones, los progenitores pueden encontrarse, en raras ocasiones, con que no son compatibles con esta mujer concreta. Si así fuera, deberían dejarlo claro y empezar a buscar otra doula que esté en mayor sintonía con sus personalidades y estilos.

Con la doula elegida, la madre puede, de hecho, practicar con varias posturas para el parto y ensayar las técnicas de relajación, respiración y visualización que le ayudarán a reducir el dolor y trabajar durante las contracciones. Éste es un buen momento para que la mujer le diga a la doula lo que le ayuda a reducir su incomodidad cuando siente dolor. Al tiempo que agradece esta valiosa información, la doula puede ayudar a la madre a darse cuenta de que puede que esas técnicas deban modificarse completamente durante el parto. Una doula debe ser capaz de cambiar con las necesidades de la madre, y ésta debe aprender a sentirse con la suficiente seguridad para expresar sus necesidades cambiantes tanto a la doula como al padre.

EL INICIO DEL PARTO Y LA DOULA

Hemos encontrado de utilidad para la madre que la doula vaya a su casa en algún momento durante el parto. Para algunas madres resulta de ayuda que la doula acuda al principio del parto y que luego permanezca en contacto por teléfono o presencialmente. La naturaleza exacta del inicio del parto para esa madre concreta determinará la elección del momento. Es crucial proporcionar un apoyo adecuado en los momentos adecuados: no demasiado pronto ni tanto como para agobiar a la familia. Saber que la doula estará disponible en cualquier momento durante el parto reduce la ansiedad inicial de los progenitores, y la pareja puede entonces permanecer en casa durante más tiempo con un trabajo de parto más productivo y menos dolor. Cuando la madre se siente respaldada en casa y relajándose en un ambiente familiar, esta fase temprana, o de latencia, del parto, puede acortarse. Frecuentemente, las madres que están esperando su primer bebé salen corriendo hacia el hospital demasiado pronto durante el parto y se pierden los beneficios de pasar la mayor parte del mismo en casa. No es inusual que una madre que ha estado experimentando algunas contracciones durante toda la noche llegue al hospital y todavía tenga dos o tres centímetros de dilatación. Por supuesto, la decisión final sobre ir al hospital la llevarán a cabo la mujer y su médico o comadrona o la maternidad.

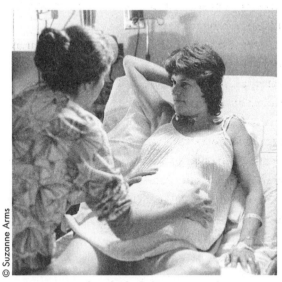

La madre y la doula inician su trabajo.

Al principio del parto, la madre debe decidir cuándo quiere que la doula acuda. Una madre dijo: «Estuve usando los métodos de relajación que la doula me había enseñado durante algunas horas, ya que mi parto había empezado de repente con contracciones cada siete minutos. Acudimos a nuestra comadrona, que nos dijo que había algunos cambios cervicales pero nada de dilatación, y me sugirió que volviéramos a casa a descansar y que siguiera haciendo lo que había aprendido para que me ayudara durante estas primeras contracciones. Pensaba que no necesitaba a la doula entonces porque mi compañero y yo entramos en un ritmo de caminar y descansar, y empleé mi respiración y mis visualizaciones para las contracciones. Sin embargo, cuando la doula llegó algunas horas después, me di cuenta de lo aliviada que me sentí. Con sus palabras reconfortantes y sus masajes me relajé todavía más. En retrospectiva, habría hecho que hubiera venido antes». Aunque esta madre estaba sobrellevándolo bien y estaba teniendo una primera fase del parto positiva, ésta duró varias horas, y la pareja se dio cuenta de que se habría beneficiado de la ayuda de la doula, turnándose con el padre y añadiendo sus conocimientos especiales de medidas de consuelo.

Además, esta madre reveló que la doula les había informado, durante sus sesiones previas al parto, que le preguntara a la comadrona si había notado cambios en el cérvix, ya que deben darse algunos cambios antes de que se produzca la dilatación. De esta forma, la madre no se desanimó pensado que se encontraba en un «falso trabajo de parto», sino más bien «al principio del parto». Una doula puede ayudar a la madre a determinar si se encuentra en un parto real y no, simplemente, teniendo las llamadas contracciones de Braxton-Hicks, que son una parte normal de la última fase de la gestación (*véase también* el capítulo 7 con respecto al diagnóstico del parto). Una información así puede ser de utilidad para la madre que quiera tener un parto normal sin muchas intervenciones, como la ruptura de las membranas o una aceleración con oxitocina. Para ella es preferible llevar a cabo la mayor parte del parto en casa. Sin embargo, esta madre necesitaba saber, de boca de la comadrona, sobre los cambios en su cérvix.

Si la madre se queda en el hospital, existe la posibilidad de que el personal, y no necesariamente el médico ni la comadrona de la mujer, se vuelvan más activos con intervenciones, como la ruptura de las membranas y la administración de grandes dosis de oxitocina, que quizás ella no quiera. Estas intervenciones al principio del parto generan un camino que conduce a la necesidad del alivio médico del dolor, un parto asistido o una cesárea. Estas decisiones son un asunto delicado y deben acordarse de antemano por parte de la madre, su esposo o pareja y su facultativo. Por supuesto, la doula nunca interfiere en los consejos del médico, y la madre deberá seguir esos consejos si existen otras preocupaciones. Las sugerencias de la doula se hacen simplemente para mejorar el parto normal.

Llegar al hospital supone una paradoja. Para algunas mujeres, llegar al hospital con un parto activo provoca una alteración de su parto. Esto puede ser resultado de encontrarse en un lugar desconocido, por el caos, por los miedos no expresados, o por la actitud de preocupación del personal. Para otras mujeres, especialmente para las madres primerizas que no están familiarizadas con el parto, llegar al hospital les alivia de su ansiedad. La doula puede entonces reunirse con los padres en el hospital y seguir con las actividades de relajación física y mental juntos.

Una madre ansiosa puede sentirse más tranquila por estar en un lugar «seguro» y seguir tomándose el tiempo que necesita para concentrarse en su parto. Sin embargo, incluso algunos progenitores primerizos prefieren permanecer ocupados con actividades rutinarias o placenteras que les distraigan, como ver una película, cocinar o jugar a las cartas, en lugar de descansar para matar el tiempo al principio del parto.

Al principio del alumbramiento, el cérvix se va adelgazando (borramiento) y empieza a abrirse; el principio del parto puede suponer un momento para que la mujer trabaje con su cuerpo. Al haber practicado técnicas de antemano con la doula, la mujer puede sentirse con más confianza y empoderada, capaz de confiar en su propia capacidad de fluir con y manejar las primeras contracciones. El tiempo empleado preparándose refuerza esta confianza. Es de utilidad para las mujeres ser respaldadas de una forma que les permita sacar provecho de su propia fortaleza y recursos.

La mayoría de las madres progresan más rápidamente en entornos familiares, empleando medidas de consuelo para la relajación aprendidas con antelación o sugeridas por la doula. Durante este período, las madres han encontrado útiles las siguientes recomendaciones:

1. Caminar tanto como sea posible, ya que esto parece acortar el parto y reducir el dolor.
2. Si las membranas no se han roto (rotura de aguas), un baño templado puede ayudarte a permanecer más relajada. Sin embargo, al principio del trabajo de parto, un baño tibio puede ralentizarlo, y hacia finales del trabajo de parto puede incrementar la dilatación.[1,2] Si las

1. Erikson, M.; Mattson, L. A. y Ladfors, L.: «Early or late bath during the first stage of labour: A randomized study of 200 women», *Midwifery*, vol. 13, pp. 146-148 (1997).
2. Cammu, H.; Clasen, K.; Van Wettern, L.: «Is having a warm bath during labor useful?», *Acta Obstet Gyn Scand*, vol. 73, pp. 468-472 (1994).

membranas se han roto, es preferible una ducha debido al riesgo de infección.

3. Cambiar de postura por lo menos cada media hora.
4. Beber abundantes líquidos (zumos de fruta, sopa) y consumir alimentos ligeros si tu médico lo recomienda. Orinar frecuentemente.

EL ENTORNO DEL PARTO

Hay muchos factores en el entorno de una mujer que pueden interferir en su concentración y comodidad durante el parto. Éstos pueden, frecuentemente, verse alterados por la atención que les preste la doula. Por ejemplo, la doula debe percibir la calidad del entorno en la habitación (ya se trate de un alumbramiento en casa o en un hospital) y las necesidades inmediatas de la mujer o su nivel de comodidad. ¿Siente frío? ¿Es la temperatura de la habitación adecuada para ella? ¿Se siente expuesta, sedienta o físicamente incomoda de cualquier otro modo? Una mujer hubiese deseado que su comadrona o su doula (ambas presentes durante el parto) se hubiesen dado cuenta de los fríos que estaban sus pies, pero la madre sentía demasiado desasosiego como para decírselo. Sólo se acordó más tarde de lo tensa que le puso esto.

Una parturienta tiene una sensibilidad exacerbada con respecto a aspectos de su entorno (la temperatura, los sonidos, los olores, el espacio y las distracciones visuales) que afecta a sus sentidos. La doula puede tener en cuenta lo que puede afectar o estar afectando a la mujer y llevar a cabo cambios en la situación, teniendo siempre presente las propias preferencias de la mujer o comprobándolas con ella antes de realizar modificaciones. Durante las distintas etapas de parto, las necesidades de la mujer pueden cambiar, incluso al cabo de un corto período de tiempo. Es clave ser flexible. Preguntarle a la mujer si una sugerencia está funcionando o no, puede validar su sensación de control y decisión, además de ayudarla a reconocer sus propias necesidades y darle permiso para vocalizar lo que es importante para ella.

¿Es la habitación demasiado luminosa? ¿Puede alguien bajar las persianas para generar una mayor intimidad o ayudar a la concentración? A algunas mujeres, una habitación demasiado oscura puede parecerles solitaria o amedrentadora, especialmente si tienen recuerdos angustiantes de su niñez. Una doula estará continuamente: 1) prestando atención, 2) preguntando a la mujer, 3) haciendo algo para llevar a cabo un cambio adecuado, y 4) volviendo a comprobar para ver si el cambio está siendo de ayuda o no. La temperatura de una habitación puede, frecuentemente, ajustarse: si está demasiado caliente tocando el termostato, con un pequeño ventilador o abriendo una ventana. Unos paños fríos, una bolsa de hielo o una ducha refrescante pueden ayudar a que la madre sienta menos calor. Si la habitación está demasiado fría, unas mantas cálidas, unos calcetines y unas compresas calientes pueden calentar a la madre, y podemos modificar la temperatura de la habitación con un cambio en el termostato o cerrando una puerta o ventana.

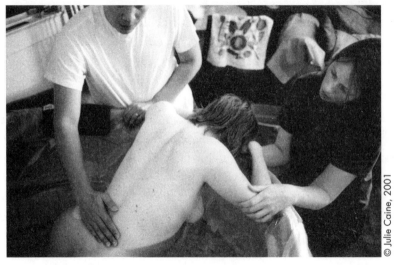

En las últimas fases del trabajo de parto, el agua en una bañera o una ducha resulta de utilidad.

En algunas situaciones en un hospital, la doula puede ayudar a la mujer a crear un entorno más parecido al de su hogar trayendo consigo algunos elementos familiares que proporcionen consuelo, como comida, música y almohadas para contrarrestar la rareza o las limitaciones que puede proporcionar un típico hospital.

Los gustos musicales de la mujer pueden variar a lo largo del parto, por lo que deberían planificarse distintas opciones, y la doula debería verificar que la mujer sigue queriendo música durante cualquier etapa concreta del parto. Se deberían hacer comprobaciones con respecto a las políticas con la comida y las bebidas con los proveedores de cuidados sanitarios. Puede que la boca y los labios de la mujer se sequen, y un paño húmedo, las escamas de hielo, además de un bálsamo labial quizás resulten calmantes. Se ha visto que estar bien hidratada resulta de ayuda para el parto. Los sonidos en el hospital que son perturbadores (televisiones estruendosas, ruidos procedentes de otras habitaciones o del pasillo) pueden reducirse manteniendo la puerta cerrada y también ayudando al foco de atención interior de la mujer mediante visualizaciones o la autohipnosis, o con unos auriculares con la música que le guste.

INTIMIDAD

El parto de una mujer puede verse alterado si se siente excesivamente expuesta o interrumpida. Pensar en proteger su recato puede incluir disponer de sábanas, toallas, camisetas grandes o albornoces extra, o usar dos batas de hospital colocadas en posiciones opuestas para ayudarla a sentirse menos expuesta durante las exploraciones o protegida mientras se encuentra en la bañera o la ducha. Cuando use el baño, debería tener la opción de hacerlo en privado. Cuando esté con el trabajo de parto sobre el retrete con la ayuda de la doula, la puerta puede mantenerse cerrada. Ciertos olores pueden resultar repugnantes. La doula puede tranquilizar a la mujer con respecto a que los olores y los fluidos propios del parto, como la sangre, las heces y el líquido amniótico, son partes normales del alumbramiento y que el personal se ocupará rápidamente de ellos. Algunas mujeres puede que vomiten durante el parto, y se las puede tranquilizar diciéndoles que es algo normal y luego ofrecerles un enjuague bucal o un cepillo de dientes.

La presencia y el ruido generado por una cantidad excesiva de personas puede afectar al parto. La doula podría recordar a los participantes que hablen en un tono de voz suave mientras la madre está concentrándose interiormente en su parto. Además, las doulas pueden, consideradamente, pedirle a la gente o incluso al personal auxiliar (con el permiso del proveedor principal de asistencia sanitaria) que no entren y salgan a no ser que sea médicamente necesario. La doula puede comprobar con la madre si sigue deseando que todos los familiares o amigos a los que ha invitado sigan asistiendo al parto. Si no es así, puede que la doula sea la que tenga, de algún modo, la difícil tarea de limitar el número sin ofender a nadie. Si la madre ha cambiado de opinión, o incluso si la doula percibe los aspectos interruptores de estas visitas, puede simplemente decir: «Nos hemos dado cuenta de que Mary puede concentrarse mejor si hay menos personas en la habitación. Os llamaremos en cuanto algo cambie. Está muy bien que queráis ser tan alentadores. Sé que os agradecerá de verdad este apoyo en un rato, después del nacimiento y cuando esté en casa más tarde».

Hay situaciones en las que las personas que proporcionan apoyo a la madre mantienen, inintencionadamente, conversaciones privadas o una cháchara nerviosa. Sin un papel definido de ayuda en su parto, no están seguras de qué hacer. Por ejemplo, en un parto en casa, una mujer dijo más adelante que se había sentido mal, e incluso sola porque los demás estuviesen conversando entre ellos mientras ella estaba teniendo dificultades con el alumbramiento, pero no sabía cómo decirle esto a sus seres queridos.

Otra mujer que estaba teniendo su parto en un hospital acabó con varias intervenciones médicas para acelerar el alumbramiento porque no podía relajarse en su parto con todos sus familiares presentes. Más adelante recordó sentirse invadida por tantas personas y también molesta porque, después del nacimiento, la familia estaba muy implicada con el bebé y a ella la dejaron sola. Resultó que la familia no sabía qué hacer y pensó que estaban ayudando lo mejor posible estando con el bebé. Nadie se estaba comunicando con la madre ni preguntándole qué quería.

En este tipo de circunstancias, la doula puede ser una intermediaria entre la madre y el personal o la familia que se están ocupando del bebé o viceversa. La doula también puede ser un apoyo para la mujer que esté pasando por una serie de pruebas o intervenciones, si se le permite, y luego hacer saber a la madre que se comunicará con su familia por ella.

De estas formas, una doula llena un hueco para la mujer. A medida que una doula se vuelve conocida en los partos en casa o en el hospital, el personal o la comadrona la consideran un miembro del equipo que ayuda a la madre con servicios de apoyo que, debido a sus preocupaciones médicas u obstétricas, no disponen de la libertad para ofrecerle.

MOVIMIENTO

¿Dispone la madre de la libertad para mantenerse activa? El movimiento es muy importante para ayudar al progreso del parto o para permitir que la mujer dé con posturas más cómodas en las que parir. Caminar, bailar lento, moverse sobre una pelota para el parto, ponerse a gatas o recostarse sobre su pareja o la doula, son algunas de las formas de fomentar el progreso del parto.

En diferentes momentos del parto, el descenso del bebé se ve ayudado por el cambio de postura.[3, 4, 5] Por ejemplo, cuando la madre se encuentra a gatas, el bebé suele rotar en diez o quince minutos desde una presentación occipital posterior. Lo más destacable es el uso de una postura en cuclillas durante la segunda etapa del parto en cada contracción. Esta postura incrementa el área del canal óseo de la pelvis en un 28 %.[6]

CONTACTO

La doula debe ser sensible a las distintas formas en las que la mujer que está de parto puede experimentar el contacto. Hay varios aspectos relativos al contacto durante el alumbramiento. Tenemos el contacto médico: las intervenciones como las comprobaciones relacionadas con el bebé, el útero, el progreso del parto o la dilatación, la administración de sustancias por vía intravenosa, las lecturas de la presión sanguínea, etc. También tenemos el contacto tranquilizador: calmante, balsámico, reconfortante. Además, tenemos el contacto relacionado con las técnicas de mitigación del dolor, como el masaje, el contacto de contrapresión para aliviar el dolor de espalda, además de sujetar y abrazar a la madre durante las con-

3. Fenwick, L.; Simkin, P.: «Maternal positioning to prevent or alleviate dystocia in labor», *Clin Obstet Gynecol,* vol. 30, pp. 83-89 (1987).
4. Roberts, J.: «Maternal position during the first stage of labour». En: Chalmers, I.; Enkin, M.: Keirse. M. J. N. C. (eds.): *Effective Care in Pregnancy and Childbirth,* vol. 2. Oxford University Press, Oxford (Reino Unido), 1999.
5. Simkin, P.: «Reducing pain and enhancing progress in labor: A guide to nonpharmacologic methods for maternity caregivers», *Birth,* vol. 22, pp. 161-171 (1995).
6. Russell, J. G. B.: «Moulding of the pelvic outlet», *J. Obstet Gynecol Br. Commonio,* vol. 76, pp. 817-820 (1969).

tracciones. También tenemos el contacto usado como recordatorio o indicación, como el tomar de la mano o el acariciar un brazo, para involucrar a la mujer en la relajación y para que profundice en un estado de visualización o de autohipnosis.

El masaje y el contacto usados según la comodidad de la mujer son técnicas especialmente eficaces para aliviar el dolor. Funcionan mediante la liberación de oxitocina en el propio cerebro, lo que eleva el umbral del dolor y provoca tranquilidad.[7]

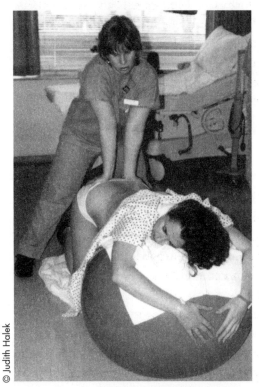
© Judith Halek

Uno de los principales usos de una pelota para el parto: Una postura cómoda que también alivia el dolor de espalda.

¿Cuál es la percepción que tiene la mujer del contacto? ¿Hace el contacto médico o que se esté llevando a cabo una intervención médica que quede fuera de su control o su elección que se tense por miedo a que algo pueda estar yendo mal? ¿O activan, una intervención o un contacto dolorosos, un recuerdo pasado de daño, trauma o maltrato? Cuando una intervención se lleva a cabo sin una explicación, eso deja a la madre con la incertidumbre de no saber qué está sucediendo. Esa incertidumbre puede generar ansiedad que, a su vez, puede provocar que la madre se tense debido al miedo y que incremente el dolor.

7. Bogren, G.; Lundeberg, T.; Uvnas-Moberg, K.; Sato, A.: «The oxytocin antagonist 1-deamino–2D-Tyr-(Oct)-4-Thr-8-Orn-oxytocin reverses the increase in the withdrawal response latency to thermal, but not mechanical nociceptive stimuli following oxytocin administration or massage-like stroking in rats», *Neurosci Lett,* vol. 187, pp. 49-52 (1995).

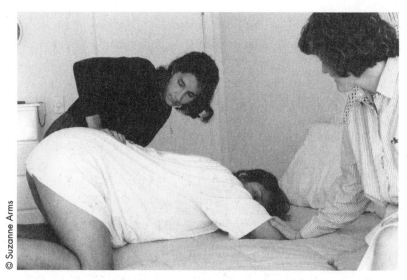

La postura en la que la mujer está a gatas ayuda al bebé con una presentación occipital posterior a rotar mientras la doula ejerce una presión sobre la espalda para mitigar el dolor.

MANTENER A LA MADRE INFORMADA

La capacidad de la doula de mantener a la madre informada es esencial. La falta de conocimiento sobre lo que está sucediendo o del objetivo de cualquier intervención, además de no comprender o saber cómo su propio cuerpo está funcionando o lo que le está sucediendo al feto pueden provocarle miedo a la madre. Cuando una doula informa continuamente a la madre, le pregunta amablemente cuáles son sus pensamientos, preocupaciones o problemas, le habla con confianza aportándole información real, puede ayudarla a cambiar su miedo por una mayor seguridad interior.

Además, durante cualquier intervención médica, el dolor puede reducirse si la doula permanece a lado de la mujer, simplemente sosteniéndole la mano, asegurándole que lo está haciendo bien y describiéndole lo que quiere decir cada acción o procedimiento. La presencia constante de la doula y su confirmación reiterada de la normalidad de lo que está sucediendo pueden ser enormemente tranquilizadoras.

APOYAR LAS DECISIONES DE LA MADRE
EN EL ENTORNO DEL HOSPITAL

También es importante que la mujer sienta que tiene el control no sólo de su parto, sino que además posee opciones con respecto a qué tipo de intervenciones se emplearán. La falta de elección y de control puede conducir a una experiencia amedrentadora y, posiblemente, a la depresión más adelante.

¿Cuáles son los procedimientos y los reglamentos en el hospital? ¿Puede la mujer disponer de alimentos, líquidos y la elección de las posturas que adoptar durante el parto y el alumbramiento? ¿Puede evitar las interrupciones e intervenciones arbitrarias? Una mujer a la que entrevistamos ya estaba empujando, y el bebé estaba asomando la cabeza, cuando, para su sorpresa, el médico dijo: «Voy a usar la ventosa ahora». Esto resultó aterrador para la mujer, y ella no tenía el control para detenerle. Abandonó, muy enfadada, el hospital pronto. Las madres deben disponer de respuestas de antemano a muchas preguntas sobre la rutina de un hospital. ¿Le pueden asegurar que no la separarán del bebé, o que si tiene planeado amamantarle no le darán ningún biberón? Si, por ejemplo, incluye en su plan para el parto que no se administre nada con un biberón, ¿se le dará leche maternizada al bebé? Si el hospital quiere llevar a cabo la prueba de la fenilcetonuria (FCU), que se le hace a todos los bebés para evitar daños cerebrales debido a un trastorno metabólico y, como el recién nacido todavía no ha tomado la leche de su madre, el hospital podría insistir en que se suministre al bebé leche maternizada antes de someterle a la prueba. Sin embargo, aunque la prueba de la FCU es muy importante, puede esperar algunos días hasta que a la madre le baje la leche. La prueba puede hacerse en casa de la madre o durante una visita a la clínica en el transcurso de la primera semana de vida del bebé. ¿Puede contar la madre con la seguridad de que, si necesita atención tras el nacimiento, el padre u otra persona importante para ella podrá sostener al bebé entre sus brazos? La incertidumbre en relación con estos procedimientos puede resultar inquietante para la madre. La mayoría de estas situaciones pueden planificarse con antelación con las personas adecuadas, y una doula puede ayudar a recordar a todas las personas implicadas los deseos de la madre.

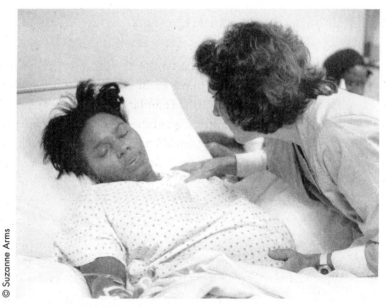

© Suzanne Arms

Una doula emplea su contacto para apoyar a esta madre, que se está concentrando en respirar lenta y uniformemente durante una contracción.

SENSIBILIDAD CULTURAL Y EMOCIONAL

Algunos de los elementos más importantes del entorno que hay alrededor del parto son el comportamiento, las actitudes y la atención de los proveedores de cuidados. La doula debe ser sensible a las tradiciones culturales y las emociones de la parturienta y puede que deba protegerla de acciones insensibles por parte de cuidadores que no sean conscientes de ello. La forma en la que una mujer sea tocada en ciertas zonas del cuerpo puede resultar amedrentadora para algunas: por ejemplo, masajear los pies puede resultar humillante para una mujer china, mientras que tocar la cabeza puede causar miedo para otro grupo, como el pueblo hmong, del sudeste asiático, debido a sus creencias sobre por dónde entra y sale el alma. Algunos padres pueden sentirse humillados si la mujer es sometida a intervenciones que dejen su cuerpo expuesto, mientas que excluir a otros de los procedimientos puede hacerles sentirse excluidos y desamparados. Las doulas pueden preguntar sobre estas costumbres a las familias, además de leer sobre prácticas culturales. Las barreras del lenguaje deben, por supuesto, abordarse.

Resulta difícil ayudar a una mujer que no pueda comprender lo que está sucediendo o lo que le están diciendo.

Cuando la mujer se está concentrando intensamente y está centrada en su interior, las palabras inadecuadas o emitidas en voz alta pueden alterar su concentración. La doula puede recordarle a los demás que se dirijan a ella de forma más tranquila o que esperen un rato si hacerlo es recomendable desde el punto de vista médico. Lo que es importante para una mujer que está de parto es hablar con sinceridad, y no proporcionarle un consuelo falso o frívolo.

Mientras la doula reconoce la verdadera incomodidad de la mujer y no intenta aplacar o minimizar su experiencia, la madre aprende que puede confiar en ella.

Ser de verdadera utilidad en cuanto a la comunicación significa escuchar a la mujer, intentar comprender lo que está sintiendo, qué necesita expresar, y luego trabajar con ella para hacer que una situación mejore o para continuar con lo que ya está funcionando bien. Por ejemplo, al mostrarse alentador con una mujer que se está retorciendo de dolor, uno no le diría: «¡Oh, lo estás haciendo genial!». Esta doula se encontraría completamente desconectada de la mujer, y la madre sabría que no puede confiar en ella para que la ayude. En lugar de eso, diciendo con sinceridad y sentimiento: «¡Vaya, ha sido una contracción intensa! Veamos lo que podemos hacer para manejar mejor la siguiente. Ahora mismo emite un suspiro, haz una respiración profunda y permite que todo tu cuerpo quede flácido. Eso es». La doula permanece conectada emocionalmente con la madre, y participando de su realidad puede ser capaz de llevarla a un lugar interior más cómodo.

Si la mujer tiene un historial de maltratos o si la doula sospecha de unos antecedentes así, ésta debe mostrar sensibilidad con las frases que podrían volver a desencadenar todos esos traumas, como, por ejemplo: «Ábrete de piernas» o «Simplemente relaja el cuerpo». Puede emplear frases más útiles como: «El bebé está alejando el dolor», «El dolor está abandonando tu cuerpo junto con el bebé», o puede ayudar a la mujer a permanecer en el presente: «Estoy contigo. Estás a salvo aquí» (*véase* el apéndice A, páginas 256-261: «Estrategias para ayudar a las mujeres con un historial de traumas o malos tratos»).

LA FASE FINAL DEL PARTO Y LA DOULA

Una vez que la madre se encuentra en el hospital con el parto progresando hacia la completa dilatación de cérvix y la fase de expulsión está cerca, pueden apreciarse los siguientes signos:

1. Enrojecimiento del rostro y el cuerpo.
2. Incremento del moco sanguinolento.
3. Contracciones más largas y fuertes con poco descanso entre ellas.
4. Las piernas suelen volverse temblorosas.
5. Sensación de náuseas.
6. Sentir la necesidad de empujar.

La madre, el padre, la doula y el personal médico trabajan entonces frecuentemente como un equipo, usando técnicas que son de lo más útiles. En el período de transición, cuando el trabajo de parto es más intenso y cuando el cuello uterino está completamente dilatado, el apoyo alentador de la doula se vuelve especialmente útil. En esos momentos, la madre suele creer que no va a poder soportar otra contracción, y el padre suele experimentar su angustia más intensa, sintiéndose incapaz de aliviar la incomodidad de su mujer. Llegados a este punto, el respaldo de la doula puede proporcionar a la madre el incentivo para continuar. La doula sostiene a veces a la mujer, le recuerda a ella (y al padre) una y otra vez que puede seguir y que lo está haciendo genial, y ayuda a la madre a respirar durante esas últimas y potentes contracciones. Una mujer de treinta y tres años, describiendo el nacimiento de su tercer bebé, dijo: «¡Bill lo hizo genial, simplemente genial, pero cuando estaba perdiendo el control, no podría haberlo hecho sin Virginia [la doula]!».

En caso necesario, si se produce un cambio en el transcurso del parto, la doula ayudará a los progenitores a redefinir sus objetivos. Ésta puede ayudar a asegurar que los progenitores sean informados de todo lo que está sucediendo paso a paso. Cuando las mujeres saben lo que está pasando, empiezan a darse cuenta de que se está progresando y de que el final está a la vista. Si, por alguna razón, el progreso es demasiado lento durante un cierto período, necesitan saber qué se puede hacer y qué se hará. Tal y como apuntan los doctores Kieran O'Driscoll y Declan Meagher, de Dublín, todos lo que atienden a una mujer durante el parto «tienen la responsabilidad de asegurar que comprende de verdad el propósito de cada procedimiento médico y los resultados de cada examen».

Tal y como hemos dicho, es importante que la madre le diga a la doula qué técnicas le ayudan especialmente a aliviar el dolor, ya que cada madre responde de forma distinta. La doula podrá entonces personalizar sus cuidados. Por ejemplo, una mujer en la fase de transición suele encontrar de gran utilidad tanto centrarse en el rostro de la doula mientras respira durante una contracción como agarrar la mano del padre.

A veces, durante el parto, algo puede alterar la sensación de seguridad de una madre. Puede que, por ejemplo, no comprenda completamente por qué se le ha administrado un fármaco o se ha llevado a cabo una intervención, y puede que se pregunte si esto significa que algo ha ido mal. Es crucial que la enfermera, el médico o la doula lo comenten con la madre, para así responder a sus preguntas, aclararle su estado y aliviar sus preocupaciones.

La presencia y los conocimientos de la doula pueden ayudar a la madre a evitar muchos de los aspectos del parto que más tarde podrían ser recordados como muy angustiantes para los progenitores. Una mujer puede sentirse traumatizada si no ostenta el control, si no tiene forma de planificar y no tiene manera de evitar que algo suceda. Cuando una mujer no comprende lo que está sucediendo o cree que no se están teniendo en cuenta sus deseos, puede sentirse traicionada, humillada o herida de alguna forma. Cada madre tendrá unas necesidades distintas: el aislamiento y la separación de sus seres queridos puede ser angustiante para una madre, mientras que verse invadida por demasiadas personas puede resultar contraproducente para otra. Frecuentemente, el parto se detiene cuando hay demasiada gente presente. Se consultó a uno de los autores sobre el problema del índice extraordinariamente alto de cesáreas en el servicio de obstetricia de una comunidad en Europa. En este entorno, las mujeres que estaban dando a luz eran observadas rutinariamente por entre diez y doce miembros de grupo.

Otro de los autores ha sido consultado por varias mujeres que sufrían de depresión posparto, que se produjo debido a la angustia y la ira que sintieron después de acabar con algunas intervenciones no deseadas que resultaron en cesáreas. Después de procesar sus experiencias del parto, se dieron cuenta de que se sintieron invadidas, traicionadas, menoscabadas, expuestas e incluso emocionalmente abandonadas, además de incompetentes por no ser capaces de dar a luz a sus bebés. Los eventos negativos durante el alumbramiento son a veces la base de la depresión posparto.

El papel de la doula consiste en ayudar a los progenitores a evitar, tanto como sea posible, eventos que pudieran provocar unas reacciones de estrés graves como éstas. La doula explica todo lo que está sucediendo y, proporcionando a los progenitores una información precisa, ayuda a la madre a tomar sus propias decisiones y a expresar sus propias necesidades. Disponer de una sensación de control y una voz en la toma de decisiones evita esos sentimientos de indefensión e impotencia.

La doula no interfiere con el manejo médico, pero las doulas experimentadas son respetadas por los proveedores de cuidados sanitarios. Cuando la doula sugiere o pide, con consideración, al cuidador sanitario si la madre podría probar con un cambio de postura o el uso de otra medida no médica para su bienestar, la mayoría de los cuidadores sanitarios están dispuestos a satisfacerlas.

Durante el parto, tanto la madre como el padre pueden verse alterados de formas que no esperaban. Puede que se desencadenen antiguos miedos, soledad y necesidades de dependencia. Puede que se den llantos. Las excreciones, los ruidos, lo que se ve, los olores, los lloros o los gritos pueden desencadenar viejos recuerdos de hospitalizaciones o provocar otras reacciones inesperadas. Prestar atención de forma sensible por parte de la doula puede ayudar a los progenitores a expresar sus sentimientos y, en ocasiones, llegar a la raíz del problema. Entonces se vuelven más libres para ir avanzando con el parto. Muchas veces, los hombres se sienten mareados y tienen náuseas y necesitan ausentarse un momento para recuperar la calma y el control, tras lo cual podrán regresar. Con una doula presente esto no supone ningún problema.

Al final del parto, después de que se hayan hecho algunas comprobaciones de las constantes vitales, el médico, las enfermeras y la doula dejan a ambos progenitores solos con el bebé, de modo que la nueva familia pueda conocerse. Las doulas pueden ayudar a los progenitores a insistir en esto y defender este tiempo. El bebé está en un estado de alerta extraordinario tras el nacimiento. Todos los sistemas sensoriales están operativos, y el bebé está especialmente receptivo.[8] Este estado de alerta parece estar

---

8. Klaus, M.; Klaus, P.: *Your Amazing Newborn*. Perseus, Cambridge (Massachusetts),

programado por la naturaleza, de modo que los neonatos estén preparados para conocer a sus progenitores y para que el progenitor y el bebé puedan empezar a recibirse el uno al otro y conocerse. Los recién nacidos suelen responder a la voz de sus progenitores en esta primera etapa.

Con la iniciativa Hospital Amigo del Niño de la UNICEF extendiéndose por todo el país, en breve se proporcionará a prácticamente todas las madres tiempo personal durante la primera hora de vida del bebé para que conozcan a su retoño recién nacido y para la primera lactancia. Si disponen de esta oportunidad, las madres se beneficiarán de un asesoramiento adecuado para la lactancia materna antes o en el momento del nacimiento, permitiendo que el bebé decida cuándo agarrarse al pecho.

Al proporcionar un tiempo tranquilo de privacidad a los progenitores y su bebé neonato, los proveedores de cuidados sanitarios deben tener en cuenta el estado de la madre y seguir siendo flexibles para trabajar de acuerdo con las necesidades de ésta. Algunas mujeres necesitan más cuidados físicos y no están completamente preparadas para cuidar del bebé por su cuenta, pero pese a ello quieren tener a su hijo cerca o que lo sostenga su padre o compañero.

Una madre primeriza nos dijo lo cansada que había estado tras un parto largo pero exitoso, y lo sorprendida que se sintió por estar débil y dolorida. No había esperado el dolor uterino y el malestar tras el alumbramiento. Su marido, después de haberle aportado unos cuidados excelentes durante el parto, se quedó dormido. Ella no quería molestarle, pero durante ese período del posparto, se sintió bastante sola mientras él dormía. Necesitaba ayuda para asearse y con los cuidados del bebé, pero el personal del hospital no estaba disponible, ya que, evidentemente, pensaba que la familia querría estar sola.

Otra familia había decidido, junto con su doula que, como parte de su servicio, se quedaría cuatro horas después del alumbramiento, ya que la doula le había explicado que la práctica en ese hospital era la de dejar a la familia sola tras el nacimiento. Esta pareja planificó que la doula estuviera presente por si necesitaba ayuda. Todas las doulas deberían planificar quedarse por lo menos dos horas como parte de su servicio.

1998. (Trad. cast.: *Tu sorprendente recién nacido: sus capacidades de interacción desde los primeros minutos de vida*. Medici, Barcelona, 2004).

Por otro lado, algunas parejas saborean ese tiempo de privacidad para conocer a su bebé, para iniciar la lactancia materna y para descansar juntos sin tener que estar pendientes de las necesidades, exigencias o expectativas de los demás.

Lo importante aquí es que los progenitores y su doula hagan planes para ese primer período y que sean capaces de hacer modificaciones de su plan según sea necesario (*véase* el apéndice A, páginas 251-254: «Ayuda inmediata para los cuidados posparto en el hospital»).

El día después del nacimiento, la doula visita a ambos progenitores para darles el parte sobre el alumbramiento y revisar la experiencia del parto y el nacimiento. Sorprendentemente, muchas madres y padres están preocupados por si han hecho algo mal, cuando en realidad su comportamiento ha sido absolutamente normal y lo han hecho muy bien. Resulta de ayuda repasar todos los detalles y volver a ser informados y tranquilizados con respecto al parto (*véase* el capítulo 10 con respecto al papel continuado de la doula tras el nacimiento).

Pocos eventos en la vida de una pareja la acerca tanto de una forma tan memorable y compleja. La intensa necesidad de ambos progenitores de ser cuidados durante este evento transcendental y exigente puede muy bien combinarse con una receptividad inusual. La presencia de una persona cariñosa y alentadora durante toda esta intensa experiencia puede tener un efecto tanto consciente como subliminal. Al tranquilizar a los progenitores y destacar su sensación de logro, la doula puede estar modelando el papel parental por ellos: aportando cuidados maternales a la madre y cuidados parentales a los progenitores. Tal y como lo expuso el profesor Johnny Lind, del Hospital Karolinska de Estocolmo: «La familia nace en la sala de partos».

4

Reducir la incomodidad, el dolor y la ansiedad durante el parto

«El dolor del parto, al igual que cualquier otro dolor, depende de la persona en su conjunto, y podemos ir incluso más allá de ello y decir que la experiencia del dolor durante el parto se ve muy influida por los valores de la sociedad en la que la mujer creció».

SHEILA KITZINGER
The Complete Book of Pregnancy and Childbirth

Cuando una mujer inicia el parto, trae su pasado consigo: los relatos que ha oído sobre el alumbramiento, cualquier experiencia del parto suya o de otros, y los propios eventos de su primera niñez. También trae consigo sus esperanzas y miedos: sobre el dolor, sobre su capacidad para dar a luz y sobre su salud y seguridad y la de su bebé.

Este capítulo examinará muchos factores que afectan a como la madre experimentará dolor durante el parto. Con respecto a ellos es fundamental el papel de la doula para ayudar a la madre a relajarse y aprender habilidades de visualización y autohipnosis para reducir el dolor, la incomodidad y la ansiedad.

Este libro asume que la mayoría de las mujeres tendrán la oportunidad de asistir a clases de formación para el parto, donde aprenderán qué esperar durante el alumbramiento, cómo funciona el cuerpo para un parto y alumbramiento normales, y qué información necesitan sobre la lactancia materna y el período del posparto. Las clases para el parto también proporcionan formación sobre métodos para lidiar con el dolor propio del alumbramiento, además de varias medidas para la comodidad. Los cuidados personales de la doula pueden ayudar a la madre y a su pareja a implementar estas medidas cuando el parto empiece. En condiciones ideales, habrá tenido reuniones con la doula antes del parto en las que habrán practicado varios de los métodos mencionados aquí, además de otros métodos del repertorio de la doula. La experiencia y la habilidad de ésta pueden ser tranquilizadoras para la madre y su pareja. Juntos pueden practicar el masaje, posturas, etc. y desarrollar una cierta habilidad con la autohipnosis, si así lo desean. No se puede hacer suficiente hincapié en la práctica. Las doulas pueden ayudar a orientar a los progenitores durante el parto, pero si han practicado de antemano y han estudiado los libros y los DVD que muestran los detalles sobre las muchas formas de arreglárselas con las contracciones, se sentirán preparados para el parto y estarán familiarizados con las técnicas para ayudar a la madre.

Sugerimos que la doula se presente pronto en casa de los progenitores si se puede llegar a ese acuerdo. La madre suele preocuparse por pedirle a la doula que acuda, pensando que podrá manejar las contracciones por su cuenta. Muchas madres dicen después que desearían haber tenido a la doula a su lado antes para que las ayudará desde el principio. Si la doula hubiese estado presente, eso les habría ayudado a sentirse más seguras, incluso aunque sólo hubieran reposado o caminado con su pareja. Puede usarse la autohipnosis, de modo que puedan practicarse los otros métodos mientras la madre se encuentra en un ligero estado de trance, lo que puede hacer que la experiencia sea más intensa.

EXPECTATIVAS DEL PASADO

Las mujeres gestantes tienen unas expectativas distintas con respecto al dolor, basadas en lo que han oído o experimentado. Una madre de treinta y ocho años que esperaba su primer bebé dijo que su propia madre describía el parto como una de las experiencias más duras de su vida. Otra futura madre primeriza se asustó al ver un programa especial en televisión sobre el parto en el que todo el mundo corría de un lugar a otro y la madre estaba chillando y al final fue silenciada con fármacos e intervenciones de alta tecnología. Una tercera madre recordó que en su primer parto le administraron pitocina para acelerar el alumbramiento y en ningún momento pudo tener el control sobre las contracciones. Recuerda haber rogado que le pusiesen la epidural. Para el parto que estaba por llegar estaba planeando que le pusieran una en cuanto iniciara el trabajo del parto. Sin embargo, cuando empezó a experimentar este parto con una doula, el resultado que obtuvo fue muy diferente al que había imaginado:

Me centré y sintonicé tanto con la voz y el contacto por parte de la doula que apenas noté el dolor. Estábamos caminando y ella siempre tuvo su mano posada sobre mí. Durante cada contracción me mostraba cómo apoyarme en mi marido. Él me sostuvo mientras se apoyaba contra la pared. Podía dejar que todo mi cuerpo se relajara. Contó hacia atrás del veinte al uno, lentamente, tres veces, animándome a simplemente respirar durante ese rato. Para entonces pude sentir cómo la contracción se reducía. Puede valorar el poder de mi cuerpo y de mi bebé trabajando juntos. Esto fue muy diferente a mi primer parto. Continuamos de esta manera en una especie de ritmo a lo largo de cada contracción. Confiaba en cada una de sus palabras. Ella añadió una imagen del vaivén de olas de océano durante las contracciones. Quedé sorprendida de lo poderosa, aunque segura, que me sentía y me relajé. No tenía miedo y no noté nada de dolor.

Aunque una doula no puede resolver los problemas del pasado de la madre ni borrar los mensajes que ésta ha oído, y pese a que el futuro sigue siendo desconocido, puede iniciar su propio trabajo estando completamente presente con la mujer para calmar sus miedos, validar su fortaleza, asegurarle que no estará sola y trabajar con ella para aliviar el dolor.

Es de utilidad que la doula tenga alguna idea de la historia de la mujer y de sus convicciones sobre el parto y el dolor. ¿Cuáles son las experiencias pasadas de la mujer con el dolor? La doula debe recordar a la mujer que el estrés, el miedo y la soledad, además de la mala presentación del bebé y la falta de conocimientos sobre cómo trabajar con su cuerpo darán como resultado tensión, que puede provocar dolor. Desde el principio puede recordarle a la mujer que estará a su lado y trabajará con ella para ayudarla a gestionar el parto.

Una mujer tenía miedo de que su parto fuera como los insoportables dolores menstruales que la afectaron durante su adolescencia. Otra mujer tenía un recuerdo de infancia de su padre gritando de dolor tras un accidente.

Para algunas mujeres, el parto puede redefinirse como un trabajo bueno y duro con un resultado deseado. Entonces pueden tener el objetivo de permanecer relajadas a lo largo de ese trabajo. Una doula orientó a una mujer de la siguiente manera: «Probablemente hayas llevado a cabo un trabajo duro antes. ¿Puedes recordar una ocasión en la que te enfrentaras a un reto y lo superaras? Además, hay variedad de formas de ayudar a tu cuerpo a trabajar de forma positiva en tu parto». ¿Tiene la mujer un historial de problemas médicos, lesiones o enfermedades pasados? ¿Teme que el parto repita alguna de esas molestias o le provoque perjuicios?

Puede que necesite expresar esos miedos y luego verse validada o tranquilizada por la fortaleza y buena salud de su cuerpo en ese momento.

Al hacer algunas preguntas delicadas entre las contracciones al principio del parto, la doula puede captar una indicación de miedos o preocupaciones concretos de la madre y sobre cómo los está superando en general. Si la doula ha podido conocer a la madre antes del parto, entonces podría haber conocido cualquier miedo o ansiedad que podrían, potencialmente, interferir en el progreso del alumbramiento, además de las esperanzas de la madre sobre cómo se producirá el parto. Empleando unas buenas habilidades de escucha, la doula anima a la madre a expresar sus sentimientos. Una vez que sus miedos, sueños y pensamientos sean verdaderamente reconocidos, la madre estará más abierta a trabajar con la doula para resolver problemas o empezar a planificar de una forma realista.

Aparte del miedo al dolor mencionado anteriormente, algunas mujeres temen los daños en su cuerpo: tejidos desgarrados, peligros para el bebé, el infrecuente trastorno de la ruptura del útero (especialmente al intentar un alumbramiento vaginal tras una cesárea en un parto anterior), el abandono por parte de su pareja, la pérdida de control en el parto, la incomodidad con los desconocidos, las intervenciones invasivas y el ser incapaz de cuidar de su bebé. Si el alumbramiento se está ralentizando, una doula puede preguntar: «¿Cómo te estás sintiendo ahora?» y, cuando la madre responda, la doula debería volver a exponer su respuesta para asegurarse de comprender lo que la madre quiere decir.

—Tengo tanto miedo de sufrir un desgarro en el canal del parto, y no quiero una episiotomía.

—Te preocupa que empujar al bebé por el canal del parto te provoque un desgarro, pero quieres evitar una episiotomía. ¿Es así?

Si la madre confirma lo que la doula ha entendido su preocupación, la doula podrá continuar con formas potenciales de ayudar, o por lo menos mostrar una preocupación y atención sentidas: «Otras mujeres también expresan ese miedo». Mediante la validación del miedo de la madre, en lugar de desestimarlo, la doula puede ofrecer nuevas formas de pensar en la fase de empujar: «Afortunadamente, sabemos mucho más en la actualidad sobre cómo proteger el perineo y cómo ayudar al beber a salir para evitar un desgarro. Uno menor sanará de forma natural o con unos pocos puntos. Muchas mujeres no saben que en esta fase del alumbramiento hay una maravillosa hormona llamada relaxina circulando por toda la zona, que provoca que todo el tejido sea tan elástico, fuerte y flexible como blando y adaptable. El canal del parto se abre como un suave jersey de angora por encima de la cabeza del bebé». Aquí, la información, junto con la visualización y la reformulación, pueden ofrecer a la madre una forma alternativa de percibir su cuerpo.

La doula también puede describir cómo la enfermera o la comadrona pueden aplicar una compresa templada sobre el perineo para ayudar a la madre a relajar la musculatura del suelo pélvico y ser una guía para centrarse en dónde empujar. A veces, el aceite templado puede lubricar el canal vaginal.

Algunas mujeres tienen miedo de expulsar al bebé, pero, curiosamente, la dilatación gradual del perineo puede a veces generar una sensación de entumecimiento, y expulsar al bebé puede suponer una experiencia poderosa y gratificante.

Otra pregunta que la doula puede hacer es: «¿Qué te estaba pasando por la cabeza durante esa contracción?». Dependiendo de la respuesta de la mujer (estar preocupada o simplemente sobrellevarla), la doula puede determinar qué pasos dar para ayudarla. Puede que necesite orientación sobre un cambio de postura, un masaje, la visualización u otras medidas para su comodidad. Un valioso estudio[1] mencionó que una respuesta de angustia al principio del parto frecuentemente era indicativa de un alumbramiento más largo y difícil.

Otra técnica tranquilizadora que las doulas pueden usar se llama «contención emocional», y usa la visualización para ayudar a la madre a alejar sus miedos. La madre puede imaginar meter estos miedos en un gran contenedor con una tapa que sólo ella puede levantar cuando esté preparada, y luego puede imaginar que coloca el contenedor fuera o en algún lugar alejado. Una mujer imaginó que escribía sus miedos en la arena y veía cómo las olas se los llevaban. La madre puede que incluso quiera imaginar a un guía interior especial o a un ser cariñoso que la rodea mientras da a luz a su bebé.

---

1. Wuitchik, M.; Bakal, D. y Lipshitz, J.: «The clinical significance of pain and cognitive activity in latent labor», *Obstetrics and Gynecology*. vol. 73, pp. 35-41 (1989).

LA HISTORIA DE LAS HORMONAS

Las hormonas, durante el trabajo de parto, el alumbramiento y el posparto, pueden afectar al resultado del parto y son cruciales de muchas formas importantes. Las hormonas que tienen un efecto sobre el dolor son fundamentales para un parto fácil y para la conexión entre la madre y el bebé son la oxitocina, la betaendorfina y la dopamina mesocórtico-límbica. Afectan al feto, al bebé, y a la madre. La oxitocina recibe el nombre de la hormona del abrazo, la hormona del amor. Provoca las potentes contracciones uterinas finales que permiten a la madre dar a luz más rápida y fácilmente. También desempeña un papel importante al hacer el amor y al amamantar.[2]

La betaendorfina es uno de los opiáceos de origen natural del organismo. Se segrega en condiciones de dolor y estrés. Actúa para restaurar la homeostasis. A medida que el nivel de betaendorfina aumenta, la madre puede tolerar el dolor y experimenta sensaciones de placer y dependencia. También activa a la potente dopamina mesocórtico-límbica para que la ayude. Juntas son tan potentes como una gran dosis de morfina para controlar el dolor.

La producción natural de estas hormonas durante el parto evita los efectos secundarios negativos de las hormonas sintéticas y de los analgésicos inyectados. Disponer de una doula reduce la necesidad de hormonas sintéticas y de fármacos para controlar el dolor. Las palabras tranquilizadoras de una doula, su mirada comprensiva, su contacto reconfortante, los masajes y el uso de la visualización son, todos ellos, métodos para reducir el estrés en la mujer parturienta, incrementando así las hormonas que reducen el dolor y facilitando el progreso normal del parto.

Hay otras hormonas que forman parte del cóctel de sustancias necesarias durante partes del parto. Por ejemplo, las catecolaminas, como la adrenalina (epinefrina), la noradrenalina (norepinefrina) y el cortisol, son las hormonas del estrés. Éstas se segregan cuando los humanos sentimos miedo o estamos ante un peligro real. Son las hormonas de la reacción de lucha o huida. Si la madre se siente asustada o ansiosa, estas hormonas

---

2. Uvnäs-Moberg, K.: *The Oxytocin Factor*. Da Capo/Merloyd Lawrence, Cambridge (Massachusetts), 2001. (Trad. cast.: *Oxitocina: La hormona de la calma, el amor y la sanación*. Ediciones Obelisco, Barcelona, 2009).

pueden ralentizar el parto durante la primera fase. Sin embargo, a finales de la segunda fase estas mismas catecolaminas, junto con la oxitocina, proporcionan una fuerza y energía renovadas para que la madre empuje para que el bebé nazca. Esto suele recibir el nombre de «reflejo de expulsión fetal». El feto, además de la mujer, producen estas hormonas. Cerca del final del parto, la prolactina se une para preparar a las glándulas mamarias para la producción de leche, además de para calmar a la madre y al bebé. La oxitocina tiene un efecto sobre las emociones y la mente de la madre.

© Marilyn Nolt

Al empezar la contracción, la doula recuerda tranquilamente a la madre que respire a lo largo de su duración, añadiendo su visualización de las olas del océano.

Kerstin Uvnäs-Moberg y sus colegas han estudiado la diferencia entre las madres que amamantan y las que dan el biberón con respecto a la cantidad de oxitocina en su sangre. Las madres que amamantan tienen unos mayores niveles de oxitocina que las que no amamantan, y se sienten menos agresivas, ansiosas, suspicaces, airadas u hostiles. Generalmente son más positivas. Estas madres se sienten menos tensas y sufren menos tensión muscular, y las madres con unos niveles altos de oxitocina dicen sentirse más en sintonía con las necesidades del bebé, más relajadas, más cómodas con el contacto social y de lo más satisfechas estando sentadas durante horas alimentando a sus bebés, preocupándose por ellos, centrándose en ellos y estudiándolos.[3] Sin embargo, lo más importante

---

3. Uvnäs-Moberg, K.; Widström, A.; Nissen, E. *et al.*: «Personality traits in women 4 days postpartum and their correlation with plasma levels of oxytocin and prolactin», *Journal of Psychosomatic Obstetrics and Gynaecology*, vol. 11, pp. 261-271 (1990).

que debemos tener presente son los potentes efectos negativos de las epidurales y las cesáreas, que interrumpen por completo la secreción de las tres hormonas naturales que se ocupan del dolor además del proceso hormonal y fisiológico normal del parto.

MASAJE PARA REDUCIR EL DOLOR

Se ha visto que algunas terapias relacionadas con el contacto reducen el dolor. Entre ellas se incluyen el masaje de acupresión (la presión sobre ciertos puntos puede fortalecer las contracciones y reducir el dolor), la contrapresión aplicada estratégicamente sobre la espalda y la pelvis de la madre en los casos de un parto de riñones (el compañero o la doula ejerce una presión firme sobre el sacro de la mujer durante una contracción), además de técnicas de masaje concretas. Las doulas emplean otras maniobras físicas para aliviar el dolor del parto de riñones, como el comprimir la cadera y la presión sobre las rodillas.

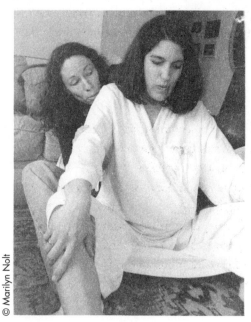

© Marilyn Nolt

La madre, que ahora tiene el control con su respiración y la visualización, avanza a lo largo de la contracción.

Se cree que los efectos del masaje, en particular, son, en parte, resultado de la estimulación de la hormona oxitocina. Tiffany Field, psicóloga en el Touch Research Institute de la Facultad de Medicina de la Universidad de Miami, tiene un interés singular por el masaje y la masoterapia para reducir el dolor del parto y la depresión. Ha llevado a cabo muchos estudios sobre los efectos del masaje y el contacto. En un estudio se reclutó a veintiocho mujeres en clases prenatales y se les asignó, aleatoriamente, que recibieran un masaje, además de preparación y ejercicios de respiración, por parte de sus compañeros durante el parto, o que recibieran sólo preparación y respiración sin el masaje.

Tras la entrevista de admisión, el masoterapeuta enseñó el masaje al compañero durante una media de diez minutos. A aproximadamente entre tres y cinco centímetros de dilatación cervical, las madres recibieron veinte minutos de masaje sobre la cabeza, los hombros y la espalda, las manos y los pies. El masaje implicaba una presión moderada y unos movimientos fluidos específicamente adaptados para relajar las áreas tensas y tirantes del cuerpo de parto. La secuencia de veinte minutos consistía en unos movimientos de caricias circulares en sentido horario fluidos y cronometrados durante períodos consecutivos de cinco minutos en cada una de las cuatro regiones. El compañero repitió el mismo masaje de veinte minutos cada hora durante cinco horas. Las madres que recibieron el masaje informaron de una reducción de su estado de ánimo deprimido, su ansiedad y su dolor. Mostraron una actividad menos agitada y una actitud más positiva tras el primer masaje durante el parto. Además, las madres masajeadas tuvieron un parto significativamente más corto, unos ingresos hospitalarios menos prolongados y una menor depresión posparto.[4]

MEDICACIÓN Y DOLOR

A lo largo de los años, un centro de atención importante del campo de la obstetricia ha sido el manejo del dolor. A principios de la década de 1930, los partos pasaron de los hogares a los hospitales con la esperanza de proporcionar a las mujeres un parto «sin dolor». Se han usado muchos fármacos para reducir el dolor, algunos de los cuales tienen efectos no deseados sobre el bebé. Ha habido una enérgica discusión sobre una serie de métodos farmacológicos, pero todavía no se conoce lo suficiente sobre su impacto en el neonato. Los narcóticos, como la petidina (también llamada meperidina) tiene unos efectos notables en el recién nacido,

---

4. Field, T.; Hernandez-Reif, M.; Taylor, S.; Quintino, O. y Burman, I.: «Labor pain is reduced by massage therapy», *The Journal of Psychosomatic Obstetrics and Gynecology*, vol. 18, pp. 386-391 (1997).

ya que cantidades importantes pasan de la madre a la circulación del bebé. Los neonatos nacidos tras la administración de estos fármacos puede
que sean menos activos, que sea menos probable que abran los ojos de inmediato y que muestren una menor actividad de llevarse la mano a la
boca, una menor búsqueda del pecho de su madre y una succión significativamente menos eficaz durante los primeros días de vida.[5] Muchos de
los fármacos de las inyecciones epidurales tienen unos efectos negativos
similares en el bebé (se comentan más efectos de las epidurales sobre el
parto y el alumbramiento en el capítulo 5).

EL PAPEL DE LAS DOULAS AYUDANDO A UNA MUJER CON UNA EPIDURAL

Aunque las parturientas a las que se ha administrado anestesia epidural
no necesitan de las típicas medidas trabajosas y activas de alivio del dolor
durante cada contracción como las mujeres cuyo alumbramiento no es
inminente en un parto no medicado, siguen requiriendo de las habilidades y de la naturaleza del trabajo de una doula: apoyo emocional, tranquilización, información y una ayuda física adecuada. La madre no siente
dolor, pero dependiendo del nivel de la epidural, a cambio no siente la
parte inferior de su cuerpo. Se amodorra, a veces se duerme, luego se
despierta, preguntándose cuánto durará, si el bebé está bien, si el efecto
de la anestesia desaparecerá, si padecerá algún efecto secundario y si afec-
tará al bebé más adelante. Le preocupa que su compañero se aburra, que
no se implique, a veces viendo la televisión. No nota las contracciones
y no parece un parto.

Puede que el padre también se muestre inseguro sobre lo que está sucediendo y que se sienta un tanto perdido, sin tener nada que hacer. Algunos progenitores simplemente se sientan, nerviosos, sosteniendo la
mano de la mujer.

La necesidad de la madre de empujar y la capacidad de valorar cómo
empujar en la segunda fase se ven reducidas. Un tono muscular disminui-

---

5. Ransjö-Arvidson, A.; Matthiesen, A. y Lilja, G.: «Maternal analgesia during labor
   disturbs newborn behavior: Effects on breastfeeding, temperature and crying», *Birth*,
   vol. 28, pp. 5-11 (2001).

do puede que requiera de más alumbramientos con fórceps y ventosa. Como la madre está tan apartada de la experiencia física de las contracciones, los proveedores de cuidados sanitarios dependen más de monitor fetal y de los exámenes vaginales para valorar el progreso del parto. Hasta el 10 % de las mujeres recibe sólo un alivio del dolor parcial. Si la epidural se desplaza demasiado hacia la zona superior del cuerpo, algunas mujeres sienten como si no pudiesen respirar. Frecuentemente se produce un aumento de la temperatura corporal de la mujer, que alcanza, durante una anestesia epidural, un nivel como el de la fiebre. Como el aumento de temperatura de la mujer podría ser provocado por una infección, y no por la epidural, normalmente es necesario hacer un hemocultivo del bebé, a veces una punción lumbar y podría requerir de una estancia prolongada en el hospital para recibir un tratamiento con antibióticos. Este aumento de la temperatura se da en alrededor del 35-40 % de las mujeres, generalmente en aquellas a las que se ha administrado una epidural al inicio del parto y han tenido un alumbramiento prolongado. Durante el parto, algunas mujeres se quejan de tener escalofríos y sentir comezón, y experimentan retención de orina, lo que hace necesario una cateterización de la vejiga.

Aunque se ven aliviadas con respecto al dolor, las mujeres pueden seguir sintiéndose ansiosas, abandonadas, inseguras de su progreso o del objetivo de las intervenciones adicionales, e incapaces de funcionar por su cuenta. Desde el principio, la doula puede explicar los procedimientos y actuar como una intermediaria para la mujer y su pareja mientras se administra la epidural. Algunas mujeres sienten miedo de que se les administre algo por la espalda que no pueden ver. La doula puede recordarle a la mujer que debe permanecer relajada, generar imágenes positivas en su interior, ayudarla con la respiración y las técnicas de tranquilización, y reconocer lo bien que lo está haciendo. Algunas madres se sienten decepcionadas por necesitar una epidural y necesitan apoyo y confortación para esta decisión.

Durante las horas del parto, la doula puede evidenciar las contracciones a la madre, incluso haciendo que ésta sienta su abdomen con sus manos durante las contracciones. La doula puede ayudar a la madre de forma segura con los cambios de postura si el parto se ralentiza, si el ritmo cardíaco del feto se reduce, o en la segunda etapa, cuando esté lista para empujar.

La doula puede ayudar a la madre a eludir las lesiones musculares o ligamentosas evitando los tirones o movimientos bruscos. Si una mujer se asusta cuando la sensación de adormecimiento se vuelva demasiado intensa, puede ayudar a la madre a permanecer calmada, a que tenga la seguridad de que está obteniendo suficiente oxígeno y a orientarla a lo largo de cada respiración. La doula debe tener la seguridad de que no existe ninguna amenaza para la respiración de la parturienta. Si no está segura, debe llamar a la enfermera o el anestesista, ya que esta situación puede ser amenazadora para la vida. Si todo va bien, la doula puede refrescar a la madre con unos paños fríos sobre la cara, el cuello y el torso si está acalorada o si presenta fiebre.

Además, algunas mujeres pueden tolerar permitir que los efectos de la epidural se desvanezcan. Puede haber un aumento del dolor, ya que las epidurales reprimen a las hormonas naturales que reducen el dolor, provocando así un efecto rebote. Sin embargo, el apoyo de una doula experta puede ayudarlas a superarlo y a incrementar su necesidad de empujar en la segunda etapa. Las doulas pueden continuar con su papel en la facilitación de la lactancia materna después del parto si la madre necesita esta ayuda. Así pues, incluso en el caso de las madres que reciben una epidural, tienen un papel importante.

RELAJACIÓN Y VISUALIZACIÓN

Reducir el dolor durante el parto está supeditado a permanecer relajada, trabajar con el propio cuerpo y sentirse segura de sí misma, tranquila y mantener el control. Los métodos de relajación física incluyen la relajación y los ejercicios de liberación de tensión muscular,[6] emitir ruidos rítmicos y generar visualizaciones de escenas relajantes, añadiendo todos los sentidos e imágenes y actividades agradables y alegres.[7]

Las técnicas de relajación y la visualización mental desempeñan un papel importante en la autohipnosis. La diferencia sólo consiste en una cuestión de grado. La mayoría de las mujeres pueden aprender algún tipo de métodos de relajación y visualización. Nosotros los humanos estamos visualizando o generando imágenes mentales de sucesos durante todo el

---

6. Jacobson, E.: *Progressive Relaxation*. University of Chicago Press, Chicago, 1974.
7. Fezler, W.: *Creative Imagery: How to Visualize in All Five Senses*. Fireside/Simon & Schuster, Nueva York, 1989.

tiempo. Lamentablemente, alrededor del momento del parto muchas mujeres han adquirido algunas imágenes e ideas generadoras de miedo o negativas. Por lo tanto, generar unas imágenes o formas de pensamiento positivas y que inspiren una mayor confianza puede tener un efecto beneficioso para reducir el miedo y la ansiedad. Tanto si se experimenta, como si no, la profundización mental o la cualidad disociativa características de la autohipnosis, la madre de parto puede seguir beneficiándose mediante las técnicas de relajación.

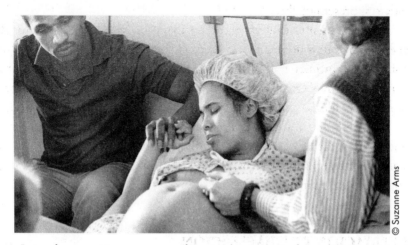

La madre, que está muy concentrada, mantiene su centro de atención interior con el respaldo del padre y de la doula.

Con la visualización, se crea variedad de experiencias sensoriales interiores que incluyen imágenes, sonidos, olores, texturas y una sensación cenestésica de la postura y la actividad del cuerpo. La visualización no sólo está orientada por la vista, sino que accede a todo el abanico de recuerdos y sensaciones de la mente para potenciar la implicación mental y física interior. Al hacer esto, la parturienta se ve distraída de los sucesos externos o del malestar durante el parto. Las sensaciones inquietantes y las experiencias sensoriales pueden transformarse o moldearse en forma de unas sensaciones y experiencias tranquilizadoras. Por ejemplo, las sensaciones de dolor y tensión pueden adormecerse, suavizarse e incluso liberarse. Una puede añadir los colores del arcoíris; sonidos de música, la naturaleza o cascadas; u otras sensaciones agradables. Estas actividades imaginativas ayudan a la mente a concentrarse en una experiencia interior de relajación y comodidad.

Junto con el desarrollo de cambios sensoriales en las visualizaciones, se pueden añadir sugerencias verbales útiles y luego fortalecer estas palabras con imágenes adecuadas. Las palabras y las imágenes pueden adaptarse a las fases normales y al progreso del parto.

AUTOHIPNOSIS

Se sabe bien que la visualización mental puede provocar cambios fisiológicos en el cuerpo. Cuando la gente piensa en algo amedrentador, los latidos y la respiración se aceleran, la tensión muscular aumenta y las hormonas del estrés pueden activarse. Al pensar en algo tranquilizador, relajado, ligero y seguro, se activa la respuesta calmante del organismo, y la persona puede sosegarse de nuevo.

Entramos y salimos de este trance espontáneo varias veces al día, cuando estamos intensamente concentrados en un libro o una película, o nos estamos concentrando en un recuerdo. Durante el parto, esa capacidad de centrar la atención en imágenes positivas y tranquilizadoras o la experiencia interior puede desviar nuestra atención del dolor y hacia la visualización o sensación interior de relajación y consuelo. Una mujer es capaz de desplazarse fácilmente dentro y fuera de este estado según desee, pero cuanta más práctica tenga, más fácil le resultará entrar en este estado para permanecer relajada a lo largo del parto.

Algunas personas experimentan un estado de oración o meditación profunda. De hecho, algunas mujeres prefieren emplear las imágenes y palabras relajantes y consoladoras de figuras espirituales para que les ayuden en el alumbramiento.

Durante el parto, la hipnosis ayuda a la mujer a sentir que posee el control y a albergar o tener en su mente una serie de recomendaciones para permanecer relajada y concentrada durante los aspectos cambiantes del parto. Muchos de estos procesos son similares o se superponen con otros métodos de formación para la relajación. Tal y como se ha mencionado, la capacidad de permanecer concentrada y de desplazarse bastante hondo en este trance mental frente a una sencilla relajación simplemente es un asunto de la profundidad de la imaginación. Uno puede, por ejemplo, soñar despierto en un estado relajado, pero ser bastante consciente de que los niños del vecindario están jugando en la calle. Sin embargo, alguien puede estar tan ensimismado en pensamientos e imágenes interiores de la ensoñación que los sonidos externos parezcan desvanecerse de la conciencia. No obstante, en ambos casos hay un nivel dual de conciencia: una parte de la mente se encuentra en la escena tranquila de la ensoñación, y la otra se relaja, pero además mantiene una conciencia de la situación exterior presente. Si en cualquiera de los casos hubiera un problema, la persona simplemente se pondría alerta, ya que cuando se está en un trance no se está dormido, no se está inconsciente, sino simplemente absorto en pensamientos e imágenes interiores.

Algunos autores sostienen que la autohipnosis es un tipo de «imaginación controlada». Este estado puede darse espontáneamente sin ningún método formal de inducción hipnótica. Una inducción es una forma de generar un trance hipnótico. Contrariamente a las creencias comunes, no hay nada místico ni mágico en la hipnosis. Un miedo común es la pérdida de control o el ceder el poder al cuidador. Otro mito es que la gente que puede ser hipnotizada debe ser crédula. La gente teme verse influida para hacer lo que se le pida o que, bajo la hipnosis, revelará cosas embarazosas o personales. Basándonos en imágenes de la hipnosis en un escenario y en la televisión, la gente también teme quedar atrapada en la hipnosis. Todas estas creencias son falsas. Con la habilidad de la autohipnosis, se puede, de hecho, desarrollar una mayor sensación de control e incrementar su conciencia de los sucesos interiores y exteriores.

Es importante distinguir el uso de la autohipnosis para el parto del de la hipnosis clínica o hipnoterapia. La autohipnosis para aliviar el dolor durante el parto no es una terapia. Toda la hipnosis es, en realidad, autohipnosis: es decir, entrar en este estado es una decisión voluntaria que permite que la mente lo experimente. En condiciones ideales, uno aprende el proceso de manos de un guía o terapeuta experto. El aprendizaje debe reforzarse mediante libros de autoayuda adecuados.

Cuando una mujer aprende autohipnosis para gestionar el dolor durante el parto, esto le proporciona una habilidad que puede usar durante toda su vida no sólo para manejar el dolor, sino también para reducir el estrés y fomentar el pensamiento positivo y la autoconfianza. Los principales beneficios del uso de la hipnosis para el parto incluyen: 1) una menor necesidad de analgesia, reduciendo así los efectos no deseables que provoca la medicación; 2) una reducción del miedo y la tensión durante el parto y el alumbramiento, generando un mayor umbral de dolor; 3) un control de las contracciones dolorosas; y 4) una menor fatiga y una mayor sensación de logro, además de una menor depresión posparto.

Además, la hipnosis puede acortar el parto, reducir el uso de oxitocina (pitocina); dar lugar a una mayor incidencia de alumbramientos espontáneos por vía vaginal; y reducir el insomnio, los dolores de cabeza y las molestias mamarias en el posparto.[8] En una revisión de los efectos de la hipnosis, cinco pruebas controladas aleatorizadas (PCA) y catorce comparaciones no aleatorizadas estudiaron a 8 395 mujeres. En tres de las PCA, menos mujeres necesitaron medicación para el dolor en comparación con los controles. En dos de las pruebas controladas no aleatorizadas, una mostró que las mujeres valoraron el dolor del parto como menos intenso. La otra prueba mostró una menor necesidad de meperidina (un opiáceo). En otro estudio en el que las epidurales estaban contraindicadas y las mujeres usaron la hipnosis, el 25 % de ellas no sintieron dolor en absoluto. Las mujeres informaron de una mayor satisfacción cuando se usó la hipnosis para el manejo del dolor. No se observaron estas diferencias en las mujeres que usaron métodos de aromaterapia, música o audioanalgesia auditiva.[9]

Cuando una mujer está usando la visualización para facilitar la autohipnosis, desarrolla una serie de pasos físicos y mentales que ayudan a su mente a desplazarse hacia un estado cada vez más profundo de relajación y de una atención mental concentrada internamente.[10] Sin embargo, permanece controlando de su propia experiencia y elige el nivel de experien-

8. Brown, D. C.: «Evidence-based efficacious hypnosis for obstetrics, labor and delivery, and preterm labor», en Brown, D. C., ed.: *Advances in the Use of Hypnosis for Medicine, Dentistry and Pain.* Crown House Publishing Crown, Bethel (Connecticut), 2009, pp. 195-202.

9. Cyna, A. M.; McAuliffe, G. L. y Andrew, M. I.: «Hypnosis for pain relief in labor and childbirth: A systematic review», *British Journal of Anaesthesia*, vol. 93, pp. 505-511 (2002). Bobart y Brown llevaron a cabo una prueba aleatorizada fijándose en el efecto de la hipnosis en las puntuaciones Apgar en bebés nacidos de madres que recibieron formación en hipnosis, en comparación con los controles que dieron a luz el mismo día, pero sin formación en hipnosis. Hubo diferencias significativas en las puntuaciones Apgar al minuto de vida. *HYPNOS* 29, vol. 29, n.º 3, pp. 132-139 (2002).

10. Alman, B. M. y Lambrou, P. T.: *Self-hypnosis: The Complete Manual for Health and Self-change.* Brunner/Mazel, Nueva York, 1992. (Trad. cast.: *Técnicas de autohipnosis para la salud y el desarrollo personal.* Urano, Barcelona, 2000).

cia mental que desea. Se desplaza hacia este estado sabiendo que puede modificar cualquier aspecto de él a voluntad.

Hay varias formas de inducir la autohipnosis. Simplemente pasando por los ejercicios de relajación que aparecen en el apéndice B e imaginándose en un lugar especial y luego aumentando la experiencia con alguna visualización sensorial, se puede pasar hacia un estado de trance ligero.

Otra forma de hacer esto consiste en centrar la mirada en un punto del techo o rotarla hacia arriba, hacia la frente, hacer una respiración profunda, permitir que los párpados vayan bajando hasta cerrar los ojos y dejar que una sensación de relajación fluya por el cuerpo al espirar. Continuando con la respiración para la relajación y dejando los músculos laxos, en combinación con variedad de imágenes cautivadoras, se puede desplazar su atención exterior hacia este estado interior de conciencia y lejos de la incomodidad.

Algunas personas usan metáforas en sus visualizaciones, como bajar por una escalera preciosa o un camino encantador hacia un lugar hermoso y tranquilo. Otras simplemente se aportan a sí mismas la sugestión de dejarse llevar a cada vez mayor profundidad con cada espiración calmada, o al descender por cada escalón. Además, otras personas usan un método de contar para que les guíe hacia un estado de relajación. «Mientras cuento lenta y calmadamente desde diez hasta uno, puedo sentir cómo voy a cada vez mayor profundidad, relajándome más y más… diez… cada vez a mayor profundidad… nueve… incluso más relajada… [etcétera]. Puedo disfrutar de estar cada vez más relajada… mis brazos y piernas laxos y relajados… más y más relajada…».

Las sugerencias de una autoanestesia o el desarrollo de una sensación de adormecimiento tienen un mayor efecto cuando se está en un estado de trance.[11] En este estado interior, la mente está abierta a multitud de impresiones sensoriales que pueden ayudar a generar comodidad y mantener un buen progreso del parto. «Mientras me voy relajando más profundamente, el cérvix se está abriendo cada vez más…».

Las sugerencias para usar palabras y metáforas positivas con sus significados figurados suelen acceder al lado derecho del cerebro y circunvalan el crítico lado izquierdo del mismo, por lo que la experiencia sensorial se

---

11. Kroger, W. S.: *Clinical and Experimental Hypnosis*, 2.ª ed. J. B. Lippincott, Filadelfia, 1977.

ve aumentada y no detenida por el pensamiento racional. Aquí es donde entra el pensamiento creativo. Una mujer escogió las siguientes autosugestiones: «Con cada ola (contracción), nado a cada vez mayor profundidad en los colores hermosos y cambiantes de las aguas tropicales con mi amigable delfín. Estoy protegida y a salvo… y luego reposo y floto… y reposo y floto. A medida que profundizo más y más y me vuelvo más relajada, las olas son más y más fuertes, y yo las supero atravesándolas, y respiro a través de ellas… y luego floto y reposo…». Durante cada contracción, ella simplemente se imaginaba en el agua, flotando y superando y atravesando cada contracción a lomos del delfín. No se cansó en ningún momento y avanzó hasta el nacimiento de su bebé.

La gente se beneficia explorando imágenes y sugestiones que se adaptan individualmente a ella, para luego usarlas o hacer que el padre o la doula se las repitan durante las sesiones de práctica o durante el parto.[12] Cuando las mujeres las practican o las escuchan de una grabación, desarrollan su propio ritmo y visualización interior y luego se encuentran con que las tienen fácilmente disponibles durante el parto para que les ayuden a superar las contracciones.

Algunas otras opciones de autosugestiones que las mujeres han usado son las siguientes:

- «Con cada contracción, me vuelvo cada vez más adormecida».
- «Estoy al cargo de mi propia experiencia, y puedo confiar cada vez más en la sabiduría de mi cuerpo».
- «Con cada ola, el cérvix se abre y se abre… como una flor…».
- «El dolor se reúne en un gran globo de color rosa y luego se aleja flotando».
- «Puedo relajarme y dejarme ir y nadar con incluso más facilidad través de las aguas tranquilizadoras, sabiendo que hay otras personas que me están observando y cuidándome con lo que sea que necesite».
- «Con cada ola, mi bebé se está acercando más y más».
- «Mi bebé está siendo abrazado mientras baja por el tobogán de agua hacia mis brazos, que le están esperando».

---

12. Lieberman, A. B.: *Easing Labor Pain: The Complete Guide to a More Comfortable and Rewarding Birth*. Harvard Common Press, Boston, 1992.

Es importante añadir a cualquier sugestión durante el parto que la mujer siempre puede pedir lo que sea que le haga falta o hablar con su cuidador, y entonces, cuando haya alguien que se encargue de lo que sea que resulte necesario, podrá regresar a estar incluso más relajada.

La autohipnosis es una habilidad adquirida. Instruimos a la gente para que practique desplazarse hacia el estado interior y que se haga salir a sí misma de ese estado mediante una metáfora similar. Si, por ejemplo, alguien cuenta para entrar en ese estado relajado, puede usar la cuenta inversa para sentir cómo regresa al estado presente de conciencia. Si se baja por una escalera imaginaria hacia un lugar tranquilo, puede imaginarse regresando subiendo por la escalera. Independientemente del método empleado, una debería salirse de ese estado suave y lentamente, de modo que todos los sistemas corporales se integren, equilibren y centren. Al igual que una no saltaría fuera de la cama demasiado rápidamente, permite que el sistema regrese desde el foco interior hacia la realidad exterior lenta y cómodamente.

Resumiendo, la autohipnosis es un estado mental natural, un estado alterado de la conciencia lejos de la conciencia exterior. La cualidad disociativa de este estado puede aumentar la relajación, además de generar algunas respuestas físicas deseadas.

Curiosamente, hace un siglo era una técnica principal usada para aliviar el dolor durante el parto. La autohipnosis puede ayudar no sólo a acortar el parto y reducir el miedo y la ansiedad, sino que también puede incrementar el bienestar en el período del posparto. Asimismo, el uso de la relajación, la visualización y la sugestión ha sido de utilidad para mejorar la lactancia materna en las madres con bebés a término y prematuros.[13]

Una no puede estar relajada y tensa al mismo tiempo, así que a medida que la madre aprende a emparejar imágenes y experiencias sensoriales de liberación de tensión con las contracciones, puede darse la relajación. Estas actividades mentales envían hormonas no de estrés y otros mensajes neurológicos y fisiológicos por todo el organismo. Paradójicamente, cuanto mayor sea el estado de relajación más productivas se vuelven las contracciones de la madre y el parto progresa mejor. La autohipnosis ayuda a la mujer a

---

13. Feher, S. D. K; Berger, L. R.; Johnson J. D. y Wilde, J. B.: «Increasing breast milk production for premature infants with relaxation/imagery audiotape», *Pediatrics*, vol. 83, pp. 57-60 (1989).

desviar su atención de las incomodidades y a cambiar unas sensaciones angustiantes por unas más aliviadoras. Esto, a su vez, la ayuda a sentir que tiene un mayor control de su parto y más confianza en su cuerpo. Sin embargo, incluso con esta concentración interior, las mujeres deberían tener la tranquilidad de que siempre tendrán la capacidad de responder frente a cualquier cosa que necesiten y que podrán volver a estar atentas y expresar sus necesidades, y a entrar en ese estado a voluntad.[14]

Todas las mujeres pueden beneficiarse de las técnicas de relajación, ya que el parto resulta más fácil cuando la mujer no está estresada, pero puede que la autohipnosis no sea para todas ellas. Algunas personas tienen más confianza o se sienten más cómodas que otras usando su imaginación. Puede que ciertos eventos obstétricos interfieran en o impidan la autohipnosis. Puede que haya incomodidad con el estado de trance relajado, ya que el aspecto disociativo de la hipnosis puede recordar a la madre una ocasión anterior en la que se sintiera «desconectada».

La disociación es provocada por variedad de situaciones y puede que se produjera originalmente como un mecanismo de defensa emocional para apartarse mentalmente de experiencias dolorosas. Los niños, además de los adultos, aprenden esta forma automática de defenderse. Incluso en las clases para el parto, algunas mujeres no se sienten cómodas tumbadas y llevando a cabo simples visualizaciones. Temen perder el control en ese estado como el de un trance. Sin embargo, una vez que una mujer comprenda sus sentimientos se la puede ayudar a imaginarse en un lugar seguro en su mente o a imaginar que está siendo protegida por figuras reales, imaginarias o espirituales cariñosas.

Es una tarea dura permanecer tan concentrada durante la potencia de las contracciones, las alteraciones, las interrupciones y el caos de las salas de parto. Cuando las mujeres sienten que han logrado esto, se sienten increíblemente empoderadas y fuertes. Todo el objetivo consiste en aprender a permanecer mentalmente concentrada en una imagen o experiencia interior positiva o en sugestiones escogidas para sentirse mentalmente apartada del dolor o la incomodidad. Este proceso se ve ayudado enormemente cuando alguien asume el papel de protector. El padre o compañero puede ayudar a la madre a mantener el estado autohipnótico

---

14. Freeman, R. M.; Macaulay, A. J.; Eve, L. *et al.*: «Randomized trial of self-hypnosis for analgesia in labour», *British Medical Journal*, vol. 292, pp. 657-658 (1986).

en medio de las interrupciones. La doula también puede hacer esto o relevar al compañero. Si, por ejemplo, alguien entra y hace una pregunta a la mujer mientras ésta está en su estado de concentración enfocada interior, y la pregunta no es esencial desde el punto de vista médico, la doula puede responder a la pregunta amablemente u ofrecerse a hacérsela a la madre cuando no esté implicada en su autohipnosis.

El uso de la voz es importante. Una mujer de parto ya se encuentra, de forma natural, en un estado alterado, en un trance espontáneo, por lo que las palabras se captan en un estado subliminal de conciencia y pueden tener un gran poder y efecto. La mayoría de las doulas ya usan un tono de voz calmante, una cadencia rítmica para ayudar a la madre durante las contracciones, como, por ejemplo: «Eso es. Simplemente respira durante la contracción… Bieeeeen». Ofreciendo un ritual continuo de palabras rítmicas, respirando con la madre y ayudándola a permanecer concentrada en las imágenes que ha escogido, la doula ya está usando un método hipnótico para mantener a la mujer en su concentración. La propia mujer y su compañero pueden desarrollar sugestiones para ayudarla a regresar a su estado autohipnótico con distintas indicaciones, de modo que no dependa de la voz de una persona.

Al usar la autohipnosis para el parto, es importante disponer de un compañero o una doula con conocimientos que tenga experiencia y comprenda el estado hipnótico. Como mucha gente se da a sí misma mensajes o sugestiones negativas sobre el parto sin ni siquiera darse cuenta de ello, comprender el poder de la mente contrarresta esta tendencia. Mediante la autohipnosis, los futuros progenitores pueden aprender a eliminar o borrar mensajes negativos o miedos. Con la hipnosis pueden usar el poder de su mente con la visualización para mejorar su conexión interior con su hijo nonato, y las mujeres pueden desarrollar confianza en su cuerpo para expulsar al bebé hacia sus brazos, que le están esperando (*véase* el apéndice B, páginas 263-284, para conocer visualizaciones y ejercicios para la relajación y la autohipnosis).

SENTIMIENTOS Y SONIDOS

Ayudar a las mujeres a expresar sus sentimientos y a emitir sonidos puede aliviar la tensión. La doula puede trabajar con las mujeres que se sientan cómodas con esto, o emitir sonidos junto con la mujer, animando a la madre a eliminar tensión con cada sonido. Muchas mujeres temen que parezca que hayan perdido el control. No ha sido infrecuente que un proveedor de cuidados sanitarios reprendiera a una mujer de parto que gemía o emitía un sonido gutural mientras daba a luz. Las mujeres han descrito lo humilladas que se sintieron. Emitir sonidos suaves o gemidos en la garganta durante una contracción tiene un efecto equivalente a abrir el canal del parto, y algunas mujeres se sienten respaldadas si el compañero de su parto se une a ellas o las anima. Algunas culturas usan canciones o cánticos para traer al bebé al mundo.

A algunas mujeres les preocupa su comportamiento para gestionar el dolor del parto o su capacidad para hacerlo. Otras mujeres temen que si no pueden manejar el dolor es que algo va mal, o sienten vergüenza o ira porque aquello para lo que se prepararon no está funcionando. Aquí es donde la doula puede preguntarle a la madre qué está pensando o sintiendo cuando ha pasado por una contracción:

—¿Qué te estaba pasando por la cabeza durante esa contracción?

La doula puede reconocer la experiencia de la madre, dándole permiso para dar voz a sus sentimientos y miedos, y así ayudarla a desplazarse hacia una respuesta más positiva.

—Siento como si fuera una bola de fuego.

La doula podría responder:

—Con la próxima contracción, cambia esa bola de fuego por una bola de nieve que te refresque.

Fortalecer la imagen de la nieve puede llevarse a cabo divirtiéndose imaginando que uno se está rebozando en la nieve. Actualmente se reconoce que cuando activamos un recuerdo positivo o alegre y lo desarrollamos con una participación sensorial plena, el dolor se reduce. Las imágenes positivas activan una parte distinta del cerebro. Por lo tanto, cambiar pensamientos o comentarios negativos por unos positivos, o generar afirmaciones adecuadas junto con visualizaciones o una imaginería orientada ayuda a las mujeres a concentrarse en el poder de su cuerpo para dar a luz o, por el contrario, distraerlas de las molestias. «Estoy abrazando a mi bebé durante la contracción». «Estoy nadando con el delfín a través de la ola». «Voy profundizando más y más, relajándome en este aluvión u ola de energía».

Hace algunos años, una doula vivió una experiencia con una mujer que estaba de parto que le sorprendió. Durante todo el parto, la madre se mostró mandona, negativa e incluso le gritó a la doula, pero se mostró extremadamente dulce y agradable con todos los demás, incluyendo su pareja. Su imagen pública para con el mundo exterior era, pues, bastante distinta. Era una fachada consistente en ser perfecta. Mostró una gran gratitud por los esfuerzos de todos, pero la madre siguió siendo bastante exigente con la doula. Poco después de dar a luz, la mujer le dijo a la doula:

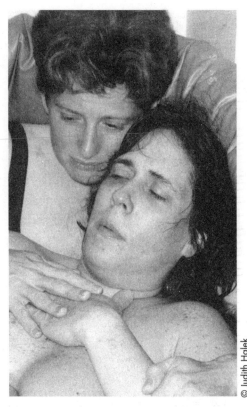

Con su voz y su contacto calmantes, la doula combina la visualización con el agua para mejorar la relajación de la madre.

—Muchísimas gracias por permitirme decir todo lo que estaba sintiendo. Has sido la única con la que he podido mostrarme tal y como soy. Me hizo sentirme segura el hecho de ser yo misma.

La doula relató que, a lo largo del difícil parto, se mantuvo firme con esta mujer, pese a que su hostilidad era evidente. Esta experiencia le reafirmó a la doula la importancia de ser la red de seguridad emocional para cualquier cosa que la madre necesitase expresar sin tomárselo como algo personal.

Cuando una mujer está de parto, está lidiando con una experiencia exigente, difícil, potencialmente amedrentadora y dolorosa que hace que surjan necesidades de las que quizás no haya sido consciente antes. A la mayoría de las mujeres se las educa para que muestren un cierto tipo de comportamiento en público, y se contienen por miedo a pasar vergüenza. Las mujeres se disculpan por emitir sonidos, porque el parto esté llevando demasiado tiempo, por no hacer todo lo que pensaban que podrían o deberían, pese a que en lo relativo al parto su comportamiento se consideraría absolutamente normal. En nuestra cultura, el parto parece a veces una actuación o un programa de televisión en el que se espera que las mujeres se comporten de una determinada forma, y si no lo hacen, se sienten humilladas, fuera de control o juzgadas. Este juicio suele dirigirlo hacia sí la propia mujer.

Cuando una mujer se siente protegida y segura en brazos de la doula, literal o figuradamente, se da cuenta, quizás instintivamente, de que puede ser ella misma. La mujer descrita anteriormente reconoció que la doula era fuerte y que no colapsaría si la mujer mostraba su verdadero ser. Una vez más podríamos señalar que cuando una doula se muestra tolerante, cariñosa, competente y fuerte, la mujer puede internalizar un modelo que la ayude a seguir siendo cariñosa y fuerte con su propio hijo durante los momentos duros.

En este aspecto, las doulas deben comprender el poder y el potencial de su papel. Cada una debe buscar en su interior para encontrar su propio y verdadero ser para así estar disponible a este nivel profundo para una mujer que esté dando a luz. Es esencial que las doulas examinen sus propios motivos para realizar este trabajo, que se lo tomen en serio, que acudan sin demora y preparadas para el parto, y que no abandonen ni decepcionen a la mujer, sino que permanezcan comprometidas y adecuadamente implicadas a lo largo del parto.

RECONOCER LAS NECESIDADES CAMBIANTES DE UNA MADRE

Al tener en cuenta que cada parto es diferente incluso para la misma madre, el apoyo de la doula debe verse orientado por las necesidades inmediatas de la mujer. Una doula nos describió tres partos muy diferentes con la misma mujer. Durante el primer parto, nunca se apartó del lado de la mujer, sujetándola, masajeándola, orientando la visualización de la mujer y caminando con ella. La mujer quería ayuda con cada contracción. Pasaron de la bañera al inodoro, y luego a usar la gran «pelota para el parto», a caminar y de vuelta a empezar. La doula hizo participar al compañero de la mujer según él lo deseara, pero sólo se sentía cómodo masajeando las manos de su mujer. La madre reveló que, aunque el parto duró unas intensas doce horas, se sintió completamente segura y al mando, y que para ella el tiempo pasó rápidamente. Describió un estado mental similar a un trance. Con el segundo parto, algunos años después, el marido trabajó más de cerca con su esposa y la doula. En el tercer parto, la mujer quería que la doula simplemente estuviera ahí, en la habitación, con una orientación ocasional o haciendo turnos, mientras ella y su marido se ocuparon de la mayor parte del parto. La mujer dijo, más adelante: «Tu simple presencia fue tranquilizadora y me hizo sentir segura. Sabía que ayudarías si necesitaba que lo hicieras».

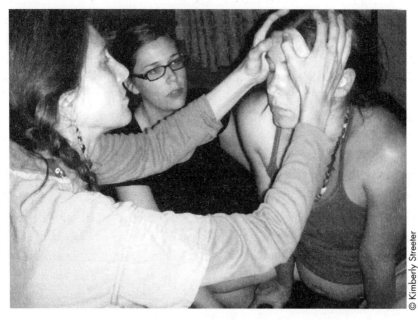

El masaje de acupresión en puntos faciales y de la mandíbula alivia tensión en la zona pélvica.

Permitir que la mujer diga lo que quiera es una piedra angular de los cuidados de una doula. Por ejemplo, en un parto en casa, durante un período en el que la madre quería reposar en su cama, la doula permaneció al lado de la cabeza de la mujer, respirando con ella, y orientándola amablemente con las imágenes escogidas por la mujer durante cada contracción. Al cabo de un rato, la comadrona sugirió que dejaran a la mujer sola un momento, pensando que la madre necesitaba implicarse más en el parto por su cuenta. Su doula no se sintió cómoda, proponiendo otra cosa a la matrona, que era la cuidadora principal. Dos años después, la madre le dijo a su doula que ése fue el peor momento del parto para ella. Se sintió completamente abandonada y traicionada, pero incapaz de contradecir el plan de la comadrona.

La doula necesita disponer de la confianza para ayudar a la madre a expresar sus necesidades al proveedor de cuidados sanitarios, especialmente antes y durante cualquier intervención. La forma en la que una mujer es escuchada y se le responde puede afectar a su nivel de estrés y, subsiguientemente, a su experiencia del dolor. La presencia, el contacto y la voz de la doula, junto con su conocimiento del parto, pueden tranquilizar a la mujer y reducir su percepción del dolor. Sin embargo, la doula debe conocer sus límites, y en ocasiones, cuando una mala presentación del feto no varíe, o cuando una mujer no progrese como se espera o sienta grandes molestias, la ayuda médica puede proporcionarle alivio. Cuando esto resulte necesario, la doula debe validar el coraje de la mujer además de su decisión de que le brinden esta ayuda.

REDUCIR EL ESTRÉS

Cada aspecto del apoyo debe empezar con la idea de reducir el estrés (mental, emocional y físico). El objetivo es mejorar la capacidad de la mujer de relajarse. El sistema de estrés del organismo se llama sistema nervioso simpático, que genera lo que llamamos la respuesta de «lucha o huida». Lo opuesto al sistema nervioso simpático es el llamado sistema nervioso parasimpático, que genera calma y una sensación de bienestar. Las hormonas del sistema nervioso simpático son la epinefrina y la norepinefrina. El sistema nervioso parasimpático produce una hormona llamada oxitocina. Reducir la respuesta de estrés mejora la producción de oxitocina por parte del organismo, además de la de opioides naturales llamados endorfinas.

Cuando la mujer puede relajarse, la oxitocina fortalece las contracciones uterinas. También permite que los músculos funcionen adecuadamente: que los músculos longitudinales expulsen al bebé y que los músculos uterinos inferiores se relajen, se elonguen y se abran para dejar salir al bebé. Cuando el cuerpo de una madre está tenso, sucede lo contrario:

los músculos superiores del útero se aflojan y dejan de contraerse, y los músculos inferiores se contraen, para así retener al bebé. Ésta es, quizás, la forma que tiene la naturaleza de detener el parto si la madre tiene que huir de una experiencia amedrentadora. Obviamente, las hormonas del estrés tienen su función cuando alguien está en verdadero peligro.

El objetivo de una doula y de todos los implicados en el parto debe consistir en reducir la sensación de peligro y de estrés durante el alumbramiento. El miedo pone al organismo en alerta con la producción de las hormonas del estrés. La respuesta de lucha o huida se da, y el organismo se orienta hacia la defensa, enviando sangre a otros órganos del cuerpo. Si el flujo de sangre hacia el útero se reduce, los músculos uterinos se contraen provocando que los músculos circulares del cérvix se tensen, y la dilatación se ve impedida. Además, puede que se envíe menos oxígeno al feto. Cuando los músculos verticales del útero continúan con su intento de expulsar al bebé y el cérvix se resiste, la cabeza del bebé presiona contra unos músculos tensos. Esto provoca más dolor y alarga el parto.

Cuando el parto no se ve impedido por un estrés y un miedo desmedidos, la propia oxitocina natural de la mujer se segrega desde la hipófisis posterior hacia el torrente sanguíneo. Al mismo tiempo, su cerebro también secreta oxitocina hacia otras áreas del propio cerebro. Esto tiene cuatro efectos. En primer lugar, incrementa marcadamente el umbral de dolor, por lo que la madre tiene una sensibilidad al dolor reducida. En segundo lugar, da como resultado la somnolencia. En tercer lugar, resulta en algo de relajación o tranquilización. Por último, en cuarto lugar, ayuda a la mujer a sentirse más cerca del bebé. La oxitocina sintética (llamada pitocina), que es inyectada en el torrente sanguíneo de la mujer para estimular el parto, no puede llegar a la zona del cerebro que alivia el dolor, ya que existe una barrera para que esta sustancia pase de la sangre al cerebro. La pitocina (que es sintética) provoca unas contracciones más potentes para la mujer. Esto suele dar como resultado su deseo de recibir fármacos para el dolor o una epidural.

En contraste, cuando la mente y el cuerpo se relajan y se produce la oxitocina natural, el sistema funciona de forma más eficiente: los músculos circulares del cérvix retroceden gradualmente, el cérvix se abre y cede fácilmente, y los músculos verticales se aproximan y ayudan a la apertura, de modo que el bebé puede maniobrar y los músculos uterinos pueden expulsar al bebé.

El miedo, la tensión y el dolor generan un bucle de retroalimentación negativa. Cualquiera de estos elementos puede desencadenar a los otros y mantener la respuesta de estrés activa. Por ejemplo, las convicciones negativas de una mujer sobre su cuerpo o el bebé pueden activar el miedo y la tensión y provocar que contenga su parto. La falta de conocimientos sobre el parto puede activar el miedo a lo desconocido, incrementando la tensión. Los recuerdos negativos de eventos pasados pueden activar reacciones de estrés postraumático, generando miedo. Las posturas incómodas, además de un tratamiento insensible o negativo, pueden incrementar el dolor, haciendo aumentar el estrés.

La doula puede desarrollar una variedad de habilidades para involucrarse e interrumpir el ciclo del estrés de la mujer en cualquier momento. Empleando variedad de métodos no farmacológicos y no médicos, las medidas de consuelo de la doula pueden funcionar de forma activa o, en ocasiones, de manera más delicada o sutil para reducir el estrés.

Las medidas de consuelo o alivio pueden dividirse en cinco categorías: 1) acciones y comportamientos que proporcionan apoyo emocional y psicológico; 2) actividades mentales que desvían la atención del dolor o la centran en pensamientos o imágenes que incrementan la relajación mental y física; 3) actividades físicas, como la respiración relajada, ejercicios de relajación muscular, movimiento, cambios de postura y el empleo de agua, calor o frío; 4) el contacto, incluyendo el masaje, la acupresión, la presión y la contrapresión: y 5) actividades rítmicas, empleando cualquier forma de acción que provoque comodidad, pero llevada a cabo de forma rítmica, como música, cánticos, canciones y moverse.[15, 16]

A lo largo de los años, mujeres que proporcionan apoyo durante el parto y cuidadoras han desarrollado movimientos, posturas, masajes y técnicas empáticas que facilitan el descenso del bebé y alivian las molestias. Hay claras pruebas de que disponer de libertad de movimientos y cambiar de postura, emplear el contacto y masajes, aplicar juiciosamente

15. Perez, P.: *The Nurturing Touch at Birth: A Labor Support Handbook.* Cutting Edge Press, Katy (Texas), 1997.
16. Simkin, P.: *The Birth Partner: A Complete Guide to Childbirth for Dads, Doulas, and All Other Labor Companions,* 3.ª ed. Harvard Common Press, Boston, 2009; *Penny Simkin's Comfort Measures for Childbirth.* DVD. 2009. Disponible en www.pennysimkin.com

frío y calor a las zonas con molestias y usar la contrapresión para aliviar el dolor de espalda ayudan a aliviar el dolor durante el parto. Ayudar a la madre a permanecer relajada es una piedra angular de todas estas técnicas.

Aparte de las habilidades y del conocimiento de estos movimientos, posturas y actividades, es esencial que el personal médico esté dispuesto a explicar sus diagnósticos de la fase del parto en la que se encuentra la mujer y la posición y el bienestar del feto, además de estar dispuesto a permitir la libertad de movimientos y el tiempo para tomar decisiones a medida que el parto progresa.[17]

LA IMPORTANCIA DEL TIEMPO

En el parto el tiempo es un amigo. El cérvix necesita tiempo para madurar y las hormonas necesitan tiempo para actuar. El bebé necesita tiempo y espacio para maniobrar. La mujer necesita tiempo para entrar en una mentalidad para el parto. Los que la apoyan deben respetar todo el tiempo que lleva esto. Las madres que se sientan apremiadas a tomar decisiones se irán poniendo tensas de forma natural, lo que dará lugar a un ciclo de dolor y miedo. Las madres a las que se les permite trabajar con las contracciones, con tiempo para comprender lo que está sucediendo y para pedir la ayuda que necesiten, se sentirán empoderadas y reconocerán la fuerza y la sabiduría de su propio cuerpo.

17. Simkin P. y Ancheta, R.: *The Labor Progress Handbook*, 3.ª ed. Wiley-Blackwell Sciences, Hoboken (Nueva Jersey), 2011.

5

Beneficios obstétricos del apoyo por parte de una doula

«La madre se encuentra a merced de las fuerzas naturales y de un proceso que es tan automático como la ingesta, la digestión y la evacuación, y cuanto más se pueda dejar a la naturaleza proseguir con él, mejor será para la mujer y el bebé».

D. W. WINNICOTT
Los bebés y sus madres

Desde nuestros primeros estudios en 1975, ha habido múltiples investigaciones acerca del efecto de una doula sobre el parto y la lactancia materna, además de sobre las opiniones de la madre sobre sí misma y sobre cómo percibe a su bebé y la experiencia del parto tras el alumbramiento y dos meses después. Se han acumulado numerosas pruebas de nuevos estudios sobre los beneficios del apoyo de la doula. Ahora hay veintiuna pruebas aleatorizadas controladas publicadas que incluyen a más de 16 000 mujeres de Australia, Bélgica, Botsuana, Brasil, Canadá, Chile, Finlandia, Francia, Grecia, Guatemala, México, Nigeria, Sudáfrica, Suecia y Estados Unidos. Otros estudios han examinado si el apoyo emocional y físico durante el parto por parte de una mujer experimentada modificaba la duración del alumbramiento, la necesidad de analgésicos, epidurales y otras intervenciones obstétricas, y qué efectos tenía ese respaldo en el bienestar del bebé y, más adelante, en el comportamiento maternal.

En 2011, la Cochrane Library publicó una revisión sistemática actualizada que confirma los muchos beneficios conocidos del apoyo durante el parto para salud de la madre y del bebé.[1] La revisión afirma que estos estudios demuestran los efectos positivos del apoyo personal continuo en comparación con los cuidados usuales, y este respaldo es más eficaz cuando lo proporciona alguien como una doula, que no es un miembro del personal del hospital ni una persona que pertenezca al entorno social de la madre. Tal y como reporta la organización Childbirth Connection, el apoyo por parte de la doula no incluye los cuidados clínicos y puede implicar ayudar a mujeres con su comodidad física, proporcionar apoyo

---

1. Hodnett, E. D.; Gates, S.; Hofmeyr, G. J.; Sakala, C. y Weston, J.: «Continuous support for women during childbirth», evaluación en *The Cochrane Collaboration*, John Wiley and Sons, Toronto, 2011.

emocional, ofrecer información, ayudar la mujer a transmitir sus deseos a los proveedores de cuidados sanitarios e implicar a sus maridos o compañeros, según sean los deseos de la pareja.[2]

Estos estudios sobre las doulas indicaron que el parto se acortó en un 25 %, el índice de cesáreas se redujo en un 45 %, el uso de oxitocina bajó un 40 % y la administración de analgésicos disminuyó en un 30 %. Otros estudios se fijaron en el comportamiento de la madre seis semanas después del parto, y vieron que la lactancia materna en las madres apoyadas por doulas se incrementó en comparación con los controles, y las madres se sintieron mejor consigo mismas y con sus bebés. Algunos estudios se fijaron en el papel de la doula con las parejas y se vieron unos resultados positivos similares.

UNA COMPARACIÓN ENTRE EL APOYO EMOCIONAL INTERMITENTE Y EL CONTINUO

Una de las preguntas interesantes surgidas de las pruebas relacionadas con el apoyo durante el parto es si es más beneficioso el respaldo continuo o el intermitente. Un estudio llevado a cabo por uno de los autores y unos colegas comparó diez pruebas en las que las doulas estuvieron continuamente con la madre durante el parto, excepto por algún muy breve tentempié o alguna pausa para ir al baño, con cinco pruebas en las que la mujer que proporcionaba apoyo, que era una comadrona y no una doula no profesional, tuvo que dejar a la madre sola durante largos períodos debido a sus otras tareas.[3] El apéndice C enumera las cinco pruebas con un apoyo intermitente y añade cinco nuevas pruebas en las que el apoyo fue continuo a los cinco estudios anteriores con un respaldo intermitente para totalizar diez pruebas. Se señalan las características de las doulas y de las mujeres en esos diez estudios. El apoyo continuo durante el parto por parte de una doula en esos diez estudios redujo las probabilidades de recibir analgesia en un 31 %, disminuyó el uso de oxitocina para estimular

2. Kennell, J. H. y McGrath, S. K.: «Labor support by a doula for middle-income couples: The effect on cesarean rates», *Pediatric Research*, vol. 33, n.º 12A (1993).

3. Gordon, N. P.; Walton, D.; McAdam, E. *et al.*: «Effects of providing hospital-based doulas in health maintenance organization hospitals», *Obstetrics and Gynecology*, vol. 93, pp. 422-426 (1999).

el parto en un 50 %, aminoró los partos con fórceps en un 34 % y redujo las cesáreas en un 45 %. Los hallazgos indican que la presencia del apoyo de una comadrona de forma intermitente, en comparación con un respaldo rutinario, no aporta los beneficios vistos en las madres que recibieron un apoyo continuo por parte de una doula.

Como las ayudantes durante el parto en el grupo de los estudios del apoyo intermitente fueron principalmente comadronas o estudiantes de obstetricia, mientras que las mujeres que proporcionaban apoyo continuo eran sobre todo doulas no profesionales, esta diferencia en los papeles, en lugar de la duración del respaldo, también podría explicar las diferencias en los resultados. Otra posibilidad es que la calidad del apoyo proporcionado por las doulas no profesionales sea de ayuda de una forma distinta porque pueden centrarse completamente en una persona durante todo el parto. Su principal tarea consiste en proporcionar únicamente respaldo emocional, psicológico y físico no médico, mientras que las matronas tienen otras tareas y más de una paciente a la que atender. Debido a estas circunstancias, podía ser que la comadrona tuviera que dejar sola a la parturienta durante algunos períodos de tiempo y que no pudiera permanecer a su lado constantemente. Además, debido a que el grupo de los estudios de apoyo intermitente se llevaron a cabo en unos entornos que ya tenían unos niveles de base bajos para el uso de fórceps (6 %) y las cesáreas (7 %), puede que hubiera sido poco realista esperar cualquier mejora en estas prácticas concretas. Sin embargo, debería señalarse que los porcentajes de base con respecto a la administración de oxitocina para acelerar el parto y de analgesia fueron superiores en los estudios con un apoyo intermitente que en el grupo que recibió el continuo.

Este estudio respalda enormemente la observación clínica del doctor Kieran O'Driscoll, del National Maternity Hospital de Dublín. Este doctor vio que, si la comadrona que proporcionaba un apoyo emocional y físico continuo dejaba a la madre sola durante tan sólo cinco minutos, cuando regresaba costaba casi una hora hacer regresar a la madre a su estado calmado anterior; y como resultado de los datos de este estudio, además de otras observaciones clínicas, recomendamos que las doulas dejen sola a la madre el menor tiempo posible, incluso aunque haya un alivio eficaz del dolor debido a la analgesia epidural.

EL APOYO DE UNA DOULA PARA LAS PAREJAS

Las primeras seis pruebas aleatorizadas relacionadas con el apoyo por parte de una doula, que se describen más adelante en este capítulo, se llevaron a cabo en hospitales en los que las madres daban a luz solas o en los que el contacto con un compañero hombre y otros visitantes durante el trabajo de parto se limitaba a visitas breves. Llegados a este punto, los estudios no habían abordado el efecto de la presencia del padre durante el parto sobre los resultados obstétricos, como los nacimientos por cesárea. Se llevó a cabo un estudio aleatorizado más reciente en la unidad de obstetricia de un centro médico universitario de Cleveland.[4] El diseño del estudio, que investigaba el efecto del apoyo de una doula para las parejas, fue distinto del de nuestras pruebas aleatorizadas anteriores relacionadas con las doulas. En los primeros estudios, las madres supieron de la prueba y fueron enroladas al llegar al hospital y ser ingresadas en su primera etapa del parto. En el caso del estudio de las parejas, el asistente de la investigación explicó la prueba estando la futura madre sola o con su pareja en una clase de educación para el parto o en la Women's Health Clinic, en una de las citas prenatales. El asistente también comprobó que la futura madre fuera a tener su primer bebé, que estuviera sana y que no sufriese complicaciones. Se pidió a las mujeres su consentimiento para participar en un estudio y si esperaban estar acompañadas por su pareja.

A 555 parejas de nivel económico bajo, medio y alto se les asignó el disponer de un respaldo emocional continuo por parte de una doula o recibir unos cuidados obstétricos rutinarios. Así, las madres del grupo de las doulas estuvieron acompañadas de sus parejas y una doula, mientras que las parejas del grupo de control dieron a luz solas. Las madres apoyadas por su pareja y una doula tuvieron un índice de nacimientos por cesárea de un 14,2 % en comparación con el 22,5 % en el grupo de control, lo que supuso una diferencia muy significativa (*véase* la tabla 1), Además, las madres que tuvieron un parto por vía vaginal y estuvieron acompañadas por su pareja y una doula tuvieron un índice de epidurales significativamente menor (un 67,6 % frente a un 76,8 %).

---

4. Scott, K. D.; Berkowitz, G. y Klaus, M. A.: «A comparison of intermittent and continuous support during labor: A meta-analysis», *American Journal of Obstetrics and Gynecology*, vol. 180, pp. 1054-1059 (1999).

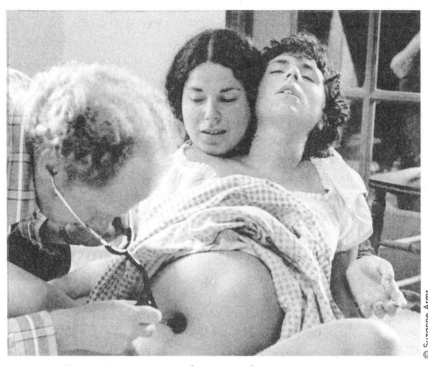

Esta mujer cuenta con un buen apoyo durante una contracción.

Para simplificar la evaluación de estos estudios, hemos indicado en cada una de las siguientes tablas si los resultados fueron:

- no estadísticamente significativos (sin asterisco)
- estadísticamente significativos*
- muy estadísticamente significativos**

Tabla 1

ESTUDIO DE PAREJAS DE CLEVELAND		
555 mujeres y sus parejas		
	Sin doula	**Con doula**
Cesárea	22,5	14,2*
Madres que eligieron la epidural	76,8	67,6*
Diferencia significativa		

Antes de iniciar este estudio, tuvimos algunas preocupaciones con respecto a que la doula pudiera desplazar al padre, pero esto nunca supuso un problema. Se les solicitó que ayudaran a los padres a decidir sobre la mejor forma de ayudar a su compañera. Las doulas también explicaron a los padres qué estaba sucediendo a medida que el parto progresaba. La valoración por parte de los padres y las madres fue extraordinariamente positiva, con el comentario frecuente de que nunca podrían haber llevado a cabo esta experiencia exitosamente sin el respaldo de la doula. Proporcionar un apoyo emocional continuo por parte de un doula, incluso estando presente el compañero hombre al lado de la mujer de parto, tiene un resultado positivo sobre los resultados obstétricos y un efecto beneficioso en las respuestas psicológicas de los progenitores, además de la posible influencia en su relación mutua y con su bebé recién nacido.

A hacer valoraciones a partir de las muchas conversaciones que hemos tenido con los progenitores, las unidades de maternidad supusieron una carga real para muchos de los padres cuando fueron invitados inicialmente a las salas de partos en la década de 1970 tras sólo un breve curso de educación para el parto. Su ansiedad aumentó cuando las enfermeras se retiraban, pensando que los progenitores querrían pasar un rato a solas, sin sentirse molestados por desconocidos (de alguna forma era como recibir seis clases de fútbol americano y que luego, el domingo siguiente te pidieran que jugaras con un equipo profesional). Los padres están contentos de compartir la sala de partos de su mujer con una enfermera, una comadrona o una doula cualificada que pueda explicarles lo que está sucediendo, aconsejar al padre sobre el apoyo a su compañera y permitirle experimentar el parto sin tener que asumir las responsabilidades a no ser que lo desee.

LAS DOULAS Y EL PARTO INDUCIDO PARA MUJERES DE ALTO RIESGO

Cuarenta y dos de las 555 mujeres enroladas en el estudio de las parejas de Cleveland fueron ingresadas en el hospital para la inducción del parto debido a variedad de razones de alto riesgo (veintiuna mujeres habían superado su fecha prevista de parto, diez habían desarrollado un trastorno llamado hipertensión gestacional, tres sufrieron la ruptura espontánea de las membranas sin trabajo de parto, y no se aportó ninguna razón para la inducción del parto en el caso de siete mujeres). El grupo de las parejas de alto riesgo sin una doula tuvo más del triple de nacimientos por cesárea (*véase* la tabla 2). Estos resultados de las mujeres que requirieron de la inducción del parto subrayan la importancia del apoyo continuo por parte de la doula como método eficaz para reducir los índices de nacimientos por cesárea en este grupo.[5] Son necesarios estudios del apoyo a las mujeres durante el parto en el caso de aquellas con otras condiciones de alto riesgo.

Tabla 2

ESTUDIO DE PAREJAS DE CLEVELAND		
Parto inducido	**Sin doula**	**Con doula**
	n = 22	n = 20
Analgesia epidural	16 (72 %)	18 (90 %)
Nacimiento por cesárea	14 (63,6 %)	4 (20 %)**
**Diferencia muy significativa*		

LA DURACIÓN DEL PARTO

El primer parto de una mujer es, de media, mucho más largo que todos sus alumbramientos posteriores. Las mujeres que están aproximándose a su primer parto suelen preocuparse por la posibilidad de un parto largo. Sin embargo, desde un punto de vista médico, la duración de un primer parto es la forma que tiene la naturaleza de dilatar gradual y cuidadosamente el canal del parto. A medida que el alumbramiento avanza, primero se abre el cérvix, luego el canal del parto y entonces el bebé los atraviesa.

Los resultados de dos estudios realizados en Guatemala al principio de nuestra investigación arrojaron luz sobre la duración del parto en el caso del nacimiento del primer bebé de una mujer. Los estudios se llevaron a cabo en unas instalaciones obstétricas con una enorme carga de trabajo, con una media de sesenta nacimientos diarios. Casi todas las mujeres acudían a la unidad de maternidad de este hospital al principio de su

---

5. McGrath, S. K. y Kennell, J. H.: «Induction of labor and doula support», *Pediatric Research*, vol. 43, p. 189 (1998).

parto, cuando las contracciones uterinas habían empezado pero la dilatación del cérvix era sólo de entre uno y dos centímetros. No había suficientes enfermeras ni auxiliares como para que una se quedara con una mujer concreta o incluso en una sala de alumbramientos con seis o siete mujeres. Las madres que no contaron con una doula estuvieron, así pues, «solas» durante largos períodos de tiempo durante el parto.

Estas rutinas y restricciones habían quedado congeladas en el tiempo y seguían siendo evidentes cuando nuestros estudios se llevaron a cabo en Ciudad de Guatemala. Esto contrastaba marcadamente con las costumbres, con siglos de antigüedad, de los mayas, que vivían a tan sólo algunos kilómetros. Allí, una madre era apoyada por su propia madre, su suegra y una comadrona nativa durante el parto y el alumbramiento en su hogar, y era cuidada por su madre y su suegra durante las primeras semanas tras el parto. Nunca era separada de su familia, su hogar o su bebé. Una o más mujeres a las que conocía bien estaban con ella continuamente, independientemente de lo que durase el parto.

En el primer estudio llevado a cabo en Guatemala,[6] la duración promedio o media del parto de las mujeres del grupo sin doula fue de diecinueve horas, en contraste con las mujeres del grupo con doula, cuyo parto duró sólo nueve horas. La única diferencia en cuanto a los cuidados obstétricos entre los dos grupos de mujeres fue el apoyo continuo proporcionado al grupo con la doula.

En un segundo estudio,[7] el grupo de madres del grupo sin doula que recibió unos cuidados rutinarios tuvo unos partos con una duración media superior (15,5 horas en comparación con las 7,7 horas en el grupo con doula). Al igual que en el primer estudio, la presencia continua de la doula fue la única diferencia en cuanto a los procedimientos de cuidados. Se llevó a cabo un tercer estudio en el Jefferson Davis Hospital, un gran hospital público de Houston (Texas).[8] Escogimos este hospital porque era

---

6. Sosa, R.; Kennell, J. H.; Klaus, M. *et al.*: «The effect of a supportive companion on perinatal problems, length of labor, and mother interaction», *New England Journal of Medicine*, vol. 303, pp. 597-600 (1980).

7. Klaus, M.; Kennell, J. H.; Robertson, S. S. *et al.*: «Effects of social support during parturition on maternal and infant morbidity», *British Medical Journal*, vol. 293, pp. 585-587 (1986).

8. Kennell, J. H.; Klaus, M.; McGrath, S. K. *et al.*: «Continuous emotional support during labor in a U.S. hospital», *JAMA*, vol. 265, pp. 2197-2201 (1991).

público y los cuidados de las pacientes por parte de los médicos residentes no variaría entre una madre y otra. Es decir: no habría un enfoque distinto empleado por cada obstetra, como a veces sucede en el caso de los obstetras privados. Los residentes de este hospital debían seguir un protocolo y un plan de cuidados uniformes y emplear las mismas indicaciones en todos los casos para las cesáreas y los fármacos para aliviar el dolor y estimular el parto.

En este estudio, al igual que con los dos anteriores, se habló a madres primerizas sobre la investigación, y si estaban de acuerdo en participar en ella, se las distribuía, mediante una designación aleatoria (un sobre cerrado), en un grupo que contaría con el apoyo de una doula o en un grupo sin doula que recibiría cuidados rutinarios. En este hospital, un miembro de la familia o un amigo podía visitar brevemente a la mujer que estaba dando a luz si no había mucho ajetreo en la sala de partos.

Los cuidados obstétricos en este hospital estadounidense diferían del de Guatemala en muchos aspectos. El estudio (1984-1987) se llevó a cabo algunos años después que las investigaciones guatemaltecas (1978-1982), y las diferencias reflejaban la rápida diseminación a nivel nacional e internacional de la información sobre los procedimientos obstétricos y los subsiguientes cambios en los cuidados. Como sucedía en la mayoría de los hospitales estadounidenses en esa época, las pacientes quedaban confinadas en la cama, y se colocaba un monitor fetal electrónico en el abdomen de cada madre en cuanto era ingresada. Más adelante durante el parto, con cinco centímetros de dilatación cervical, las membranas de la madre se rompían artificialmente, de modo que el monitor pudiera aplicarse sobre cuero cabelludo del bebé, lo que proporcionaba una conexión más directa con el feto. En algunas situaciones se colocaba un catéter en el útero para medir la fuerza y la regularidad de las contracciones uterinas. Se usaba oxitocina frecuentemente para mejorar la potencia de las contracciones. El personal obstétrico esperaba que las madres siguieran un patrón o plan definido en cuanto a la dilatación del cérvix (aproximadamente un centímetro por hora). Si el parto no progresaba de acuerdo con este plan, los obstetras usaban medidas como la administración intravenosa de oxitocina para acelerar el parto. Cuando iniciamos nuestro estudio, las limitaciones de espacio en este hospital hicieron necesario que el personal solicitara a las mujeres sanas y sin complicaciones que tuvieran un trabajo de parto potente y activo y que tuvieran una dilatación cervical de cuatro o más centímetros antes de su ingreso en el hospital. Dadas las presiones para limitar los gastos hospitalarios, la mayoría de los hospitales estadounidenses tiene ahora unas políticas similares.

La duración media del parto para el grupo de 212 mujeres apoyadas por una doula fue de 7,4 horas, en contraste con las 9,4 horas para las 204 mujeres del grupo sin doula (*véase* la tabla 3). Los partos más breves de Houston en comparación con los de Guatemala probablemente estuvieran relacionados no sólo con una mayor dilatación cervical y unas etapas más avanzadas en el parto en el momento del ingreso, sino también con el hecho de que a muchas de las mujeres se les administró oxitocina.

Tabla 3

| | ESTUDIO DE HOUSTON | |
	Sin doula	Con doula
Duración del parto	9,4 horas	7,4 horas**
	**Diferencia muy significativa*	

A pesar de todos los métodos obstétricos modernos para acelerar el parto (que incluyen la ruptura artificial de las membranas, el aumento de la potencia de las contracciones con oxitocina y el uso de fórceps o el nacimiento mediante cesárea), las madres con los partos más cortos en nuestro estudio fueron, una vez más, aquellas que tuvieron una doula presente a lo largo de su alumbramiento.

PARTOS NATURALES POR VÍA VAGINAL

En el grupo sin doula de nuestro estudio de Houston, un pequeño número de mujeres (sólo 25 del total de 204 en ese grupo, o el 12 %) dieron a luz de forma natural (es decir, por vía vaginal, sin anestesia, oxitocina, fármacos ni fórceps), mientras que en el grupo con doula el número de mujeres que dieron a luz de forma natural fue sorprendentemente grande (116 de 212, o un 55 %). Es fascinante reflejar que la presencia de una mujer empática presente continuamente durante todo el parto dio como resultado una diferencia tan grande (*véase* la tabla 4).

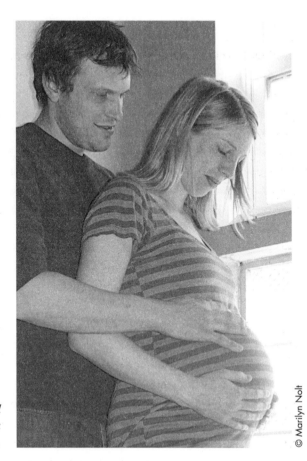

Respaldo por parte del compañero durante la primera fase del parto.

© Marilyn Nolt

Tabla 4

	Sin doula	Con doula
ESTUDIO DE HOUSTON		
Número de madres con parto vaginal natural	25	116**
Número total de madres	204	212
***Diferencia muy significativa**		

EL ALIVIO DEL DOLOR

Una segunda prueba aleatorizada controlada llevada a cabo en Houston comparó los efectos de tres métodos de gestión del dolor durante el parto.[9] Las madres de un grupo recibieron medicación con narcóticos, otro grupo el apoyo continuo de una doula y el tercer grupo analgesia epidural. El alivio del dolor reportado en una escala de dolor por parte de las madres veinticuatro horas después de dar a luz fue superior para aquellas que recibieron analgesia epidural e inferior para las que recibieron medicación con narcóticos. El grado de reducción del dolor indicado por las madres que contaron con apoyo continuo por parte de una doula no fue tan grande como el de las que recibieron analgesia epidural. Sin embargo, las madres del grupo con doula obtuvieron mejores resultados en otros sentidos que las que recibieron epidurales o narcóticos, incluyendo un índice de cesáreas muy inferior.

Este estudio tiene una relevancia especial porque, cuando las mujeres disponen de la ayuda y la habilidad de una doula para manejar el parto, y pese a poder elegir recibir una epidural, quizás su experiencia del dolor se tolere de forma distinta. Las mujeres hablan de sentirse empoderadas por su logro en el parto sin anestesia.

Los resultados para las madres del grupo con doula en comparación con los otros dos grupos mostraron menos alumbramientos con fórceps y extracciones con ventosa, y una menor necesidad de oxitocina para estimular el trabajo del parto. Las madres que contaron con el apoyo continuo de una doula tuvieron una duración media del parto más corta (7,8 horas) en comparación con las 9,9 horas del grupo que recibió analgesia epidural y las 9,5 horas del grupo que recibió narcóticos. Una vez más, hubo un índice de cesáreas sorprendentemente bajo en el grupo con doula (un 3,2 %, o cuatro de 126 madres), en comparación con el 11,6 % en el grupo que recibió narcóticos y el 16,8 % en el grupo al que se le administró analgesia epidural (*véase* la tabla 5).

El 33 % de las madres del grupo de la epidural, el 26 % de las madres del grupo de los narcóticos y sólo el 13 % de las madres del grupo con doula desarrollaron fiebre durante el parto (hablaremos de la implicación de esto más adelante en este capítulo). El 25 % de las madres del grupo al que se administró narcóticos pasaron a recibir una epidural, pero esto sólo sucedió en el 6 % de las madres del grupo con doula.

---

9. McGrath, S. K.; Kennell, J. H.; Suresh, M. *et al.*: «Doula support vs. epidural analgesia: Impact on cesarean rates», *Pediatric Research*, vol. 45, n.º 16A (1999).

Tabla 5

ESTUDIO DE HOUSTON			
Grupo asignado:	**Epidural**	**Narcótico**	**Doula**
	n = 150	n = 137	n = 126
Analgesia epidural*	87,5%	25%	6%
Nacimiento por cesárea	16,8%	11,6%	3,2%

De las mujeres a las que se asignó una epidural, el 12,5% no la aceptó.

Estos datos son especialmente interesantes y sugieren que las madres que contaron con una doula tuvieron una reducción significativa del dolor. Esto sucedió anteriormente en otro estudio en el que se distribuyó aleatoriamente a las madres en un grupo con doula, un grupo con observadora (una doula en la habitación que no habló ni tocó a la madre, pero que permaneció continuamente a su lado) o un grupo de control sin doula ni observadora. Recibieron un 7,8%, un 22,6% y un 55% de analgesia epidural, respectivamente. Así pues, las madres que dispusieron de una doula o una observadora eligieron menos epidurales para el dolor, mostrando aparentemente los efectos de una doula, además de los de una mujer compañera, sobre las molestias del parto. Cuando los dos estudios se llevaron a cabo en Guatemala, no hubo anestesiólogos preparados para administrar una analgesia epidural a las pacientes obstétricas (esto fue así hasta 1982 en la mayoría de los hospitales en Estados Unidos).

El uso de una doula también pareció afectar a la necesidad de oxitocina en un estudio anterior. La oxitocina proporciona una ayuda valiosa a algunas mujeres durante el parto. Sin embargo, hace que las contracciones se vuelvan más enérgicas y dolorosas, por lo que las madres que están manejando el parto bien sin ninguna medicación suelen encontrarse con que necesitan una epidural u otros fármacos para el dolor después de que se les haya administrado oxitocina.

En el segundo estudio, el 2% de las mujeres del grupo con doula necesitaron oxitocina en contraste con el 13% en el grupo sin doula. Como se enroló a un mayor número de madres en este estudio, esto supuso una diferencia estadísticamente significativa.

En el estudio de Houston, los porcentajes también fueron distintos. Al 44% de las mujeres del grupo sin doula se les administró oxitocina para incrementar las contracciones de su parto, mientras que sólo el 17 % de las mujeres del grupo con doula necesitaron de este medicamento (*véase* la tabla 6).

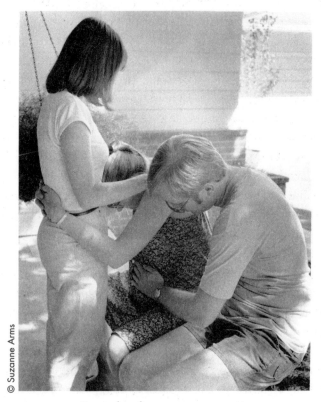

Sentándose durante una contracción.

Tabla 6

ESTUDIO DE HOUSTON		
416 mujeres		
	Sin doula	**Con doula**
Madres a las que se administró oxitocina	44 %	17 %**
**Diferencia muy significativa		

EL USO DE FÓRCEPS

El fórceps es un instrumento especial que fue desarrollado para proporcionar una forma segura de facilitar el paso de la cabeza del bebé por el canal del parto. En el pasado, algunos bebés sufrieron lesiones debido al uso del fórceps cuando su cabeza seguía en el canal del parto. La mayoría de estos desgraciados resultados fueron resultado del alumbramiento por parte de médicos cuya formación y experiencia eran insuficientes para desarrollar las habilidades y el juicio necesarios para usar el fórceps adecuadamente.

Nuestra experiencia en un centro obstétrico en el que se ha usado la anestesia espinal, caudal o epidural a lo largo de un período de casi cinco décadas nos ha permitido apreciar que el uso del fórceps bajo o «de salida» suele ser de ayuda especialmente cuando se ha usado anestesia. Cuando el fórceps bajo ha sido usado por obstetras bien formados y experimentados, el bebé no sufre daños. En la actualidad, el fórceps se usa en la mayoría de los hospitales y centros médicos, pero con mucha menor frecuencia que hace una década o dos.

En el estudio de Houston, el 8 % de las madres del grupo con doula tuvo un parto con fórceps, lo que fue una cifra significativamente inferior al 26 % en el grupo sin doula (*véase* la tabla 7). Fueron, todos ellos, alumbramientos con fórceps bajo. La mayor incidencia de partos con fórceps en el grupo sin doula se debió, en parte, al uso más frecuente de la anestesia epidural. Si la simple intervención del apoyo por parte de una doula puede reducir el uso de fórceps hasta este grado, debemos considerar favorablemente la influencia de una doula, consideremos seguro o no el parto con fórceps.

Tabla 7

ESTUDIO DE HOUSTON		
416 mujeres		
	Sin doula	**Con doula**
Partos con fórceps	26 %	8 %**
	**Diferencia muy significativa*	

CESÁREAS

Las estadísticas recopiladas lo largo de muchos años muestran que es más seguro para una madre sana dar a luz a su bebé a término por vía vaginal que mediante cesárea. Tanto la madre como el bebé se enfrentan a un menor riesgo de complicaciones graves con el parto por vía vaginal. Sin embargo, hay algunas razones médicas claramente definidas para un alumbramiento quirúrgico, como la desproporción entre la cabeza del bebé y el canal pélvico.

Durante varias décadas de mediados del siglo XX, una indicación de un buen servicio obstétrico era que el número de cesáreas no superara el 5 % de los partos totales. Sin embargo, tras un estudio detallado de los resultados cuando los bebés tenían una presentación podálica (venían con los pies por delante), los médicos proponían que el alumbramiento de esos bebés mediante cesárea era razonable. A la luz de esa conclusión y de algunas otras relativas a alumbramientos de alto riesgo y antes de llegar a término, los médicos anticiparon que la incidencia de alumbramientos por cesárea podría asentarse en alrededor de un 8 a un 9 %. Sin embargo, la incidencia de los partos por cesárea se disparó hasta niveles de entre un 25 y un 35 %, con algunos hospitales con cifras muy superiores a éstas. Después de un corto período de descenso, el patrón ha vuelto a aumentar. El índice de alumbramientos por cesárea en Estados Unidos fue del 33 % en 2008, el último año con registros completos. Este elevado índice es un asunto de provoca una gran preocupación a los médicos, a las mujeres en edad fértil y a sus familias, y a las compañías de seguros de salud.

Después de una cesárea, hay un aumento de todo tipo de problemas en las siguientes gestaciones, como una implantación anormal de la placenta en la pared del útero (p. ej. placenta previa o desprendimiento prematuro de la placenta). Otros problemas incluyen los embarazos ectópicos, los abortos espontáneos, el parto de un feto muerto sin que haya explicación y, en ocasiones, obstrucciones intestinales debido a adherencias. Entre los resultados de la propia intervención quirúrgica tenemos la infección de la herida, trombos en las piernas, un dolor continuo y lesiones en la vejiga. Hay un mayor riesgo de mortalidad materna con la cesárea electiva (no practicada por una emergencia) que asciende a 5,85 por cada 100 000 casos frente a 2,06 cada 100 000 casos si hablamos de los partos por vía vaginal.

Otra preocupación planteada por el creciente índice de cesáreas es que algunos bebés nacidos de esta forma en comparación con los nacidos por vía vaginal es más probable que necesiten ser ingresados en la unidad de cuidados intensivos neonatales por haber nacido antes de término y porque algunos sufren problemas respiratorios.[10] Hay un mayor índice de mortalidad infantil en los bebés nacidos por cesárea (1,7 por 1 000) frente a los nacidos por vía vaginal (0,68 por 1 000). Los bebés nacidos por vía vaginal se benefician de asimilar la flora intestinal de la madre y de tener todos sus órganos y sus sistemas inmunitario y hormonal activados gracias a un parto natural. Además, el coste de las cesáreas es de más de quince mil millones de dólares anuales en Estados Unidos.[11]

En nuestro segundo estudio en Guatemala, con un mayor número de madres participantes, las del grupo con doula tuvieron una incidencia del 7 % de cesáreas, en contraste con el 17 % de incidencia en el caso de las madres del grupo sin doula. Ésta fue una diferencia significativa.

Los hospitales de centros médicos universitarios, como la institución en la que llevamos a cabo nuestro estudio en Houston, frecuentemente tienen una menor incidencia de cesáreas. En este estudio realizado en Houston, las madres del grupo con doula tuvieron un índice de cesáreas del 8 % frente al 18 % en el grupo sin doula: una diferencia significativa (*véase* la tabla 8).

Tabla 8

ESTUDIO DE HOUSTON		
416 mujeres		
	Sin doula	**Con doula**
Nacimientos por cesárea	18 %	8 %*
	Diferencia significativa	

En Ciudad de Guatemala y en Houston, con un apoyo continuo durante el parto como parte integral de los cuidados, los índices de cesáreas fueron destacadamente similares: de un 7 % y un 8 %, respectivamente.

---

10. Hook, B.; Kiwi, R.; Amini, S. B., *et al.*: «Neonatal morbidity after elective repeat cesarean section and trial of labor», *Pediatrics*, vol. 100, n.º 3, pp. 348-353 (1997).
11. Klaus, M. y Klaus, P.: «Academy of breastfeeding medicine founder's lecture 2009: Maternity care re-evaluated», *Breastfeeding Medicine*, vol. 5, n.º 1 (2010).

Aparte de las indicaciones médicas claras para una cesárea, algunas madres escogen un alumbramiento por cesárea, ya que consideran que se trata de una experiencia del parto sin dolor. Otras mujeres se quedan extremadamente decepcionadas si necesitan una cesárea, ya que sienten que no han logrado dar a luz a su bebé de manera natural y de la forma en la que la mayoría de las mujeres manejan este importante evento en su vida. Las molestias y la fatiga en el postoperatorio cuando la madre está intentando satisfacer las urgentes exigencias del bebé recién nacido con respecto a sus cuidados y atenciones han dado lugar, frecuentemente, a reacciones depresivas en estas madres durante las primeras semanas tras el parto. El tiempo de recuperación de una madre que se ha visto sometida a una cesárea suele ser asunto de semanas, en contraste con los días tras un parto por vía vaginal.

Tabla 9

ESTUDIO DE HOUSTON		
416 mujeres		
	Sin doula	**Con doula**
Bebés mantenidos durante más de dos días en el hospital	24%	10%*
Diferencia significativa		

LA FIEBRE DE LA MADRE

Con la elevada calidad de los cuidados obstétricos y neonatales proporcionados a las madres sanas y a los bebés en un hospital universitario en Estados Unidos, no esperábamos que hubiera una diferencia en la salud de los bebés entre los dos grupos. En el hospital de Houston, los bebés nacidos a término eran, rutinariamente, dados de alta para ir a su hogar antes de las cuarenta y ocho horas de vida a no ser que surgiera un problema médico. Quedamos bastante sorprendidos al encontrar una diferencia en el número de bebés que tuvieron una estancia prolongada en el hospital. El 10% de los bebés del grupo con doula y el 24% de los recién nacidos del grupo sin doula permanecieron en el hospital (*véase* la tabla 9). La diferencia no estaba relacionada con la salud de la madre y no incluyó a los bebés que se habían quedado en el hospital cuando la madre fue sometida a una cesárea.

Cuando nos fijamos en las razones de que estos bebés estuvieran ingresados durante más tiempo, no encontramos diferencias reales en el estado de salud de los bebés de los dos grupos durante su estancia en el hospital. Después, tras examinar la trayectoria de estos bebés más detenidamente, encontramos que la principal razón de las diferencias entre los dos grupos fue que más madres del grupo sin doula habían desarrollado fiebre durante el parto. Esto se dio en un 10 % de las madres del grupo sin doula y en un 1 % de las madres del grupo con doula (*véase* la tabla 10).

Tabla 10

ESTUDIO DE HOUSTON		
	Sin doula	**Con doula**
Fiebre de la madre	10 %	1 %*
	Diferencia significativa	

Cuando una madre desarrolla fiebre durante el parto, los médicos reconocen que esto supone una advertencia de que el bebé podría sufrir una infección en el torrente sanguíneo grave y potencialmente mortal llamada septicemia (sepsis). Se trata de un acontecimiento poco común, pero como el riesgo por no tratar a un bebé con sepsis es elevado, y como el diagnóstico en el momento del nacimiento es difícil y los antibióticos de los que disponemos son eficaces, se suele considerar que los bebés de madres con fiebre tienen una sepsis y son tratados hasta que los cultivos arrojan un resultado negativo. Pese a que los bebés de madres con fiebre puedan tener un aspecto normal al nacer, se hacen cultivos de su sangre y su líquido cerebroespinal de inmediato y se les administra un tratamiento con antibiótico por vía intravenosa o intramuscular, hasta que se sabe cuál es su estado general y el resultado de los cultivos, generalmente al cabo de tres días. Como no disponemos de experiencia en cuanto al aspecto y el comportamiento de un recién nacido concreto, puede que la fiebre de la madre sea la única pista de una infección potencialmente fatal. Esperar hasta que aparezcan signos más claros de una infección equivale a poner en peligro la vida del bebé. Cuando estudiamos las posibles razones de la fiebre, vimos que era significativamente más probable que las madres que la tenían hubieran recibido anestesia epidural. Una explicación probable de esta elevada incidencia de fiebre de la madre en el grupo sin doula procede de investigaciones realizadas en Inglaterra.[12] Este estudio muestra que, cuando una madre recibe analgesia epidural durante el parto, su temperatura aumenta lenta pero constantemente. Si el parto dura lo suficiente, la temperatura alcanzará el nivel de una fiebre. Los partos largos y las epidurales eran más frecuentes en el grupo sin doula, por lo que las probabilidades de que las madres de ese grupo desarrollaran fiebre eran mayores.

Para los médicos es difícil estar seguros de si la fiebre de una madre concreta se debe a la analgesia epidural o a la sepsis del bebé. En otras palabras, lamentablemente, la asociación de la fiebre de la madre con la analgesia epidural no ayuda al obstetra o al pediatra a decidir si la fiebre de una madre concreta está causada por una infección o por la anestesia epidural. Sin embargo, la menor necesidad de alivio del dolor durante el parto cuando una doula proporciona apoyo reduciría la cantidad de epidurales y, por lo tanto, la cifra de mujeres que tienen fiebre y el número de bebés que deben ser examinados para ver si están enfermos.

LAS DOULAS PARA MADRES ADOLESCENTES

En Chicago se ha integrado a las doulas en tres programas distintos de apoyo a la comunidad a largo plazo centrados en las madres adolescentes gestantes.[13] El proyecto difería de otras pruebas con doulas en los siguientes aspectos: 1) la intervención empezó con las doulas trabajando con las madres jóvenes no más tarde del octavo mes de embarazo: 2) las doulas colaboraron con los trabajadores sociales para proporcionar un equipo de apoyo para las madres y los bebés; 3) se impartió educación prenatal a

---

12. Fusi, L.; Moresh, J. J. A.; Steer, P. J. *et al.*:, «Maternal pyrexia associated with the use of epidural analgesia in labor», *Lancet*, vol. 1, pp. 1250-1252 (1989).
13. Glink, P.: «The Chicago Doula Project: A collaborative effort in perinatal support for birthing teens», *Zero to Three*, vol. 18, pp. 44-50 (1998); Abramson, R.; Breedlove, G. K. y Isaacs, B.: *The Community-based Doula: Supporting Families Before, During, and After Childbirth*. Zero to Three, Washington D. C. (2006).

todas las participantes en el proyecto; 4) en el último mes de gestación, las madres tuvieron contacto semanal con la doula; 5) el apoyo por parte de la doula continuó desde antes del parto hasta durante el parto y el alumbramiento, además de hasta las entre seis y ocho semanas después el parto; y 6) la prueba terminó con la transición de la participante hacia el trabajador social. Un elemento clave es el programa de formación de las doulas, de cuatro meses de duración, que incluye el desarrollo de habilidades de escucha, la formación en el desarrollo infantil, las necesidades especiales de la adolescente embarazada, la educación exhaustiva para el parto y las habilidades de trabajo social (visitas y asistencia en el hogar). La prueba no fue aleatorizada.

La edad de las madres oscilaba entre los trece y los diecinueve años, con una media de 16,9 años; un 33,6 % eran afroamericanas, un 63,4 % hispanas y un 3 % blancas no hispanas. La tabla inferior compara los resultados de estos partos respaldados por una doula con los de adolescentes estadounidenses (*véase* la tabla 11).

Los estudios comportamentales posparto de este programa extenso con doulas reveló unas puntuaciones más elevadas en la interacción entre las madres y los bebés al compararlos con los programas con doulas de corta duración. El personal profesional cree que la selección de doulas entre mujeres que viven en la comunidad objetivo que recibieron cuatro meses de formación y supervisión es clave para el éxito del programa. El personal de la Chicago Health Connection (la institución organizadora) ha desarrollado guías de entrevistas para ayudar en la selección de las doulas.

El respaldo por parte de una doula sensible y empática de la misma comunidad étnica (y que empiece a finales de la gestación, durante las largas horas del parto y que luego continúe viendo a la madre adolescente durante entre seis y ocho semanas tras el parto) puede, en parte, «volver a proporcionar cuidados maternales a la madre», elevando su autoestima y su autoimagen. Cuanto más cuidemos de la madre durante este delicado período perinatal, más sensata y apropiadamente cuidará ella de su bebé. El programa se ha ampliado enormemente en los últimos diez años (*véase* la sección de recursos en el apéndice D).

Tabla 11

	Participante con doula	Adolescente estadounidense
COMPARACIÓN ENTRE LAS PARTICIPANTES EN EL PROYECTO DE DOULAS DE CHICAGO Y ADOLESCENTES ESTADOUNIDENSES		
Índice de cesáreas	8,1%	12,9%
Amamantamiento en el momento del alta	80%	45%
Amamantamiento a las seis semanas	60%	No disponible
Amamantamiento a los seis meses	22%	12,2%
Epidural	11,4%	50% (hispanas estadouniden- ses de zonas urbanas)
Cuidados prenatales inadecuados	10,5%	17,5%
Nacimientos prematuros	7%	12,7%
Bajo peso al nacimiento	6,6%	11,5%

LA ANESTESIA EPIDURAL REEXAMINADA

En 2002, recomendamos que, si era necesaria medicación para el dolor, se debía administrar una epidural después de que el cérvix de la madre alcanzara los seis centímetros durante el trabajo de parto activo. Hemos modificado esa recomendación después de los nuevos hallazgos sobre los efectos de una epidural en el bebé y la madre y animamos a las madres a usar métodos no médicos para el alivio del dolor.

La mayoría de los asesores en lo tocante a la lactancia cree que la analgesia epidural ralentiza la capacidad del bebé de empezar a mamar. Observan que el bebé toma el pezón en su boca pero que no empieza a mamar, y que puede que al amamantamiento normal le lleve unos días producirse con normalidad. Puede que el bebé experimente una sensación de adormecimiento en la boca debido a los fármacos de la inyección epidural. Muchas otras intervenciones que acompañan a la analgesia epidural, como la administración de fluidos por vía intravenosa, pueden provocar edemas (tumefacción) en el bebé y la madre, y también edema en el pecho de la madre, lo que se sumará a la dificultad de que el bebé se agarre al pecho.

El estudio sobre las epidurales realizado en Houston ilustrado en este capítulo mostraba los efectos valiosos del apoyo continuo por parte de una doula, que redujo significativamente la necesidad de epidurales. Las madres que contaron con el respaldo de una doula (con un empleo mucho menor de epidurales), fueron las que más incrementaron la lactancia materna (un 64 % en comparación con las madres que recibieron narcóticos, en las que esta cifra fue del 31 por 10, y las mujeres que recibieron una epidural, con un valor del 24,5 %).[14] Hacer que la lactancia materna se asiente puede ser un asunto delicado, y si el bebé tiene dificultades puede darse un ciclo negativo que resulte desalentador para la madre primeriza.

EL COMPORTAMIENTO DEL BEBÉ

Se producen algunos cambios comportamentales en el bebé como resultado de una epidural. Sarah Buckley, una médica australiana, condensó todos los resultados de los estudios de las analgesias epidurales desde 1981 hasta la actualidad, comparando a los bebés de madres no medicadas con los de madres que recibieron una epidural, y empleando la escala de valoración del comportamiento neonatal de Brazelton (EVCNB).[15]

En los bebés cuyas madres recibieron una epidural había más puntuaciones anómalas en la EVCNB a las veinticuatro horas de vida, con una cierta recuperación a los cinco días de vida. En el caso de muchos bebés, la irritabilidad, los temblores y los lloros duraron seis semanas. Algunas madres que habían recibido una epidural vieron que sus bebés recién nacidos se mostraron menos receptivos durante los primeros días, además de más irritables, más inconsolables y con una menor capacidad para seguir el rastro a objetos o autoaliviarse, como, por ejemplo apar-

---

14. McGrath, S. K.; Kennell, J. H.; Suresh, M., *et al.*, ibid.
15. Buckley, S. J.: *Gentle Birth, Gentle Mothering.* Celestial Arts, Berkeley, (2009); Murray, A. D.; Dolby, R. M.; Nation, D. B. y Thomas, D. B.: «Effects of epidural anesthesia on newborns and their mothers», *Child Development*, vol. 1, pp. 52, 71-82, 78 (marzo 1981).

tándose de ruidos fuertes o chupándose las manos. Describieron a sus bebés como menos adaptables, más intensos y con unos comportamientos más molestos.

Carol Marie Sepkoski observó un menor grado de atención y en la capacidad de orientarse y unas habilidades motoras menos maduras durante el primer mes de vida en el caso de los bebés de madres medicadas. Además, sus madres pasaron menos tiempo con ellos en el hospital. Estos hallazgos se relacionaron con la cantidad de medicación epidural (bupivacaína) usada.[16]

Deborah B. Rosenblatt comparó a 59 bebés de madres medicadas con 35 bebés de madres no medicadas y comprobó que, aunque hubo un cierto grado de recuperación a los tres días de vida, los bebés de madres que recibieron una epidural seguían llorando con más frecuencia en comparación con los bebés de madres no medicadas.

Esto persistió durante seis semanas. También detectó una mayor depresión de las capacidades visuales, lo que significa que los bebés no seguían bien objetos con la mirada y mostraron un menor nivel de atención desde el primer día hasta las seis semanas de vida.[17]

Cuando las madres hayan recibido una epidural, puede que los progenitores necesiten ayuda para reconocer estas reacciones y dar a sus bebés tiempo para recuperarse del parto y la medicación. Deben aprender a no preocuparse porque el bebé pueda estar en peligro.

CAMBIOS FISIOLÓGICOS CON UNA ANESTESIA EPIDURAL

Suele darse una ralentización del ritmo cardíaco (bradicardia) del feto entre treinta y cuarenta minutos al principio de la inyección epidural. Esto puede que reduzca la presión sanguínea del bebé, además de provocar hipoxia (un bajo aporte de oxígeno), ya que la circulación se ve reducida en el corazón.

16. Sepkoski, C. M., *et al.*: «The effects of maternal epidural anesthesia on neonatal behavior during the first month», *Developmental Medicine and Child Neurology*, vol. 34, n.º 12, pp. 1072-1080 (1992).
17. Rosenblatt, D. B., *et al.*: «The influence of maternal analgesia on neonatal behavior: II. Epidural bupivacaine», *British Journal of Obstetrics and Gynaecology*, vol. 88, pp. 407-413 (1981).

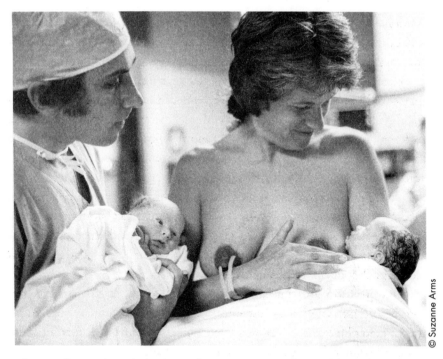

Los orgullosos padre y madre de gemelos treinta minutos después del alumbramiento.

Wibke Jonas especuló que los fármacos epidurales podían alterar el sistema de regulación de la temperatura del neonato. Observó una falta de elevación de la temperatura en los pies en los bebés de madres medicadas cuando eran amamantados, como suele suceder con los bebes nacidos de mujeres no medicadas en contacto piel con piel con la madre. Esto puede interferir en el sistema nervioso autónomo del bebé, quizás incluso provocando efectos hasta la edad adulta.[18]

Estos hallazgos relativos a los efectos sobre el neonato nos han causado mucha inquietud en relación con el uso creciente de las epidurales. Estamos preocupados, en particular, por los estudios que sugieren que las epidurales pueden tener unos efectos a largo plazo sobre el cerebro del bebé, que son evidentes durante un período prolongado tras el nacimiento. Los bebés muestran síntomas de irritabilidad y lloros, que pueden

18. Wibke, J.; Wiklund, I.; Nissen, E. *et al.*: «Newborn skin temperature two days postpartum during breastfeeding related to different labour ward practices», *Early Human Development,* vol. 83, pp. 55-62 (2007).

durar hasta seis semanas después de que el fármaco usado para la inyección epidural se haya excretado. Los efectos mencionados en relación con la lactancia materna también pueden tener unos impactos a largo plazo. Tal y como hemos dicho, la lactancia puede retrasarse entre dos y cinco días, y los bebés de madres medicadas tienen dificultades para agarrarse al pecho y dan muestras de estrés.

Recomendamos que las madres piensen seriamente en evitar las epidurales siempre que sea posible y que se lleven a cabo investigaciones adicionales hasta que se identifique la sustancia de la medicación que provoca los efectos y se compruebe que es segura para los bebés.

Otro problema que ya se ha mencionado es el incremento de la temperatura de la madre. Además, las inyecciones epidurales precoces pueden ralentizar el parto y provocar dificultades para que el feto adopte la presentación correcta.

A los autores de este libro les gustaría hacer hincapié en su preocupación por los síntomas enumerados anteriormente en relación con las epidurales que sugieren efectos sobre el sistema nervioso central del bebé. Como se sabe poco sobre los posibles efectos a más largo plazo de las epidurales, insistimos en el uso de alternativas no farmacológicas a los medicamentos para el alivio del dolor, tal y como se muestra en el capítulo 4.

Además de estas consideraciones médicas hay unos factores económicos claros. La reducción en el uso de la anestesia epidural entre un 5 y un 10 % desde el 80-90 % actual en algunos hospitales podría implicar un ahorro para los progenitores y las aseguradoras de alrededor de unos mil dólares por parto: un ahorro a nivel nacional, dado que cada año hay más de cuatro millones de nacimientos en Estados Unidos.

CONCLUSIÓN: POSIBILIDAD DE MEJORAR LA SEGURIDAD, LA COMODIDAD Y LA SATISFACCIÓN DE LA EXPERIENCIA DEL PARTO

Carol Sakala y Maureen Corry describen los resultados de una investigación sobre problemas de salud de las mujeres en 2008. Este estudio que hizo un seguimiento de 1 572 mujeres de entre dieciocho y cuarenta y cinco años que dieron a luz a un único bebé en un hospital estadounidense. Estas observaciones se llevaron a cabo en mujeres embarazadas y sus bebés desde la gestación hasta el posparto.[19] La mayoría de las mujeres gestantes están sanas y corren un bajo riesgo de sufrir complicaciones. Sin embargo, en la actualidad, los partos implican muchas intervenciones. Las participantes experimentaron numerosos procedimientos médicos, entre los que se incluían la monitorización fetal continua (76 %), la anestesia regional (76 %), la ruptura de membranas (65 %), la administración de oxitocina sintética (57 %) para inducir o acelerar el parto, el empujar forzadamente (75 %) y la presión fúndica (17 %). Otras intervenciones comunes incluían las cesáreas (32 %) y la episiotomía (25 % de los alumbramientos por vía vaginal). Junto con estas intervenciones, muchas mujeres reportaron síntomas de depresión (63 %) y de estrés postraumático (18 %).

A pesar de los resultados encontrados en este estudio, hay pruebas que muestran que el apoyo de una doula puede revertir el índice de cesáreas (que es de un 32 %) y puede reducir las inducciones del parto, las cesáreas por elección, el uso indiscriminado de epidurales y la aceleración del alumbramiento, retornando así a un parto normal que se inicia por sí mismo. El respaldo de una doula puede conseguir todo esto mediante el apoyo emocional y físico constante a la madre, la clara comprensión de los efectos perjudiciales de estas intervenciones cuando son innecesarias y un mayor conocimiento de la forma de mejorar y confiar en la capacidad natural para dar a luz.[20]

Estos hallazgos convincentes de las investigaciones sobre los muchos beneficios de los cuidados de una doula confirman nuestras conclusiones generales: el respaldo de una doula mejora el bienestar de las madres y los bebés, da lugar a menos intervenciones médicas en el proceso del parto y el alumbramiento y ahorra dinero. Estos hallazgos proporcionan un argumento sólido para la expansión de los servicios de las doulas. No todas las mujeres elegirán el apoyo de una doula en lugar de una analgesia epidural, pero a todas las parturientas se les debería proporcionar ayuda continua de una doula.[21]

---

19. Declercq, E. R.; Sakala, C.; Corry, M. P., *et al.*: «Listening to mothers II: Results of the second national U.S. survey of women's child-bearing experiences», Childbirth Connection, 2006. www.childbirthconnection.org/listeningtomothers (último acceso el 19 de noviembre, 2007).
20. Sakala, C.; Corry, M. P.: «Archiving the Institute of Medicine's six arms for improvement in maternity care», *Women's Health Issues*, vol. 18, pp. 75-78 (2008).
21. Klaus, M.; Kennell, J.; Berkowitz, G.; Klaus, P.: «Maternal assistance and support in

NUESTRAS RECOMENDACIONES

Ofrecemos una definición de un parto natural con las siguientes sugerencias: sin inducción; sin instrumentos; sin cesárea; sin anestesia general, espinal ni epidural; y sin episiotomías.[22] Recomendamos, además, permitir a las mujeres elegir dónde quieren dar a luz. Esto también implica proporcionar todo el apoyo necesario y comentar alternativas que se hayan mostrado efectivas antes de emplear un método médico o con instrumentos. Otro aspecto clave de nuestro enfoque con respecto al parto es la no interferencia con la pareja madre/bebé tras el nacimiento. Después de que le sequen, se coloca al bebé, piel con piel, sobre el pecho de la madre si así lo desea. No se practicará la succión con una perilla de goma a no ser que haya dificultades respiratorias o meconio (heces), para así no interferir en el bienestar del bebé mientras esté mamando.

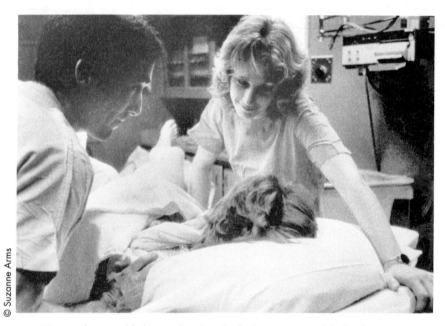

Una madre, respaldada por el padre y la doula, justo antes del alumbramiento
(un parto por vía vaginal tras un parto previo por cesárea).

---

labor. Father, nurse, midwife or doula?», *Clin Consult Obstet Gynecol*, vol. 4, pp. 211-217 (1992).

22. «Making normal birth a reality», *ORGYN On-line Magazine*, vol. 25. www.rcog.org.uk (último acceso el 14 de diciembre, 2007).

Resumiendo, recomendamos encarecidamente:

- Permitir que el parto empiece por su cuenta.
- Evitar cualquier intervención innecesaria, incluyendo las inducciones, las epidurales y las cesáreas.
- Proporcionar el apoyo continuo de una doula durante el parto y el alumbramiento.
- Ofrecer a las madres una variedad de métodos no médicos conocidos para el alivio del dolor, incluyendo la formación en la hipnosis, el masaje, los baños templados, los cambios de postura, etc.
- Evitar intervenciones que interfieran con las hormonas naturales del parto, especialmente con las tres hormonas que reducen el dolor (oxitocina, betaendorfina y dopamina mesocórtico-límbica), permitiendo así que la madre pase por el parto con una sensación de logro y satisfacción.
- Mantener a la madre y a su bebé juntos inmediatamente después del nacimiento siempre que sea posible.

Por encima de todo, es importante que los proveedores de cuidados sanitarios, las enfermeras, los médicos, las comadronas y las doulas muestren una actitud alegre, respetuosa y humana hacia cada nueva familia. Al generar un entorno de respaldo emocional ayudan a que se desarrolle el nuevo vínculo entre los progenitores y su bebé.

6

Beneficios a más largo plazo del apoyo por parte de una doula

«La madre es la única persona que puede presentarle adecuadamente el mundo al bebé. Ella sabe cómo hacer esto porque es la madre natural».

D. W. WINNICOTT
Los bebés y sus madres

E l período alrededor del parto parece ser un momento único en el que las madres están inusualmente abiertas al cambio. Es una fase del desarrollo formativa y tiene el potencial de generar un resultado positivo o negativo. Debido a la nueva sensibilidad física y emocional de la madre primeriza, los cuidados que ella y su bebé reciban durante esta época pueden tener un efecto beneficioso o perjudicial a largo plazo sobre el concepto que la madre tiene de sí misma, la relación con el padre, los cuidados de su hijo y la imagen que tiene de su bebé, y su propio bienestar emocional. Aunque el período del parto es un intervalo relativamente corto en la vida de una familia, también es una ocasión de estrés y necesidad elevados que no tiene vuelta atrás.

UN PERÍODO SENSIBLE

Nuevos datos de los que se dispone ponen de relieve, sólidamente, este período sensible en la vida de la madre durante el parto, el alumbramiento y los (varios) días siguientes. Durante este período especial, la madre, y posiblemente el padre, están muy abiertos a mejorar su comportamiento posterior con su bebé, dependiendo de los cuidados y atenciones y del entorno que les rodee.

Algunos estudios bien diseñados muestran que unas prácticas de cuidados humanos, sensibles e individualmente adecuados, como mantener a la madre y al bebé juntos tanto como sea posible desde el primer momento con su alojamiento en la misma habitación, el amamantamiento dentro de las dos primeras horas de vida[1] (con los bebés decidiendo cuándo toman su primera comida), la alimentación a libre voluntad, el con-

---

1. Kramer, M. S.; Chalmers, B.; Hodnett, E. D. *et al.*: «Promotion of breastfeeding intervention trial: A randomized trial in the republic of Belarus», *JAMA,* vol. 286, pp. 413-420 (2000).

tacto piel con piel entre la madre y el bebé,[2] y que el padre[3] sostenga al bebé entre sus brazos y aprenda cosas sobre él en este primer período, han generado cuatro beneficios importantes. Han resultado en una reducción del abandono en las maternidades,[4] unos menores índices de maltrato infantil,[5, 6] un mayor éxito con la lactancia materna durante todo el primer año de vida (incluyendo una mayor producción de leche materna) y más implicación del padre en los tres primeros meses de vida del bebé. Además, ayudar a los progenitores a descubrir las habilidades y las respuestas de su bebé recién nacido[7] y mostrarles cómo llevar al bebé en un portabebé de tela, pegado a su pecho, durante los primeros meses de vida, ha mejorado la interacción entre los progenitores y el bebé a los tres meses de vida, ha aumentado los índices de inmunización al año de vida, y ha dado como resultado una mayor incidencia de apego confiable a los trece meses de vida.[8]

El primer estudio sobre las doulas en Guatemala descrito en el capítulo anterior[9] proporcionó unas diferencias sutiles pero perceptibles en

2. Whitelaw, A.; Heisterkamp, E. G.; Sleath, K.: «Skin-to-skin contact for very low birth weight infants and their mothers: A randomized trial of "kangaroo care"», *Archives of Diseases of Childhood*, vol. 63, pp. 1377-1381 (1998).

3. Rôdholm, M.: Effects of father-infant postpartum contact on their interaction three months after birth. *Early Human Development*, vol. 5, pp. 79-85 (1981).

4. Lvoff, N. M.; Lvoff, V.; Klaus, M.: «Effect of the baby-friendly initiative on infant abandonment in a Russian hospital», *Arch Pediatr Adolesc Med*, vol. 154, pp. 474-477 (2000).

5. O'Conner, S.; Vietze, P. M.; Sherrod, K. B. *et al.*: «Reduced incidence of parenting inadequacy following rooming-in», *Pediatrics*, vol. 66, pp. 176-192 (1980).

6. Siegel, E.; Bauman, K. E.; Schaefer, E. S. *et al.*: «Hospital and home support during infancy: Impact on maternal attachment, child abuse, neglect, and health care utilization», *Pediatrics*, vol. 66, pp.183-190 (1980).

7. Gomes-Pedro, J. C.: «The effects of extended contact in the neonatal period on the behavior of a sample of Portuguese mothers and infants». En: Nugent, K. K.; Lester, B. M.; Brazelton, T. B. (eds.): *The Cultural Context of Infancy*, vol. I. Ablex, Norwood (Nueva Jersey), 1989.

8. Anisfeld, E.; Casper, V.; Nozyce, W.; Cunningham, N.: «Does infant carrying promote attachment? An experimental study of the effects of increased physical contact on the development of attachment», *Child Development*, vol. 61, pp. 1617-1627 (1990).

9. Sosa, R.; Kennell, J. H.; Klaus, M. H. *et al.*: «The effect of a supportive companion on perinatal problems, length of labor, and mother interaction», *N Engl J Med*, vol. 303, pp. 597-600 (1980).

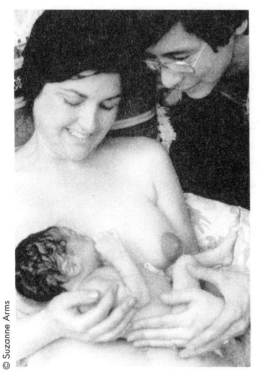
Primera inspección.

cómo las madres perciben a sus bebés o reaccionan ante ellos después de haber sido apoyadas emocionalmente o no durante el parto. Se observó, a través de un vidrio de visión unilateral, a dos grupos de mujeres guatemaltecas con sus bebés en una situación estandarizada durante los primeros veinticinco minutos tras abandonar la sala de partos. Los observadores desconocían los cuidados previos de las madres durante el parto. Las madres que habían sido respaldadas por una doula mostraron una interacción más afectuosa con sus bebés, con más sonrisas, conversaciones y caricias que en el caso de las madres que no dispusieron de una doula.

LOS EFECTOS SOBRE LA MADRE DESPUÉS DEL PARTO

Otro excelente ejemplo de los notables resultados que puede tener el apoyo de una doula durante el parto sobre las respuestas de la madre durante las primeras semanas de la vida del bebé puede verse en un estudio sobre las doulas que se llevó a cabo en Sudáfrica.[10] Las respuestas de las madres ilustran cómo los cuidados tempranos durante este delicado período tienen el potencial de modificar el comportamiento maternal

---

10. Hofmeyr, G. J.; Nikodem, V. C.; Wolman, W. *et al.*: «Companionship to modify the clinical birth environment: Effects on progress and perceptions of labour and breast-feeding», *Br J Obstet Gynecol*, vol. 98, pp. 756-764 (1991).

posterior. Justus Hofmeyr, Wendy Lynne Wolman, Beverley Chalmers y sus colegas de la Universidad de Witwatersrand, en Johannesburgo (Sudáfrica), estudiaron a 189 mujeres que iban a tener su primer bebé. Las pacientes eran mujeres indias de un entorno urbano que estaban familiarizadas con el hospital. Las doulas de esta investigación no tenían estudios médicos (su formación había durado un fin de semana), y se les pidió que permanecieran al lado de la mujer de parto y que usaran el contacto y la comunicación verbal centrándose en tres factores principales: la comodidad, el consuelo y los elogios.

Los resultados mostraron unos efectos favorables notables del apoyo constante durante el parto sobre la salud psicológica posterior de las mujeres y los bebés del grupo que contó con una doula en las siguientes áreas.

Los informes de las madres sobre el dolor a las veinticuatro horas

Los resultados de la entrevista el primer día del posparto indicaron que las madres del grupo con doula reportaron un menor dolor durante el parto y veinticuatro horas después del mismo. Los dos grupos de madres tuvieron unos niveles de ansiedad similares antes del parto, pero el grupo con doula tuvo unos niveles inferiores a las veinticuatro horas. Hubo menos madres ayudadas por doulas que consideraron que el trabajo de parto y el alumbramiento fueron difíciles, hubo menos que pensaron que había sido mucho peor de lo que habían imaginado, y hubo más que creyeron que habían sobrellevado bien esta experiencia.

Comportamiento con el bebé según el informe de la madre a las veinticuatro horas

Cuando se preguntó a las madres sobre sus experiencias con sus bebés, el grupo de las madres con doula pasó menos tiempo alejado de sus bebés. Estos resultados sugieren que el apoyo de una doula durante el parto tiene unos efectos similares a los del contacto entre la madre y el bebé inmediatamente después del nacimiento: ambos parecen incrementar el interés de la madre por su bebé y su interacción con el neonato.

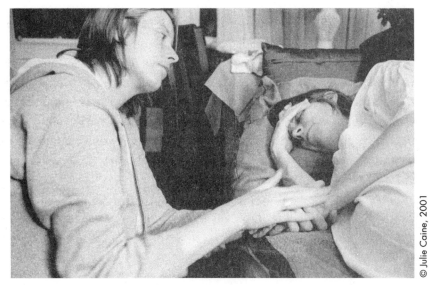

Una doula toca o sostiene a la madre durante buena parte del parto.

© Julie Caine, 2001

Tabla 1

ESTUDIO DE JOHANNESBURGO		
Conducta alimentaria a las seis semanas de vida	**Sin doula**	**Con doula**
Sólo amamantamiento	29 %	51 %**
Alimentación a libre demanda	47 %	81 %**
Nutrición con alimentos distintos a la leche	53 %	18 %**
Problemas de alimentación	63 %	16 %**
Número medio de días sólo con amamantamiento	24 días	32 días**
Nota: Modificado a partir de Wolman		
**Diferencias todas ellas muy significativas		

Informes de las madres sobre la conducta alimentaria y la salud de los bebés a las seis semanas de vida

Los informes aportados por las madres de los grupos con doula y sin doula seis semanas después del parto mostraron una incidencia significativamente mayor de lactancia materna y de alimentación del bebé a libre demanda en el grupo que contó con apoyo, y de proporcionar comida distinta a la leche en el grupo de control. Dichos estudios indican una diferencia sorprendente en la actitud y el comportamiento de las madres hacia sus bebés. Para las enfermeras, los pediatras y otros que se ocupan de la salud de los niños, es impresionante ver una marcada diferencia en la incidencia reportada de problemas de alimentación: un 16 % en el grupo con doula frente al 63 % en el grupo sin doula. Estos beneficios pueden ser muy importantes en términos de preocupaciones y de facturas médicas.

Tabla 2

ESTUDIO DE JOHANNESBURGO		
Problemas de salud de los bebés a las seis semanas de vida		
	Sin doula	**Con doula**
Vómitos	28 %	4 %**
Colitis o moqueo	69 %	39 %**
Tos	64 %	39 %**
Poco apetito	25 %	0 %**
***Diferencia muy significativa*		
Diarrea	33 %	19 %*
*Diferencia significativa *Nota: Modificado a partir de Wolman*		

La información dada por las madres de los grupos con doula y sin doula sobre la salud de sus bebés seis semanas después del parto aparece mencionada en la tabla 2. Estos resultados son sorprendentes. No hubo diferencias en los ingresos en el hospital ni razones para esperar tales diferencias entre los bebés, que fueron similares en todos los aspectos en el momento de su nacimiento. ¿Puede la presencia de una doula durante el parto reducir la ansiedad de la madre lo suficiente y le proporciona un incremento tal en su autoestima que considera que su bebé está más sano, o puede que la madre sin una doula desarrolle una opinión más negativa y deprimida de sí misma y de su bebé que la lleve a considerar que su hijo es más enfermizo? Ciertamente, parte de estas diferencias podría estar relacionada con la mayor incidencia, en el grupo con doula, de la lactancia materna, que se sabe que reduce las infecciones gastrointestinales y respiratorias. Cuando se preguntó a las madres sobre el tiempo que estuvieron alejadas de sus bebés a la semana y el número de días necesarios para desarrollar una relación hubo, de nuevo, diferencias significativas entre los dos grupos. Las madres del grupo con doula dijeron que habían pasado 1,7 horas por semana alejadas de sus bebés, en contraste con las madres sin doula, que estuvieron alejadas 6,6 horas. Las madres del grupo con doula dijeron que les llevó 2,9 días desarrollar una relación cercana con sus bebés en comparación con los 9,8 días para el otro grupo de madres[11] (*véase* la tabla 3).

Tabla 3

RESULTADOS DE ASPECTOS MATERNALES A LAS SEIS SEMANAS		
	Sin doula	**Con doula**
La madre trajo consigo al bebé a la visita posnatal	47 %	64 %*
La madre siempre agarra al bebé y lo toma entre sus brazos cuando llora	40 %	80 %**
Horas separada del bebé/semana	6,6	1,7*
*Diferencia significativa ***Diferencia muy significativa*		

Estos resultados sugieren que el respaldo durante el parto mejoró la disposición de las madres del grupo con doula a enamorarse de sus bebés, y que este vínculo hizo que estuvieran menos dispuestas a estar alejadas de sus hijos. Estos hallazgos encajan con las observaciones de la interacción entre la madre y su bebé después de que las madres abandonaran la sala de partos en el primer estudio hecho en Guatemala y los informes de las madres que disfrutaron de un contacto temprano y extra con sus bebés recién nacidos tras el alumbramiento.

El estado emocional de las madres

Hubo unas diferencias impresionantes en las puntuaciones medias en las pruebas psicológicas de las madres de los dos grupos. Las madres del grupo

---

11. Wolman, W. L., ibíd.

con doula mostraron, de forma significativa, una menor ansiedad, menos signos de depresión y un mayor nivel de autoestima.[12] Aunque estas mediciones no son suficientes para diagnosticar una depresión, estos resultados sugieren esa posibilidad. La depresión posparto afecta a la madre y a los que viven con ella, y especialmente al bebé. Si menos madres desarrollan este trastorno si cuentan con el apoyo de una doula, habrá grandes beneficios para las madres, sus bebés y el resto de los miembros de la familia. Las mujeres que se sienten mejor consigo mismas y sienten menos ansiedad generan un entorno más positivo para que sus bebés crezcan y se desarrollen.

Tabla 4

RESULTADO PSICOLÓGICO A LAS SEIS SEMANAS		
	Sin doula	**Con doula**
Ansiedad	40%	28%**
Autoestima	59%	74%**
Depresión	23%	10%**

**Diferencia muy significativa
Nota: Modificado a partir de Wolman

Las madres del grupo sin doula era más probable que buscaran consejo médico o tratamiento, lo que supone un hallazgo congruente con su estado emocional (más ansiedad, más depresión y una menor autoestima). Además, era mucho menos probable que llevaran a sus bebés con ellas a la visita clínica posnatal a las seis semanas. Esto encaja con los informes de las madres que contaron con el apoyo de una doula, que indicaban que pasaban significativamente más tiempo con sus bebés que las madres que no dispusieron de una doula. El grupo de madres que tuvo el respaldo de una doula casi siempre tomaba a sus bebés entre sus brazos cuando lloraban, mientras que el grupo sin doula tomaba a veces a los bebés entre sus brazos y a veces les dejaban llorar. El hecho de que un mayor número de madres que contaron con el apoyo de una doula en este estudio llevado a cabo en Sudáfrica estuvieran amamantando a sus hijos puede ser la causa de algunas de las diferencias.

---

12. Wolman, W. L., ibíd.

Relación con la pareja a las seis semanas

No hubo diferencias significativas entre los dos grupos en cuanto a la satisfacción que reportaron las mujeres con su pareja antes y durante el embarazo. Sin embargo, algún aspecto del apoyo por parte de una doula dio como resultado que las madres con doula reportaran un gran aumento en su satisfacción con su pareja desde el nacimiento del bebé y un mayor porcentaje de madres que reportaron que su relación fue mejor que en el grupo sin doula[13] (*véase* la tabla 5).

Tabla 5

SATISFACCIÓN CON LA PAREJA		
	Sin doula	**Con doula**
Antes del embarazo	63%	65%
Durante la gestación	48%	49%
Desde que el bebé nació	49%	85%**
Relación mejor justo después del nacimiento	30%	71%**

**Diferencia muy significativa
Nota: Modificado a partir de Wolman

Percepción del bebé a las seis semanas

A las seis semanas, las percepciones de las madres que contaron con el apoyo de una doula sobre sí mismas y con respecto a sus bebés fueron claramente más favorables. Wolman reportó que «las madres del grupo con apoyo fueron más positivas en todos los aspectos que implicaban a lo especial, la facilidad de trato, la belleza y la inteligencia de sus bebés». Un mayor porcentaje de las madres que contaron con el respaldo de una doula no sólo consideraron a sus bebés guapos, inteligentes y fáciles de tratar, sino que además creían que sus hijos lloraban menos que otros. Grace Manning-Orenstein[14] apuntó, en otro estudio, que las madres que

---

13. Wolman, W. L., ibíd.
14. Manning-Orenstein, G.: «A birth intervention: the therapeutic effects of doula support vs. Lamaze preparation on first-time mothers», *Alternative Therapies Health Med,* vol. 4, pp. 73-81 (1998).

tuvieron el respaldo de una doula reportaron que sus bebés eran menos quisquillosos en comparación con los informes procedentes de madres que dieron a luz sin una doula. De hecho, las madres que contaron con apoyo creían que sus bebés eran «mejores» al compararlos con un «bebé estándar», mientras que las madres que no tuvieron una doula percibían que sus bebés eran «ligeramente menos buenos que» o «no tan buenos como» un «bebé estándar». Wolman dijo que «las madres del grupo con apoyo también se percibieron como más cercanas a sus bebés y como que les manejaban y se comunicaban mejor con ellos que las madres del grupo de control». Un mayor porcentaje de las madres que contaron con el respaldo de una doula reportaron que estaban satisfechas de haber tenido a sus bebés, vieron que convertirse en madre era fácil y sintieron que podían cuidar de sus bebés mejor que nadie. En contraste, el grupo de madres sin doula percibieron que su adaptación a la maternidad había sido más difícil y sintieron que otros podían cuidar de sus bebés igual de bien que ellas (*véase* la tabla 6).

En otro estudio,[15] los resultados indicaron que «las madres que recibieron el apoyo de una doula también era más probable que sintieran que el parto tuvo un impacto muy positivo sobre sus sentimientos como mujeres y sobre su fortaleza corporal y su desempeño».

La interacción entre la madre y el bebé a los dos meses

En un estudio de 104 madres a lo largo de varios meses, mujeres sanas y normales que esperaban su primer bebé fueron asignadas aleatoriamente a un grupo con apoyo de una doula o a otro que recibió o narcóticos o analgesia epidural. Para evaluar la interacción posterior entre la madre y su bebé, los observadores fueron especialmente formados en cuanto a observaciones en el hogar. Los observadores no conocían la experiencia del parto de las madres. Cuando cada uno de los bebés cumplió los dos meses, se llevó a cabo una visita a su hogar para llevar a cabo una prueba del desarrollo del niño y para observar la interacción de la madre con su hijo.[16] La interacción se puntuó en una escala que iba de uno a siete basándose en el contacto físico de la madre, la atención visual y los compor-

15. Wolman, W. L., ibíd.
16. Landry, S. H.; McGrath, S. K.; Kennell, J. H. *et al.*: «The effects of doula support during labor on mother-infant interaction at 2 months» (abstract) *Pediatr Res*, vol. 43, n.º 13A (1998).

tamientos afectuosos con su bebé. La interacción de la madre con su hijo se valoró en cinco ocasiones durante la visita: 1) cuando el examinador entró en el hogar de la madre; 2) mientras se estaba organizando una prueba de desarrollo; 3) mientras se estaba valorando la prueba; 4) durante un amamantamiento; y 5) mientras la madre le cambiaba un pañal al bebé.

Tabla 6

PERCEPCIONES DE LA MADRE A LAS SEIS SEMANAS		
Percepción	**Grupo de control**	**Grupo apoyado por una doula**
Del bebé		
Llora menos que otros	17%	55%**
Especial	71%	91%**
Fácil de manejar	27%	65%**
Listo	47%	78%**
Hermoso	67%	89%**
Considera al bebé una persona independiente y sociable a las seis semanas	80%	100%**
De sí misma		
Se siente cercana al bebé	80%	97%**
Feliz de tener a su bebé	65%	97%**
Manejándolo bien	65%	91%**
Se comunica bien	68%	91%**
Convertirse en madre fue fácil	11%	45%**
Puede cuidar del bebé mejor que ninguna otra persona	31%	72%**

**Diferencia muy significativa de $p < 0,01$ en pruebas de una cola, de Wolman

No hubo diferencias significativas en las pruebas de desarrollo en los tres grupos de bebés. Sin embargo, la interacción entre la madre y su bebé mostraron unas diferencias interesantes y significativas. La puntuación de

sensibilizada de la forma que estoy describiendo podrá sentir que se pone en el lugar de su bebé y así satisfacer sus necesidades». Señaló que, en este estado mental, la madre tiene una sensibilidad enormemente incrementada de las necesidades de su bebé. Para desarrollar y mantener este estado, una madre necesita apoyo, cariño y un entorno protegido.

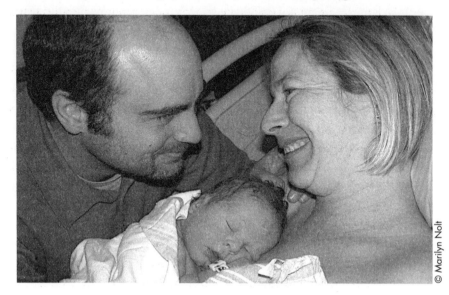

Regocijándose mientras acogen a su bebé recién nacido.

ESTABLECIMIENTO DE VÍNCULOS ENTRE LOS PROGENITORES Y SU BEBÉ

El camino hacia un apego seguro empieza muy pronto en la vida de un bebé e implica un vínculo temprano entre el progenitor y el bebé. El establecimiento de lazos hace referencia a la implicación emocional de los progenitores con su hijo. Éste es un proceso que se desarrolla y crece con unas experiencias importantes y placenteras repetidas. Los progenitores sienten que este vínculo o conexión emocional con su bebé consiste en más que un mero interés en alimentar o cuidar de su hijo. Consiste en preocuparse (sentir que se está en el lugar del bebé), percibir y responder a las necesidades físicas y emocionales de su hijo. Cuando los padres tienen un buen vínculo, el bebé se ve poderosamente influido por su implicación emocional. Los efectos aparentes del apoyo de la doula a la madre (hacerla más receptiva, atenta y sensible a las necesidades singulares del bebé) es muy posible que potencien el apego a largo plazo del bebé con sus progenitores).

Dos prácticas humanas de toda la vida, el contacto temprano de la madre y su bebé y el alejamiento del niño en la misma habitación (generalmente con amamantamiento), y el apoyo emocional continuo durante el parto, que se abandonó a mediados del siglo pasado pero que se ha retomado en las últimas décadas, tienen unos efectos similares sobre el comportamiento maternal. Si estas prácticas antiguas pueden proporcionarse a todas las madres, predecimos que habrá un mayor porcentaje de niños de un año firmemente apegados que la estimación actual del 60-65 %. Otras prácticas de toda la vida como la lactancia materna y llevar al bebé pegado el cuerpo del cuidador durante el primer año de vida y compartir la misma cama con él incrementarían el contacto y la interacción entre la madre y el bebé y podrían incrementar todavía más el número de niños con unos vínculos firmes.

7

El parto con una doula

«Sabía que ella estaba ahí, y simplemente se integró en la acción,
susurrándome al oído, recordándome en cada momento
lo fuerte que era y que podía hacerlo».

UNA MADRE PRIMERIZA HABLANDO DE SU DOULA

UN PARTO EN UN HOSPITAL CON UNA DOULA

Para dejar claro el papel de una doula en la vida real, hicimos un seguimiento del parto y el alumbramiento de dos parejas que esperaban su primer bebé. La primera pareja (Lydia y Dan), encontraron beneficiosa la ayuda de la doula en su parto en el hospital, mientras que la segunda pareja (Kay y Bob), contrataron a una doula para que les ayudara en un parto asistido por una matrona en su hogar. Cada una de ellas compartió el relato de su parto en las siguientes entrevistas.

Entre dos y tres meses antes del nacimiento de su primer hijo, Lydia y Dan empezaron a plantearse contratar a una doula. Lydia, de treinta y tres años, es asistente administrativa en una gran compañía, y Dan, de treinta y seis años, es ingeniero electrónico. Ambos estaban encantados con tener un bebé y expusieron su experiencia en detalle.

Al principio tuvieron una diferencia de opiniones con respecto a tener una doula. Dan no estaba seguro de ver los beneficios de tener a una tercera persona, y decía: «El inconveniente estaba en mi cabeza, ya que pensaba que una doula restaría a la experiencia íntima de tener a este bebé por nuestra cuenta: sólo nosotros y el bebé. Me parecía una interferencia».

Lydia consideraba este asunto de forma distinta. Estaba preocupada por la posibilidad del dolor. No consideraba el parto como una experiencia íntima, sino más bien como «algo que posiblemente sería bastante doloroso, y que una debía hacer todo lo posible para hacer que fuera mejor».

Al mes siguiente, Lydia vio cómo la decisión de Dan cambiaba cuando, durante una clase de preparación para el parto, vieron una película que mostraba los diez últimos minutos del alumbramiento de cinco o seis madres. Lydia dijo después que a los dos les pareció una experiencia muy intensa. «Vi cómo su mente se preguntaba si quizás sería de más ayuda tener a alguien ahí, porque parecía una cosa bastante difícil de hacer».

Dan empezó a considerar el parto como una experiencia potencialmente muy dolorosa para Lydia, y pensó que una doula «podría hacer las cosas un poco más fáciles al disponer de más seguridad. Podía hacer que toda la experiencia durase menos y de esta forma se experimentaría menos dolor».

Cuando Dan supo que el médico llegaba sólo en la última hora, más o menos, que la enfermera se estaría ocupando de dos o más pacientes y que, como consecuencia de ello, les dejarían solos frecuentemente, ambos coincidieron entonces en que una doula era una buena idea.

Después de entrevistar a tres doulas, escogieron a Mary Frances, una doula experimentada de cincuenta y pocos años. Sintieron que era cariñosa, empática, amable y amistosa. Tenía un hijo y había prestado su asistencia en un gran número de partos, lo que hizo que Lydia se sintiese más cómoda.

La doula acordó visitarles cuatro veces durante los dos meses que faltaban para la fecha prevista para el parto para conocer qué expectativas tenían y para comentar varios aspectos del parto y el alumbramiento con el que quizás los progenitores primerizos no estuviesen familiarizados. Esto les permitió hablar en mayor detalle con su obstetra. El mayor problema era que Lydia quería intentar tener un parto no medicado, pero que si se decidía por una epidural durante el parto no quería ninguna discusión al respecto. En estos debates, Mary Frances reconoció que Lydia era «una persona fuerte. Me sentí muy confiada con que iba a estar bien y que podría hacer que, en cualquier caso, sus necesidades se conociesen».

En la primera reunión, la doula charló sobre los planes y deseos generales de la pareja. En la siguiente visita hizo una demostración de técnicas de visualización y relajación. En la tercera visita les mostró a Lydia y a Dan una serie de posturas para el parto que podrían ser útiles durante el mismo. Durante la cuarta visita fueron a hacer un recorrido por el hospital juntos. Mary Frances también le presentó a la pareja su doula sustituta. Mary Frances grabó una secuencia de relajación progresiva y visualización del parto y le pidió a Lydia que la escuchase varias veces. Mary Frances usaría muchas de esas frases durante el parto, lo que activaría muchas de las sugestiones que ya se habían producido a un nivel inconsciente.

Durante una de las visitas, Lydia tuvo muchas preguntas sobre el parto para la doula. Esto se produjo cerca del momento del parto, y Lydia se estaba sintiendo especialmente cansada. Quería saber qué tipo de cosas podría hacer la doula si sentía dolor. Dan estaba interesado en la percepción de la doula sobre lo que podría suceder durante todo el parto. Lydia señaló que para ella era de mucha ayuda hablar con una mujer experimentada sobre algunas de sus preocupaciones. Lydia, Dan y la doula se beneficiaron de estas visitas, y cada uno de ellos aprendió cosas sobre los otros. La doula señaló: «Me gustan estas vistas prenatales de verdad. Logras conocer a la pareja y entonces puedes desarrollar algo de confianza».

La doula hizo planes para llegar al hogar de Lydia y Dan al principio del parto. Lydia también mencionó que su hermana Lynne, a la que se sentía muy ligada, asistiría al parto. Sin embargo, Lydia estaba preocupada por la posibilidad de que su hermana se pusiera muy ansiosa durante los momentos de estrés. Lydia le dijo a su hermana que si se ponía demasiado ansiosa durante el parto tendría que marcharse.

El parto empezó dos semanas después de la última visita, muy cerca de la fecha esperada, a las 05:30 h, con la ruptura de las membranas (rotura de aguas). Dan y Lydia, que estaban emocionados, llamaron a Lynne a las 06:00 h, ya que querían pillarla en casa antes de que saliese hacia su trabajo. Lynne condujo hasta la casa de su hermana al cabo de un rato.

Lydia se dio una larga ducha relajante, y entonces, ella y Dan tomaron un buen y abundante desayuno, «porque he oído que tienes que mantenerte fuerte». Cronometraron las contracciones, que estaban volviéndose más potentes. Hablaron con Mary Frances, la doula, a las 7:30 h, que les dijo que llamaran a la médico. Ésta les dijo que fueran al hospital cuando las contracciones fueran entre cada tres y cinco minutos y duraran un cierto tiempo. Al cabo de media hora llegó el momento. Telefonearon rápidamente a la doula, ya que no quedaba tiempo para que llegara a su casa. Cuando llegaron al hospital, la doula les estaba esperando.

Dorothy, la enfermera, le tomó la presión sanguínea a Lydia, le hizo muchas preguntas y comprobó su dilatación cervical. Lydia apuntó: «Dijo que tenía un borramiento del 100 %[1] y una dilatación de tres centíme-

---

1. El borramiento es el adelgazamiento del cérvix expresado en forma de un porcentaje de su grosor completo. Al 100 %, está completamente alisado. *(N. del T.)*.

tros. Pensé que estábamos bastante avanzados. Sabía que tenía que llegar a los diez centímetros, pero pensé que tres centímetros era una cifra bastante buena con la que llegar.

»Dorothy, la enfermera, empezó a formularme preguntas mientras estaba teniendo una contracción. Recordé, de mis clases para el parto, que si alguien está hablando mientras estás teniendo una contracción, el padre debería decir: "Está teniendo una contracción. ¿Podrías esperar, por favor?". Él no abrió la boca ante eso, así que dije: "Estoy teniendo una contracción. Te responderé cuando haya terminado".

»Me repitió la pregunta. Había ignorado lo que le había dicho, lo que me preocupó. Era una persona sensata (daba buenas recomendaciones) y a veces intentaba ser amable, pero debía estar resentida, porque cuando entramos nada más llegar y vio a mi hermana Lynne, dijo: "¡Vaya, tienes a Mary Frances y también a tu hermana!", como si esta otra persona fuese o fuera a ser una carga extra para ella. No podía creer que tuviésemos a tres personas, pese a que este hospital había dicho que no había problema alguno y mi médico había dicho que le parecía bien. Pensé que el hospital debía poder gestionar que una pareja estuviese acompañada de más personas.

»Dorothy dijo entonces: "Puede que necesites una epidural. Es tu primer bebé: va a ser un parto largo. Quiero que veas al anestesista". Le mencioné que me habían puesto una epidural para una operación de rodilla y que sabía lo que era. Me dijo: "Pero quiero que tengas una experiencia agradable". Escuchar esto me resultó algo extraño.

»Me pareció que todo estaba progresando muy rápidamente, y no le encontré ningún sentido. Pensé que, si podíamos pasar sin la epidural, ¿por qué no? Puedo tolerar mucho dolor. Sólo es un día. Vale la pena. Mary Frances, la doula, estaba en la habitación, y estaba observando y siendo alentadora. Todos estaban ahí».

El recuerdo de Mary Frances de este período añade una perspectiva similar:

«Nunca tuve la sensación de que la enfermera estuviera de verdad acompañando a Lydia. Cuando la enfermera entró, tenía una lista de preguntas y un formulario que rellenar. Llegado un punto, Lydia empezó a tener una contracción y le indicó a la enfermera que esperara. Estaba fijándome en la enfermera, que simplemente estaba impaciente ("Pongámonos a ello"). Pensé: "Vaya, esto no tiene buen aspecto".

»No considero que yo tenga que intervenir si la comunicación está funcionado. Necesito quedarme fuera porque, si no, estoy quitándole su poder a la madre si me meto.

»La enfermera la examinó en ese momento y su dilatación era de tres centímetros. Entonces la enfermera salió de la habitación. En las primeras etapas, las enfermeras están principalmente fuera de la habitación, y ésta es una de las razones por las cuales creo que es necesaria una asistenta para el parto en un hospital».

Mary Frances señaló que muchas enfermeras son mucho más alentadoras, pero las presiones en los hospitales pueden hacer difícil que permanezcan detallistas.

Desde las 09:30 h hasta las 11:00 h, Lydia informó de que se sentía más cómoda caminando por la habitación o sentada en la ducha. Dan principalmente la acompañó mientras caminaba. Lydia dijo que respirar durante las contracciones con la doula fue la herramienta más poderosa, ya estuviera caminando o en la ducha. Cuando estaba tumbada en la cama, se cambiaba de lado frecuentemente y continuaba con la respiración con Mary Frances. «En ese momento, la doula me resultó muy útil. Sentí que ella estaba muy tranquila, y sentí que quería mirarle a la cara y que quería respirar con ella. Alrededor de las 11:00 h, la doula se dio cuenta de que las piernas me estaban temblando y que tenía la piel sonrojada. Me sugirió que podría estar mucho más avanzada en mi transición».

Cuando la enfermera entró para hacer comprobaciones a las 11:00 h, Mary Frances recuerda claramente lo que sucedió a continuación.

«La enfermera procedió a decirle lo genial que lo estaba haciendo. "Estás realmente controlando tu respiración. Lo estás haciendo de maravilla"; y entonces se detuvo durante un minuto y dijo: "Pero en realidad no tienes por qué experimentar todo este dolor si no quieres". Yo pensé que qué narices era eso.

»Y ella dijo: "Sabes que podemos ponerte una epidural y que no tendrá ningún efecto sobre ti ni sobre tu bebé".

»Le dije a un anestesista amigo mío que una enfermera había dicho esto, y se quedó preocupado, ya que eso no es verdad. Estaba irritada porque Lydia estaba sintiendo mucho dolor y estaba controlándolo, pero estaba ahí. Que te pusieran una zanahoria así delante de la cara: ¡Que no tienes por qué sentir ese dolor y que no va a afectarte a ti ni a tu bebé!. Lydia le dijo a la enfermera: "Lo que me gustaría hacer sería tener un parto no medicado".

Fue como si la enfermera no lo hubiera oído. Ella dijo: "Simplemente me gustaría que hablases con el anestesista", y salió a buscarle».

La doula apuntó:

«Es más fácil para las enfermeras si la madre recibe la epidural y además está monitorizada, y entonces lo observan todo desde su puesto. No todas las enfermeras recomiendan una epidural de esta manera. No creo que las que lo hacen comprendan de verdad lo que le están quitando a la madre.

»Lydia dijo que hablaría con el anestesista si la enfermera quería que lo hiciera, pero, una vez más, dijo: "Me gustaría de verdad tener un parto no medicado". Pensé en que Dios la bendijera, por ser capaz de expresar eso frente a todo ese dolor y esa mujer.

»La enfermera regresó quince minutos después para examinar a Lydia y vio que estaba en transición, con una dilatación de ocho centímetros, habiendo hecho un gran progreso. El anestesista entró, pero no insistió con la epidural. Le dijo a Lydia: "Es decisión tuya". Le habló de los posibles efectos secundarios. Le mencionó que la necesidad de empujar podía verse reducida».

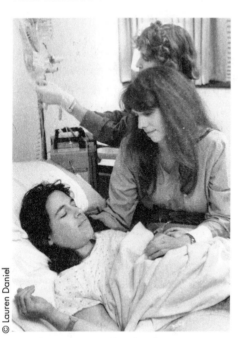

La doula emplea un apoyo reconfortante para ayudar a la madre a relajarse.

La doula recuerda ofrecerle su apoyo a Lydia con cualquier decisión que tome. Mary Frances dijo: «Quería que supiera que lo estaba haciendo genial, lo estaba haciendo muy bien».

La doula señaló que Dan y Lynne fueron útiles. «Dan nunca abandonó la habitación», recuerda Lydia. «Tenía una buena expresión en el rostro que me hacía sentir bien. También era de ayuda cuando me agarraba la mano o la pierna. Mi hermana fue realmente útil cuando estaba empujando y también necesité que me agarrara la pierna». En la fase de empujar, desde ese momento hasta el nacimiento del bebé, Lydia alternó entre dos posturas: o poniéndose en cuclillas y sosteniéndose sujetándose a una barra o apoyándose contra la cama con Mary Frances a su lado ayudándola a respirar, y con Dan y Lynne sujetándole las piernas para que pudiera apretar contra ellos. La médica estaba ahora presente, examinando y animando. Recuerdan que fue un verdadero trabajo en equipo.

Lydia lo describió así:

«Durante la fase de empujar, Lynne y Dan entraron, en cierto punto, en acción y empezaron a ayudar, y sentí que estaban siendo más eficaces. Estábamos intentando averiguar cuál era la mejor forma de progresar con los pujos o empujones. Trajeron un espejo. Los tres, especialmente Dan y Lynne, estaban muy emocionados. Cuando finalmente lo vi en el espejo, pensé que era lento. Pensé que iba a ir más rápido que eso. Era muy duro. Era muy difícil y doloroso.

»Sentí que les estaba dirigiendo, diciéndoles: "Aquí viene de nuevo". Entonces venían y me elevaban las piernas. Estábamos como charlando entre las contracciones. No estaban muy distanciadas. Nada de medicamentos. Tenía un poco de agua. Mary Frances me limpiaba la frente de vez en cuando.

»Me gustaba mi equipo. Eran geniales. Después creo que todos nos sentimos como un equipo: que hicimos un gran trabajo, que todos habían desempeñado un papel importante, un buen rol. Me sentí bien con Mary Frances.

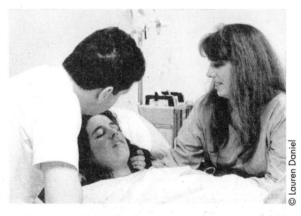

El padre y la doula trabajan juntos para mantener a la madre tranquila durante una contracción potente.

»Todos comentaban, de algún modo, lo buenos que eran los pujos: "Oh, lo estás haciendo genial, Sigue así". Siempre se mostraron muy alentadores, porque creo, en parte, que habíamos hablado de que queríamos que siempre hubiera pensamientos alentadores circulando. "Las cosas están yendo bien". "Ese ha sido un buen pujo": repitiendo estas cosas una y otra vez. "Puedes ver

© Lauren Daniel

la cabeza coronando. Mira el cabello". Así, generalmente, tenía una buena evaluación de cómo iban mis pujos, pero llegado un cierto momento, escuchándoles, no podía decir si yo era eficaz o no.

»Pensé que si me levantaba de esta silla de parto y empezaba a marcharme, estas personas no me dejarían irme. Le dije a Dan: "Quiero irme a casa". En ese momento, la médico me dijo: "Dame la mano". Me tomó la mano y la puso sobre la cabeza del bebé. Podía sentir cómo la cabeza de mi hija estaba saliendo, pese a no estar completamente fuera. La médico dijo: "Una de mis leyes es que si puedes tocarlo puedes empujarlo para que salga"».

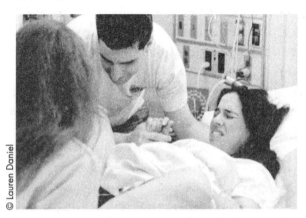

La madre está empujando, apoyada por su marido y la doula.

Lydia continuó: «El nacimiento del bebé sólo llevó otro cinco u ocho minutos. A las 13:45 h nació una bebé sana de 3,855 kg. Durante todo este tiempo la doula nunca se apartó de mi lado. Me limpió la frente. Fue ella la que se dio cuenta de cómo me estaba sintiendo. Lynne y Dan estaban más interesados en el bebé. La médico siguió marchándose y volviendo, ya que tenía otros dos partos ese día. La doula estaba más preocupada por el aspecto que tenía, si tenía calor; le preocupaba que se ocuparan de mí rápidamente, independientemente de lo que pidiese. Cuidó de mí».

Al día siguiente, la doula acudió al hospital para visitar a Lydia y a Dan. Juntos repasaron cómo había ido el parto y el alumbramiento. Lydia apuntó: «Mary Frances dijo que hice un buen trabajo, que era muy fuerte. No estaba segura de haber hecho un buen trabajo. No me sentía mal al respecto, pero ella confirmó que había hecho un buen trabajo. Fue algo así como increíble lo bien que fue todo. Pienso que la doula evitó que me administraran medicación. Mantuvo mi determinación firme. Es difícil decir si aceleró el parto o no, pero, ciertamente, me hizo sentir más cómoda».

En ese momento, Dan añadió: «Fue una buena experiencia. Pude estar más relajado porque me vi descargado de parte de la presión. Necesitábamos a esa persona extra para ayudar a Lydia física y emocionalmente, ya que las enfermeras no proporcionaban esa ayuda. La presencia de la doula fue crucial para la atmósfera, ya que la enfermera era muy pesimista».

UN PARTO EN CASA CON UNA DOULA

Kay y Bob habían hecho planes para un parto en casa y habían contratado a una doula, además de a una comadrona. Cuando las contracciones de Kay empezaron, ella y Bob pasaron el día llevando a cabo algunas tareas del hogar planeadas en su casa. Una consulta a la comadrona confirmó que Kay estaba de parto. Kay recuerda, de algún modo, banalizar el hecho de que estaba de parto y preocuparse por si no podía dilatar. Sus propias palabras son las que mejor describen sus pensamientos y su experiencia temprana del parto.

«Sea como fuere, después de una comida tardía y maravillosa en un restaurante, nos fuimos a casa, y las contracciones eran suaves: un pequeño espectáculo sangriento, pero nada importante (de hecho, pensé que nunca iba a dilatar), lo que era algo completamente irracional, pero es sorprendente los poderosas que pueden ser las sugestiones negativas, y escuché decir algunas veces a mi hermana mayor que ella "no había dilatado" con ninguno de sus hijos, y después un comentario de pasada que mi madre había hecho algunos días antes del parto se me metió en la cabeza. Expresé que estaba preocupada de que, por alguna razón, mi parto fuera como el de mi hermana y que ni siquiera pudiera entrar en el trabajo de parto, a lo que ella contestó: "Puede que no entres. Yo nunca lo hice. Necesité pitocina para cada uno de mis partos". Ella pretendía ser alentadora, pero creo que debemos tener cuidado de verdad con las cosas que les decimos a las mujeres embarazadas. Hay muchas cosas sutiles y evidentes que pueden ser muy desalentadoras. Este comentario informal unido a una imagen que me estaba haciendo en la cabeza me hizo negar mi propio progreso al principio del parto: de hecho, creo que lo banalicé todo hasta las 00:30 h, cuando estaba dilatada nueve centímetros y con unas contracciones salvajes. En realidad, no me creí que estaba de parto hasta que prácticamente había acabado.

163

»Por lo tanto, con una negación férrea, nos preparamos para acostarnos, y dormité unas dos horas. Las cosas se intensificaron de verdad alrededor de las 02:30 h. Desperté a Bob y nos dirigimos a la ducha, donde me quedé hasta las 04:00 h, cuando llamamos a nuestra comadrona y luego a la doula. Nuestra matrona nos escuchó durante algunas contracciones y nos dijo que a volviésemos a telefonear, pero yo quería llamar a Deb (la doula) de inmediato, porque las cosas se estaban intensificando. Por lo tanto, alrededor de las 05:00 h, llamamos a nuestra doula. Llegó hacia las 06:15 h y me encontró con el trabajo de parto en el baño (entrando y saliendo de la ducha, en cuclillas), apoyada contra el inodoro (simplemente arreglándomelas). Tenerla ahí supuso un gran alivio. Kara, la comadrona, llegó más o menos a la misma hora, por lo que nos sentimos, de inmediato, en buenas manos».

Al preguntar sobre la decisión de parir en casa, Bob explicó: «Aunque mucha de mi concentración y mi energía estaban centradas en ocuparme del parto, fue agradable no tener que preocuparnos por crear "nuestro" entorno en un lugar extraño. Estábamos en nuestro propio hogar y, por lo tanto, contábamos con todos los beneficios tranquilizadores que acompañan al hecho de estar en casa».

Kay describió su experiencia durante el parto:

«Fue muy distinto a cómo lo había imaginado. Pensé que me mostraría mucho más sociable: más comunicativa con la gente que había a mi alrededor, pero tal y como sucedió, una vez que se inició mi parto, me volví completamente hacia mi interior, costándome comunicarme durante cada contracción. Gracias a Dios, las contracciones empezaban y acababan cada pocos minutos, y había algún descanso. Estaba más concentrada en conseguirlo de lo que había imaginado. Estar en casa eliminó incontables distracciones y preocupaciones de inmediato: nada de papeles que firmar, procedimientos innecesarios, nuevos rostros a los que enfrentarse. Todo era familiar, por lo que pude zambullirme y enfrentarme a lo que tenía que hacer para llegar al lugar en el que tenía que estar para dar a luz.

»Resultó que, de algún modo, para mí el dolor era muy aislante: desde alrededor de las 03:00 h (y di a luz a las 07:30 h), mis contracciones eran cada entre un minuto y medio y dos minutos y cada una de ellas me dejaba, ciertamente, sin aliento. Era todo lo que podía hacer para anunciar, de algún modo, a mi marido, mi doula o mi comadrona (quienquiera que estuviera ahí) el inicio de una contracción, y luego simplemente me concentraba en seguirle el ritmo. Me llevaba toda mi energía tumbarme o cerrar los ojos, escuchar o inclinarme y mecerme. Pasé la mayor parte del tiempo del parto en la ducha (caliente), con mi esposo, comadrona o doula a mi lado para ayudarme con cada contracción. Necesitaba encontrarme en un entorno tranquilo y oscuro sin absolutamente ninguna distracción. Es difícil imaginar pasar por todo esto en una habitación de hospital atestada con un millón de distracciones.

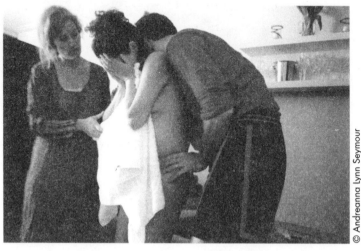

La madre cierra los ojos para mantener la concentración, mientras que el padre le alivia el dolor de espalda comprimiéndole la cadera, y la doula sigue sujetándola.

»Me siento afortunada de haber podido estar en casa y de haber tenido a Griffin. Acabó siendo un parto difícil y le llevó mucho tiempo colocarse en la posición en la que pudiera descender y nacer. Era bastante grande (4,65 kilos) y permaneció bastante alto en mi pelvis hasta muy tarde, pero las contracciones nunca aflojaron. Alrededor de la 01:00 h, estaba sin conseguir casi ningún descanso, y nunca sentí muchas de las sensaciones que estaba esperando sentir, como la necesidad de empujar. Y así, me pareció que, en cierto modo, estaba navegando sin una brújula. Como resultado de ello, necesitaba realmente *cada ápice* de apoyo de cada persona que tenía a mi lado. Necesitaba que una comadrona valiente y experimentada tomara decisiones "médicas" complejas y que permaneciera centrada en la salud y la seguridad de Griffin y la mía. Necesitaba una tranquilización positiva constante y prácticamente una actitud "cándida" por parte de nuestra doula durante todas y cada una de las contracciones, y necesitaba el apoyo físico y el cariño de mi esposo. Como eran un equipo, todos ellos dando el 100 % de su papel singular (cada uno de ellos haciéndolo lo mejor posible) y apoyándose un poco los unos en los otros, todo parecía estar funcionando. No estoy segura de cómo hubiera evolucionado todo en un hospital en el que el personal proveedor de cuidados médicos tiene demasiadas personas de las que cuidar y muchos papeles distintos que cubrir.

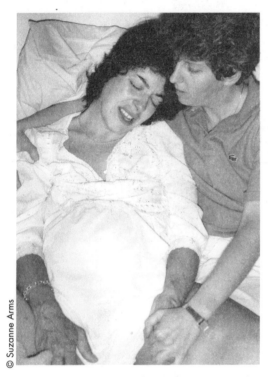

© Suzanne Arms

La doula proporciona a esta madre un fuerte respaldo hacia finales del trabajo de parto.

»Sin lugar a dudas, lo mejor de estar en casa fue permanecer al lado de nuestro bebé desde el momento de su nacimiento y tomar nuestras propias decisiones. Fue realmente genial tenerle con nosotros desde el mismo segundo en que nació, y durante su primera hora, día, mes y ahora año ha estado a nuestro lado. Y, por ejemplo, algunas cosas tan sencillas como el primer baño. Imagino que pensé que le bañaríamos el primer día, pero de hecho esperamos hasta que pasó una semana, más o menos, o incluso un poco más, porque era lo que nos pareció bien. Y darle de comer es otra historia completamente distinta. Pudo acomodarse, agarrarse al pecho y mamar desde el primer momento, y creo que tener contacto con nosotros, piel con piel con los dos durante esos primeros días en casa, tranquilos y simplemente estando juntos, y disponer de acceso constante a mi pecho, minimizó las distracciones para él y maximizó nuestras posibilidades de empezar con buen pie. Estoy muy agradecida y sigo llena de una sensación de admiración y asombro ante mi propio poder, la fortaleza y la absoluta pericia de las personas que me ayudaron y simplemente la fascinación por todo ello».

Bob explicó los retos tal y como él los vio: «Sabía que ella estaba experimentando un gran dolor y que yo no podía hacerlo desaparecer. Tenía que aceptarlo y simplemente centrarme en usar las técnicas que habíamos aprendido en clase para ayudar a gestionar las contracciones. Es duro ver que la persona a la que amas siente dolor. Lo que resultó de ayuda fue el apoyo de nuestra comadrona y nuestra doula, la confianza que tenía en su capacidad y la determinación de ceñirnos a nuestro plan. Puede que lo que más me ayudara fuera sentir la

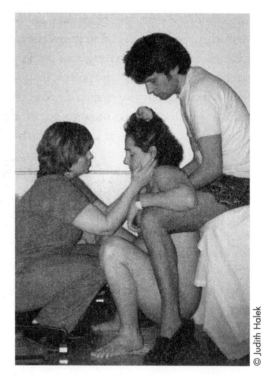

© Judith Halek

La madre es sostenida por su esposo mientras está en cuclillas (la postura colgante), preparándose para el alumbramiento.

increíble fuerza que mostraba Kay. Estábamos en esto juntos. Era *nuestro* bebé. Creo que, física y emocionalmente, nos necesitábamos el uno al otro para llevar esto a cabo. Mientras, por supuesto, Kay sobrellevaba las contracciones y daba a luz al bebé, creo que mi apoyo y el de la doula le ayudó a mantenerse concentrada, motivada y resiliente».

Kay pasó por un período de diez horas de contracciones intensas, pero con muy poco «progreso». Le preguntamos a Bob cómo ayudó la doula durante esta fase. «El período en el que no hubo progreso fue, quizás, la parte más desafiante para mí. Nuestra doula fue muy fortalecedora, sugiriendo multitud de técnicas (la postura colgante, la doble compresión de la cadera, la bañera, subir escaleras, la ducha) con las que probar. Esto no sólo resultó útil para gestionar las contracciones, sino que también nos distrajo de centrarnos en el reloj y en la falta de progreso. Fue extremadamente tranquilizador saber que no estábamos solos para resolver los problemas. Sé que por muy útil y atento que me mostrara con Kay, fue reconfortante para mí escuchar las palabras calmadas y los consejos de otra persona, especialmente de alguien experto y con formación en el proceso de dar a luz». «Lo mejor que hizo durante ese tiempo fue estar con nosotros», añadió Kay.

«Cuando llegó, yo estaba tan concentrada que ni siquiera pude mirar hacia arriba, pero sabía que ella estaba ahí, y simplemente se metió de lleno en la acción, susurrándome al oído, recordándome cada vez lo fuerte que era y que sencillamente podía hacerlo. Y nuestra doula siguió probando cosas nuevas: parecía disponer de un conjunto interminable de cosas que probar, y eso fue de ayuda. Nos ayudaba avanzar con ideas y aportes positivos.

»Cada contracción pareció borrar las anteriores, y sentí como si volviera a empezar de cero, como si volvieran a llevarme a la línea de salida, pero sus ánimos constantes hicieron posible que pudiera reunir el valor para controlar la contracción y luego dejarla pasar. No podía ver, de un minuto al siguiente, lo que necesitaba, por lo que el hecho de que ella estuviera ahí y disponible para lo que fuera que surgiera fue muy tranquilizador. Y en varios momentos, recuerdo notar una sensación de alivio al saber que mi esposo y mi comadrona también podían apoyarse en ella en caso de que se estuvieran desanimando, cansándose o por no tener respuestas. Eso me ayudó a liberar mi energía para centrarme en mi trabajo».

Le preguntamos a Kay y Bob si, echando la vista atrás, tenían alguna reserva sobre contratar a una doula: «Al abordar este parto», dijo Bob, «me sentí con confianza en nuestra base de conocimientos y nuestra fortaleza interior para llevar a cabo este trabajo. También sabía que estaría implicado muy activamente y que tendría que mostrarme muy alentador con Kay. Imaginamos que disponer de una doula no sólo iba a complementar el apoyo que Kay estaba recibiendo de mí y de la comadrona, sino que también iba a proporcionarme un enorme respaldo en mis esfuerzos. En conclusión, tener una doula no minó mi papel como esposo y padre durante todo el proceso. Lo mejoró. Para mí, el parto no consistía en excluir, sino en incluir. Es una herramienta útil que ayuda a la madre y al padre, ¿así que, por que no usarla?».

«En mi cabeza no», dijo Kay. «Había visto las estadísticas y sentí que independientemente de dónde decidiera dar a luz contrataría a una doula, pero especialmente en casa, donde de verdad quieres maximizar la seguridad. Hicimos un gran esfuerzo para prepararnos para cada posible escenario, y sabía, en mi interior, que disponer de una doula y de todos esos beneficios era una parte vital; pero, en mi yo más íntimo no estaba segura de cómo se desarrollaría todo. ¿Quién lo haría? ¿Me inhibiría ella? ¿Sería ella tan fuerte como lo necesitaba? Contratamos a una doula, una mujer maravillosa con un gran historial de experiencia, y luego cambiamos durante la última semana. Fue algo de intuición para mí. Necesitaba saber que la doula que escogiéramos tuviera experiencia e imágenes que fueran similares a mi idea (o mi ideal) de lo que "debería" ser o "podría" ser. Necesitaba saber que ella sentía con todo su ser aquello por lo que yo estaba luchando, que era como tener una guía/mentora o algo así; y por muy trillado que pueda sonar, a medida que la fecha del parto se acercaba y estaba reuniendo las cosas para el nacimiento y empezaba a darme cuenta de que iba a suceder, sentí la fuerte intuición de que necesitaba "cuidados maternales": no a mi madre (a la que adoro), sino cuidados maternales en un sentido distinto y más global. Sentí la necesidad de alguien algo mayor y muy experimentada. Resultó que la doula a la que habíamos contratado tenía mi idea y en muchos sentidos era como mi igual. Llegado un cierto momento, estaba escribiendo frente al ordenador y supe a quién necesitaba y me puse en contacto con ella. Afortunadamente, todas las doulas saben que lo principal es satisfacer las necesidades de una mujer embarazada/ de parto, y no se hirieron los sentimientos de nadie».

Como Kay fue atendida por una doula y una comadrona, le preguntamos a ella y a Bob si estos papeles se superpusieron. «Sólo en el sentido de que ambas poseían extensos conocimientos sobre el proceso del parto», dijo Bob. «Mientras la matrona era la responsable de gestionar el parto desde una perspectiva médica, sentí que nuestra doula hizo un gran trabajo siguiendo sus indicaciones y llenando los huecos del respaldo. El nacimiento de Griffin fue una especie de sinfonía. Muchos expertos, talento, esfuerzo, amor y tiempo. Cada uno de ellos era una parte de un movimiento misterioso perfecto.

»Mientras sostenía una linterna para iluminar la cabeza de Griffin, que ya estaba coronando, sigo pudiendo oír la voz suave y optimista diciéndonos que lo estaba haciendo, que él estaba ahí, a punto de nacer. También recuerdo claramente cómo ella nos recomendaba a Kay y a mí extender el brazo y sentir la cabeza de Griffin por primera vez».

Preguntamos qué papel desempeñó la doula después del nacimiento. «Ella y la comadrona lo limpiaron todo y nos hicieron fotografías», dijo

Kay. «Eso fue realmente genial. Todo lo que tuvimos que hacer es acurrucarnos y acoger a nuestro bebé. Tras unos cuarenta y cinco minutos después de su nacimiento, llegaron sus abuelas, su abuelo y su tío, y estábamos arropados en la cama para recibir a todos, y luego nos abrazamos a nuestro hijo para pasar la primera noche juntos. Fue sorprendente despertarnos con un apartamento limpio como los chorros del oro y con sólo algunos signos sutiles de los impresionantes eventos del parto todavía visibles».

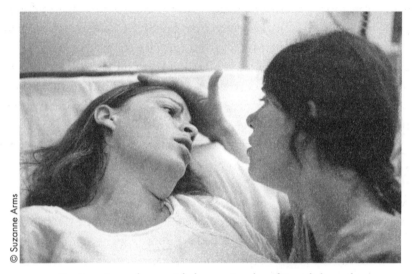

En sintonía con las necesidades emocionales y físicas de la madre.

Unos quince minutos después del nacimiento de Griffin, mientras Kay se estaba duchando, Bob le sostuvo entre sus brazos, piel con piel. «Agradecí disponer de ese tiempo a solas y sin interrupciones con él para "presentarme"», dijo Bob. «Sé que él oía mi voz mientras estaba en el útero, pero sentí que era importante tenerle tumbado sobre mí sintiendo mi piel, captando mi olor, notando el latido de mi corazón. Eso proporcionó el inicio de nuestro propio vínculo juntos».

La doula que asistió el parto del hijo de Kay y Bob se dejó caer para una visita posparto. Les preguntamos qué tal había ido: «Recuerdo dos cosas realmente importantes que hizo la doula», dijo Kay. «Una es que trajo comida e insistió en que ni siquiera le preparáramos su té. Se puso manos a la obra y lo organizó todo. Y luego nos transmitió la idea, una y otra vez, de que simplemente debíamos estar en la cama con nuestro bebé, permitiendo que nuestros familiares y amigos nos hicieran la colada, nos prepararan las comidas, etc., y nos sugirió que hiciéramos una lista de tareas e indicaciones sencillas para cualquiera que se ofreciera a echar una mano. Esto supuso un apoyo realmente bueno, porque nuestra cultura nos hace sentir que debemos ocuparnos de nuestras visitas, pero en realidad ellas quieren estar contigo y con tu bebé, y en verdad tú también quieres eso, por lo que nos resultó de ayuda dejar que los demás nos ayudaran. La otra cosa que hizo fue redactar un relato del parto para nosotros, y eso nos ayudó de verdad a dar un paso adelante para salir de la "niebla del parto". Lo que quiero decir es que reunió horas, fechas y cifras para ayudarnos a recrear el parto en términos de días y tiempo. Imagino que lo más importante que hizo fue seguir reiterando lo fuertes que éramos y el gran honor que había sido para ella formar parte de este momento de nuestra vida. Eso nos hizo sentirnos realmente genial».

La doula usó algunas técnicas útiles durante el largo parto de Kay. Les pedimos a Kay y Bob que las describieran.

La postura colgante

«Cuando la contracción empezaba», dijo Kay, «sentía una oleada de pánico ("¿Qué hago?"), por lo que necesitaba a alguien muy cerca de mi para sostenerme. Podía simplemente recostarme entre los brazos de Bob y permitir que todos mis músculos y mi mente se relajaran, facilitando que mi útero hiciera todo el trabajo. Todo era muy intuitivo, y estaba muy agradecida de tener a gente a mi alrededor que sabía qué hacer y que podía ayudar». «Primero experimentamos con la postura colgante», añadió Bob, «conmigo de pie sosteniendo a Kay. Durante las clases para el parto, me di cuenta de que el peso y la postura dificultarían aguantarla durante mucho tiempo.

»No tuvimos en cuenta que la adrenalina entraría en acción y que me proporcionaría la fuerza adicional para sostenerla durante las contracciones horas y horas».

La ducha

«Pasamos mucho tiempo ahí», dijo Bob. «A mí así me lo pareció, porque se convirtió en nuestro lugar de reclusión cuando simplemente necesitábamos estar unidos y confiar el uno en el otro y estimularnos mutuamente. Normalmente nos dejaban solos mientras estábamos en la ducha. Pese a que deseábamos una experiencia abierta e inclusiva, fue agradable saber que podíamos apartarnos de los demás cuando lo deseáramos. Fue precioso y privado».

La doble compresión de la cadera

«Desde un punto de vista del respaldo», dijo Bob, «era gratificante saber que esta técnica estaba siendo, claramente de ayuda. Debido a sus exigencias físicas, también me ayudó a conectar con la extenuante experiencia de las contracciones. Fue lo mismo con la postura colgante». «La intensa presión que ejercían sobre mi cadera fue muy útil», dijo Kay. «En primer lugar, me hizo sentir menos sola, como si alguien estuviera justo ahí conmigo, realizando un mismo esfuerzo. Además, realmente redujo el dolor en un grado importante con el que podía apañarme».

8

El verdadero papel de un padre

«He corrido varios maratones, he practicado mucho excursionismo con una mochila pesada y he trabajado durante cuarenta horas seguidas en una guardia, pero pasar por el parto con mi mujer fue más extenuante y agotador que cualquiera de estas otras experiencias. Nunca lo podríamos haber hecho sin la doula. Ella fue crucial para nosotros».

UN PADRE

Para los padres primerizos, la unidad de partos y alumbramientos de un hospital es un lugar extraño con olores, vistas y sonidos raros, que incluyen los lloros de mujeres que están pariendo. Lo que es todavía más estresante son los cambios que se dan en las madres, las personas a las que más quieren: el dolor obvio, la ansiedad, ruidos inusuales y secreciones de fluidos nunca vistas. Los cambios en el aspecto de las mujeres de parto pueden ser extremadamente angustiantes para los padres primerizos, al igual que pueden serlo los cambios, a veces espectaculares, en el comportamiento de las mujeres, que se vuelven, alternativamente, agobiadas, exigentes, desesperadas e incluso hostiles. Los padres también se enfrentan al dilema sobre qué hacer y dónde quedarse, cuánto tocar y qué tipo de contacto ofrecer, y cuánto afecto solícito mostrar frente a los desconocidos. El estrés se ve aumentado por los sentimientos del padre de una responsabilidad directa por la angustia de la madre y la responsabilidad añadida, en algunos casos, de tomar decisiones importantes sobre los cuidados médicos durante el parto.

A partir de la información disponible y de nuestra propia experiencia, creemos que en la actualidad se espera demasiado de los hombres durante el parto. Los padres no pueden ser objetivos, ya que hay demasiado en juego. Hay ilusión y emoción mezcladas con preocupación y ansiedad por el peligro potencial y lo desconocido. Independientemente de la experiencia que pueda tener un padre con los partos, no puede permanecer lo suficientemente distanciado emocionalmente para satisfacer sus propias necesidades y las de la madre en estos intensos momentos. Al sugerir el apoyo de una doula, nuestra intención no es subestimar el papel del padre, sino mejorarlo, para así liberarle para estar con la madre. Con la doula presente, el padre nunca queda solo como la única persona responsable de cuidar de la madre de parto. Este ingrediente vital (el apoyo de una mujer experimentada) se ha perdido en los cuidados obstétricos actuales.

El padre necesita estar presente: la madre necesita saber que él está ahí, que está con ella, cariñoso, preocupado, atento y asumiendo responsabilidades por su bebé recién nacido. Su presencia es importante para la conexión emocional de la pareja y para su relación mutua y con el bebé. El reconocimiento y la validación del derecho y la necesidad del padre de estar presente en el nacimiento de su hijo no sólo son compatibles, sino que también se ven mejorados por la presencia de una doula.

LOS PADRES EN EL PARTO

Aunque la mayoría de los partos en Estados Unidos pasó de los hogares a los hospitales hacia finales de la década de 1930, no fue hasta la de 1970 cuando la mayoría de los hospitales permitieron que los padres estuvieran presentes durante el parto. En 1973, sólo un 27% de las mujeres que dieron a luz en un hospital estadounidense estuvieron acompañadas por el padre del bebé, y llegado 1983, el 79% dispuso de este acompañamiento.

Pese a que se ha permitido a los padres acceder a la sala de partos y alumbramientos, no siempre se les ha dado la bienvenida abiertamente. Frecuentemente, este cambio en la política hospitalaria ha venido dictado por presiones del marketing, para mantener o incrementar el número de partos. Este cambio de política, atribuido al interés actual por unas salas de partos centradas en la familia, frecuentemente ha hablado sólo de boquilla con respecto a la presencia del padre. Los obstetras y las enfermeras muestran un amplio rango de niveles de comodidad con los padres durante el parto: desde la aceptación fácil hasta la tolerancia a regañadientes. Durante cualquier parto, un padre puede ser recibido con calidez y aceptado por algunos proveedores de cuidados sanitarios y prácticamente rechazado por otros. Para complicar el papel del padre como fuente constante de respaldo emocional para la madre, tenemos la práctica rutinaria de algunos miembros del personal médico de pedirle al padre que salga de la sala cada vez que va a llevarse a cabo una intervención médica, como un examen vaginal o al inicio de una epidural: justo cuando puede que la madre necesite más a alguien.

Además de los distintos grados de aceptación del padre por parte del obstetra y el personal del hospital tenemos variaciones en la propia capacidad del padre de ser alentador, además de en el deseo de la madre de que sea su principal apoyo emocional. Recurriendo a las pruebas contundentes ahora disponibles de quince pruebas aleatorizadas distintas en las que las doulas fueron las compañeras alentadoras, podemos comparar el comportamiento y el tipo de respaldo de las doulas y los padres. ¿Se preocupan el padre y la doula por la madre de una forma similar durante el parto? ¿Hay una diferencia en sus papeles o hay una diferencia entre el tipo de apoyo que necesita una parturienta o por parte de otra mujer y el que necesita por parte de un hombre? ¿Se están abordando las necesidades de cada progenitor en el parto y el alumbramiento? ¿Se está empujando a los padres hacia una situación en la que no se sienten cómodos? ¿Están siendo excluidos de momentos importantes?

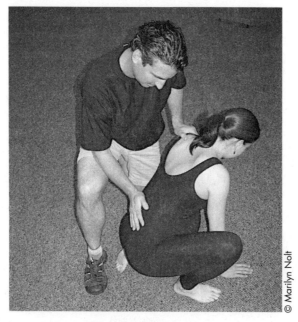

Padre ayudando con la contrapresión mientras
la madre está en cuclillas.

Los puntos de vista actuales sobre el papel ideal de los padres varían enormemente: desde padres como meros observadores hasta padres como sustitutos de un personal ocupado, como «asesores» o como responsables reales con respecto al proceso del parto. Por ejemplo, algunos médicos se dirigen al padre e ignoran a la madre al comentar lo que está sucediendo y al tomar decisiones sobre qué intervención llevar a cabo a continuación. En otras situaciones, algunos padres ansiosos se toman la prerrogativa de ir al puesto de las enfermeras y pedir a una de ellas que realice una intervención concreta, como proporcionar un fármaco para el dolor lo antes posible. A veces, los padres y el personal médico no se comunican con claridad. Puede surgir una confusión cuando, por ejemplo, un obstetra le dice a un padre: «Creo que posiblemente deberíamos administrar una epidural». El padre puede interpretar esta afirmación como una pregunta, mientras que, de hecho, el obstetra acaba de tomar la decisión de administrar una epidural. El otro lado del espectro es que un pequeño número de proveedores de cuidados sanitarios consideran que todos los padres estorban. Lamentablemente, algunos padres también se creen esta descripción.

LAS DOULAS Y LOS PADRES: DOS PAPELES DISTINTOS

Para ayudar a comprender y comparar los papeles de la doula y del padre durante el parto, hemos observado detenidamente y grabado sus comportamientos durante las primeras y las últimas fases del parto. La información se recopiló en dos estudios: en uno de ellos se observó el comportamiento de doce padres en un hospital de Cleveland, y en el otro se examinó a tres doulas cuidando de trece madres en un hospital de Houston. Se usaron las mismas técnicas y formas para registrar los hallazgos de los dos estudios.[1] Los investigadores de ambos estudios valoraron y luego compararon los comportamientos durante una hora al principio del parto (menos de siete centímetros de dilatación cervical) y una hora a finales del parto (con una dilatación de más de siete centímetros). Los comportamientos de los padres y de las doulas se analizaron sólo durante los períodos en los que la madre se sentía incómoda o estaba teniendo una contracción.

En general, los padres estuvieron presentes algo menos de tiempo durante el parto que las doulas. Al principio del parto, los padres estuvieron en la habitación de la madre un 78 % del tiempo, mientras que

1. Bertsch, T. D.; Nagashima-Whalen, L.; Dykeman, S.; Kennell, J. H.; McGrath, S. K.: «Labor support by first-time fathers: Direct observation», *Journal of Psychosomatic Obstetrics and Gynecology*, vol. 11, pp. 251-260 (1990).

a finales estuvieron el 95 % del tiempo. Tanto a principios como a finales del parto, las doulas estuvieron con la madre prácticamente el 100 % del tiempo.

A lo largo de la primera y la última fase del parto, las doulas estuvieron más cerca físicamente (a menos de treinta centímetros) de las madres el 85 % del tiempo, mientras que los padres estuvieron así de cerca sólo el 28 % del tiempo. Durante las contracciones, las doulas estuvieron, una vez más, más cerca de las madres que los padres, tanto al principio como al final del parto. Los padres sostuvieron las manos de las madres durante un mayor porcentaje del tiempo que las doulas al principio del parto, pero esto se dio la vuelta a finales del parto. En general, los padres y las doulas sostuvieron la mano de la madre más o menos durante el mismo tiempo. Tanto los padres como las doulas hablaron mucho más a finales del parto que al principio.

Al computar todas las formas de contacto se apreció una diferencia (el contacto incluía masajear, acariciar, abrazar y agarrar). Durante tanto las primeras como las últimas fases, las doulas tocaron a las madres más del 95 % del tiempo en el que se hicieron las observaciones, en comparación con menos del 20 % de tiempo en el caso de los padres. Los padres miraron los monitores fetales mucho más que las doulas.

De manera interesante, otro estudio en curso de los padres ha comprobado que su comportamiento se ve alterado cuando no son la única persona responsable de proporcionar apoyo. Cuando una doula respaldaba a una pareja a lo largo del parto, el padre se sentía libre de aportar más apoyo personal y llevó a cabo un contacto mucho más íntimo de la cabeza y el rostro de la madre.

En otro estudio, los comportamientos alentadores durante el parto por parte de once padres primerizos se compararon con los de once amigas o familiares de sexo femenino de la madre.[2] Una vez más, los padres permanecieron significativamente más lejos de la mujer que las mujeres compañeras de alumbramiento. Cuando el dolor se volvió más intenso, los padres permanecieron donde estaban o retrocedieron un poco, mientras que las mujeres se acercaron más y frecuentemente incrementaron el contacto físico. Las mujeres usaron más frases de una cierta naturaleza (ya fueran

2. Brooks, A. K.; Kennell, J. H.; McGrath, S. K.: «Supportive behaviors of men and women during labor», *Pediatric Research,* vol. 37, n.º 17A (1995).

tranquilizadoras, informativas o explicativas) independientemente del estado de la madre, mientras que los padres hablaban más de cosas generales cuando la mujer de parto sentía dolor.

Las diferencias entre las doulas y los padres requieren de algunas explicaciones. Ésa era la primera vez que esos hombres habían estado presentes con una mujer durante un parto, en contraste con la amplia experiencia de las doulas con los partos y los alumbramientos. Los padres parecían indecisos con respecto a qué hacer, se mostraban respetuosos con el personal de enfermería y el médico, y solían apartarse cuando una enfermera o un médico entraban en la habitación. Más adelante durante el parto, cuando las contracciones eran más dolorosas, los padres podrían haberse apartado debido al agotamiento y a un nivel de preocupación insoportable. Una doula con experiencia y sin ningún vínculo personal con la mujer podía controlar el ritmo y no ponerse ansiosa por comportamientos y eventos que sabía que formaban parte de un parto normal. Sospechamos que, en algunos casos, el comportamiento del padre, como quedarse dormido o abandonar la habitación a finales del parto, eran consecuencia de la ansiedad porque su mujer pudiera morir.

De hecho, exigimos cosas a los padres primerizos que superan a las que exigimos a los estudiantes de medicina. Durante muchos años hemos llevado a grupos de estudiantes de medicina de primer año que habían tenido algo de experiencia en hospitales o en salas de urgencias, a áreas hospitalarias especiales como la unidad de cuidados intensivos neonatales, la unidad de cuidados coronarios o la unidad de quemados. En prácticamente todas las situaciones, hay dos o tres estudiantes de medicina que se vuelven pálidos y sudorosos y tienen que irse.

Aunque los padres tuvieron un desempeño distinto al de las doulas en estos estudios, en estos mismos y en otras investigaciones más del 90 % de las madres afirmaron, al preguntarles después del alumbramiento sobre la presencia de padre, que había sido extremadamente importante que el padre hubiera podido estar con ellas. Todos los padres contestaron que para ellos había sido muy importante haber estado presentes en esta experiencia. En la mayoría de los casos, ambos progenitores encontraron un significado positivo y apoyo mutuo en compartir el parto.

En muchas ocasiones hemos observado lo siguiente: la madre estaba tan interesada en que el padre se quedara a su lado durante todo el parto que estaba dedicando mucha de su atención y energía a la comodidad y bienestar de él. Frecuentemente se giraba hacia él mientas estaba sentado en una silla y le decía: «Debes estar hambriento: ¿por qué no te vas a la cafetería y comes? Estaré muy bien mientras no estás aquí», y más adelante: «Pareces cansado. Te has despertado muy temprano esta mañana. Quizás deberías echarte una siesta». Hemos quedado impresionados por la sensibilidad y consideración de las enfermeras obstétricas frente a esta inversión de los papeles de apoyo durante el parto. Frecuentemente, la enfermera, oyendo a la madre, prometía cuidar del padre y también hacía hincapié en que era la madre la que necesitaba apoyo y que necesitaba centrarse en sus necesidades. La doula que respalda a la pareja siempre piensa en lo que resultará más útil para ambos.

Ya hemos apuntado en el capítulo 5 que la presencia de la doula tiene varios efectos beneficiosos sobre el resultado médico del parto y el alumbramiento de la madre, por lo que también podíamos preguntarnos sobre el efecto que tiene el padre en el proceso del parto. Dos estudios muestran que la presencia del padre reduce significativamente el uso de fármacos para el dolor (meperidina) solicitados por la madre.[3, 4] Sin embargo, ningún estudio sólo con padres ha reportado todavía una reducción en la duración el parto, la incidencia del uso de fórceps, el índice de cesáreas, la frecuencia de anestesia epidural o el uso de oxitocina.

En el único estudio aleatorizado controlado que comparaba el apoyo de los padres con y sin una doula, las mujeres que estaban de parto acompañadas de su pareja y de una doula tuvieron un índice de cesáreas significativamente inferior (un 14,2 frente a un 22,5 %), además de menos solicitudes de analgesia epidural (un 68 frente a un 77 %), respectivamente, que las mujeres con sólo su pareja pero sin una doula.[5] Todos los padres y las madres del grupo con el apoyo de una doula reportaron, por separado, que la presencia de la doula durante el parto y el alumbramiento fue extremadamente valiosa. Muchos comentaron que no podrían haber sobrellevado la experiencia del parto sin la doula.

3. Henneborn, M. J. y Cogan, R.: «The effect of husband participation on reported pain and probability of medication during labour and birth», *Journal of Psychosomatic Research*, vol. 19, pp. 215-222 (1975).
4. Scott, J. R. y Rose, N. B.: «Effects of psychoprophylaxis (Lamaze presentation) on labor and delivery in primiparous», *N Engl J Med*, vol. 294, pp. 1205-1207 (1976).
5. Kennell, J. H.; McGrath, S. K.: «Labor support by a doula for middle-income couples. The effect on cesarean rates», *Pediatric Research*, vol. 33, n.º 12A (1993).

CÓMO EXPERIMENTAN EL PARTO LOS PADRES

Debido a los mensajes actuales contrarios y a veces confusos, las parejas suelen verse orientadas hacia uno de los dos polos en lo tocante al parto. Un mensaje consiste en un fuerte individualismo («Podemos hacerlo solos»), y el otro es un mensaje de cooperación y colaboración («Podemos emplear la ayuda de otras personas»). El énfasis de llevar a los padres al parto, con sus muchos beneficios para la relación de la pareja y la del padre con el bebé, ha dado pie a que muchos padres digan: «Puedo hacerlo: estamos en esto juntos. Ella me necesita. He aprendido cómo ayudarla. No necesitamos a otra persona», y a que la esposa diga: «Mi marido será quien me proporcionará apoyo».

Tras estas palabras suele yacer la preocupación que mencionó un padre cuando le hablaron de las doulas: «¿Quieres decir que no soy lo suficientemente bueno?», y la esposa decía: «Gary será mi apoyo» con la preocupación no sólo de ofender a su pareja si sugería que dispusieran de una doula, sino, además, de que alguien más se hiciera cargo y que su compañero se quedara fuera, o se sintiera no implicado o en un segundo lugar. A las mujeres también puede preocuparles que el padre vaya a implicarse menos con su bebé si no tiene una responsabilidad completa en el parto. Los padres han expresado preocupación por no hacer un buen trabajo, por no ser importantes, por quedar mal o por fallar de algún modo si no son la principal persona de apoyo.

Es importante recordar que cada padre y madre llegan al parto con distintas historias vitales, y que el parto evoca en cada uno de ellos distintos sentimientos y respuestas que suelen ser inesperadas no sólo en su interior, sino también el uno con el otro. Los siguientes informes ilustran los problemas y las complejidades con las que los padres se encuentran al participar en el parto.

Un padre señaló que: «Un marido puede dar mucho, pero no hay límite al tipo de consuelo, afecto o respaldo que una madre merece y necesita en el parto, y necesita esto no sólo de mí, sino también de una mujer cariñosa y experta. Aunque sé que mi esposa se benefició mucho de mi apoyo, no sólo no estuve celoso, sino que me vi aliviado y encantado de disponer de la ayuda. Dados todos los eventos y las horas y el tiempo implicado en su parto, todos éramos necesarios. Fue un trabajo en equipo. Viendo por lo que Sally estaba pasando, quería que obtuviese tanta ayuda como fuera posible. Me sentí muy bien al ver a la doula ayudar a mi mujer a relajarse y sentir alivio durante cada contracción. Acabamos conmigo, dos doulas y la comadrona para ayudar a Sally. Todos éramos necesarios. Una doula estaba ahí simplemente para hacer fotos, pero al cabo de un rato también su ayuda fue necesaria, y dejó a un lado la cámara con nuestro consentimiento. Fue la sensibilidad natural de esta doula ante las circunstancias lo que la llevó a hacer lo que sabía, instintivamente, que debía hacer. El bebé venía en un ángulo tal que llevó muchas horas conseguir que descendiera. Esto me hizo darme cuenta de que el parto no siempre discurre como está planeado. Si no hubiéramos ayudado todos, puede que el parto de Sally hubiera tomado un curso en el que hubiera sido necesaria una mayor intervención. Sally también había aprendido la autohipnosis y se la orientó para pasar hacia sus visualizaciones interiores durante las contracciones.

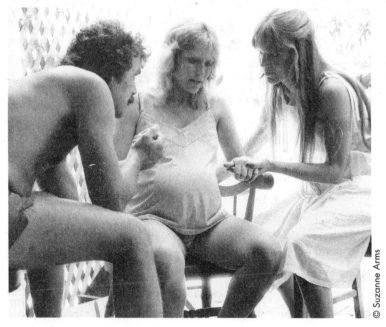

Primeras fases del parto en el porche con el apoyo del padre y de la doula.

»Estuvimos en las primeras etapas del parto durante muchas horas. Nuestra doula principal llegó a casa para trabajar con Sally, para turnarse conmigo y para ofrecer sus conocimientos especiales de masajes. Esto fue muy tranquilizador para Sally. En muchas ocasiones caminábamos o reposábamos, y entonces, cuando llegaba una contracción, Sally se recostaba sobre mí mientras la doula presionaba su espalda o se la masajeaba. Cuando llegamos al hospital, nuestra segunda doula llegó para ser nuestra fotógrafa, pero se hizo evidente que era necesaria como doula.

»Toda la experiencia fue mágica y maravillosa. Estaba sorprendido por la resistencia de mi mujer y de nuestras doulas ayudantes. Siempre me sentí valorado e implicado, y supe que era importante para Sally y nuestro hijo. Nos dimos cuenta de que, en otras circunstancias, sin este tipo de respaldo, o sin los proveedores de cuidados sanitarios dispuestos a darlo todo junto con nosotros, el parto de Sally habría sido gestionado de forma muy distinta».

Este padre también subrayó que, a medida que los miembros de la pareja aprendan sobre los beneficios concretos del apoyo durante el parto, se entusiasmarán con ello, al igual que las mujeres y sus parejas han aprendido ahora sobre los importantes beneficios para la salud de la lactancia materna.

George, de treinta y dos años y empleado de una pequeña tienda, se había preparado para el nacimiento de su primer bebé tomando clases para el parto con su mujer. No obstante, la doula apuntó que él miró hacia el exterior por una ventana durante la mayor parte del parto. La doula llevó a cabo muchos esfuerzos para implicarle en las actividades del parto, pero sin éxito. Tras el alumbramiento, George le dijo a la doula con mucho sentimiento: «Ésta ha sido la experiencia más maravillosa de mi vida». La doula se dio cuenta en ese momento de que este padre había hecho todo lo que había podido, lo que estaba bien para él.

Tony, de treinta y cinco años, trabajaba en el sector de la tecnología informática cuando nació su primer bebé. Tony había crecido en una cultura en la que los padres no participaban en el parto y en la que el recato físico en los hospitales era muy respetado. Aunque había tomado clases para el parto, asistió al nacimiento de su hijo a regañadientes. Estos progenitores tenían a un obstetra hombre y ninguna doula. Seis meses después del parto, él y su mujer buscaron ayuda por problemas maritales y sexuales. Después de explorar algunos de sus intensos sentimientos negativos, el padre se dio cuenta de que estaba muy enfadado con su esposa porque él tenía una convicción cultural muy profunda por la cual su mujer no debía estar desnuda en su presencia frente a otros hombres. Sentía que la exposición física durante el parto era prácticamente pornográfica, y se sintió personalmente humillado. Sabía, intelectualmente, que esto no estaba bien, pero emocionalmente no podía modificar su respuesta. Para solucionar esto fueron necesarias mucha angustia y sesiones de terapia. Varios padres han reportado variantes de este problema. Es de utilidad recordar que, para algunos padres, el parto mezcla la sexualidad con la paternidad de forma a veces confusa. La implicación íntima en los cuidados de una mujer que está dando a luz no es algo adecuado para todos.

De forma similar, otro padre, un empleado de una aerolínea de veintitrés años que había estado presente en el nacimiento de su primer bebé, dijo: «Fue lo peor que he visto nunca: ver a mi mujer con ese nivel dolor». Sentía que él había ayudado a generar esta situación. «¿Cómo he podido hacerla pasar por este dolor?». Pero también dijo que todos los padres deberían estar ahí para ver nacer a sus bebés y comprender por lo que pasan sus esposas. La pareja no tuvo a una doula.

Una madre primeriza de treinta y un años, que era una contable casada con un abogado de treinta y tres años, comentó tras el nacimiento de su primer bebé: «Ninguno de los dos quería ninguna ayuda externa, pero tuve suerte. No hubo ningún otro parto en la planta cuando llegué al hospital, y la enfermera obstétrica pudo estar conmigo y con mi marido durante todo el parto. No hubiera podido hacerlo sin ella. Mi marido fue de utilidad, pero la enfermera fue esencial». En este caso, la enfermera funcionó como enfermera y como doula.

Otra madre, de treinta y cinco años, experimentó sentimientos depresivos mientras se enfrentaba a su tercer embarazo. Su marido, de treinta y siete años, trabajaba en el sector de los bienes inmuebles. Al destapar la fuente de estos sentimientos, ella reveló lo enfada y abandonada que se había sentido debido a la pasividad de su esposo durante los dos partos anteriores. Había querido que él fuera de mayor utilidad y que se hubiera mostrado participativo e implicado simplemente estando ahí y diciéndole cosas agradables y alentadoras. Él quedó sorprendido por los sentimientos de consternación de su mujer y no sabía qué más podría haber hecho. Creemos que la presencia de una doula podría haber evitado esta situación.

Otro padre, un médico de veintinueve años, afirmó: «Con nuestro primer bebé me vi tan superado emocionalmente que no pude hacer ninguna observación racional sobre lo que estaba sucediendo, y creía, de verdad, que había un peligro inminente en cada etapa del parto». Una vez más, esta pareja no dispuso de una doula.

Una madre de treinta y cinco años, casada con un habilidoso carpintero en su treintena, nos escribió lo siguiente tras el nacimiento de su primer bebé: «El apoyo de la doula fue eficaz e importante. Le redujo una gran carga a mi marido, y también a mí. Liberó a mi esposo para que estuviera exactamente donde le necesitaba y cuando le necesitaba. Mi primera respuesta al hecho de tener una doula fue negativa, y la de mi marido positiva. Debo admitir que no me gustaba la idea de tener a una tercera persona, a una desconocida, en una de las experiencias más personales de nuestra vida. Mi marido pensó que podía usar este apoyo para que le mantuviera en la dirección correcta. El resultado de nuestra experiencia es positivo para los dos. El equipo formado por mi esposo y la doula me mantuvo relajada y concentrada. Mi marido pudo ocuparse de mis necesidades de contacto y de compartir y la doula pudo orientarme y animarme al mismo tiempo. Mi esposo sintió que esto le supuso una gran ayuda y que le permitió estar más cerca de mí y permanecer relajado».

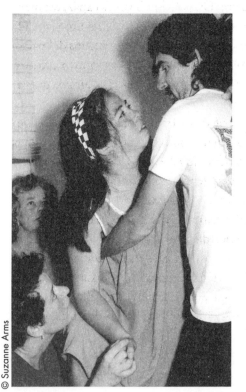

La complejidad del papel del padre y las expectativas que se le asignan en nuestra sociedad se ven ilustradas por estas parejas. La amplia variación en las experiencias vitales y el trasfondo cultural hacen que cualquier receta sencilla sobre el papel de los padres durante el parto sea imposible. Los padres y las madres necesitan conocer la diferencia entre los tipos de apoyo de los que pueden disponer durante el parto. Esta información podría proporcionarles el

El padre proporciona un apoyo firme durante una contracción mientras la doula masajea la mano de la madre.

© Suzanne Arms

186

las madres respaldadas por una doula fue significativamente superior a la puntuación de las madres del grupo sin doula en cuatro de las cinco ocasiones en las que se efectuaron las observaciones: un hallazgo sorprendentemente sólido (p < 0,01). En su conjunto, estos resultados indicaron que las madres que dispusieron del respaldo de una doula durante el parto tuvieron un nivel destacablemente positivo de interacciones afectuosas con sus bebés en comparación con las otras madres a los dos meses tras el nacimiento.

Cuando observadores cualificados emplean una prueba diseñada cuidadosamente y encuentran diferencias significativas entre el comportamiento de dos grupos de madres distribuidas aleatoriamente, los investigadores se ponen alerta. Como a las madres no se les dieron instrucciones sobre cómo debían interactuar, los efectos son destacables y significativos. Sin embargo, sigue sin estar claro qué mecanismos fisiológicos y/o psicológicos podrían explicar el potente y duradero efecto del apoyo de una doula. ¿Hacen la presencia continua y el respaldo empático de la doula durante el parto que se desencadenen y mantengan respuestas hormonales y comportamentales naturales? ¿Están estas respuestas limitadas o inhibidas por factores como la ansiedad y el estrés relacionadas con el parto en un hospital sin el respaldo continuo de una doula?

Este efecto sostenido sobre la interacción entre la madre y el bebé es congruente con otra prueba de los efectos inusualmente potentes de una interacción precoz entre la madre y su bebé y la interacción durante un breve período de tiempo alrededor del parto que hemos etiquetado como el «período maternal sensible». En este período (el espacio que abarca los primeros minutos, horas y días tras el nacimiento), el contacto entre el progenitor y su hijo, tal y como hemos dicho antes, puede modificar el comportamiento posterior de los progenitores con ese bebé. Los efectos destacadamente potentes y persistentes relacionados con la doula sugieren que el período sensible empieza durante el parto. Donald Winnicott, pediatra y psicoanalista, hizo algunas observaciones notablemente sagaces sobre el período inmediatamente posterior al nacimiento. Propuso que una madre sana pasa por un período de lo que él llamaba «preocupación maternal primaria».[17] Apuntó que: «Sólo si una madre es

17. Winnicott, D. W.: «Primary maternal preoccupation». En: *Collected Papers: Through Pediatrics to Psychoanalysis*. Basic Books, Nueva York, 1958. (Trad cast.: *Escritos de pediatría y psicoanálisis*. Paidós Ibérica, Barcelona, 1999).

permiso para tomar las decisiones adecuadas que sean las mejores para su situación concreta.

¿PUEDE UN PADRE SER UN DOULA?

Frecuentemente nos preguntan si un padre puede servir como doula. Después de todo, quiere a su esposa y se preocupa sinceramente por ella, ha tomado clases para el parto y ha aprendido lo que alivia el dolor de su mujer, y es especialmente sensible a sus necesidades. ¿Qué sucede si un padre y una madre creen que cualquier otra persona presente durante el parto podría interferir en la intimidad única que hay entre ellos? «Queremos privacidad, queremos tener esta experiencia para nosotros. Mi pareja va a ayudarme y orientarme».

Cuando el parto empieza en serio, muchas de estas intenciones se desmoronan, y tanto el padre como la madre se ven aliviados cuando una enfermera está con ellos y les ayuda. Creemos firmemente que un padre no puede ser un doula para la madre. Un padre rara vez es capaz, momento a momento, de captar lo que le está sucediendo a la madre y si cada cambio forma parte normal de los eventos propiamente dichos del parto. Un papel más sencillo para él consistiría en proporcionar apoyo emocional a la madre mientras la doula está ahí para respaldarlos a ambos durante el parto.

Michel Odent, el vanguardista obstetra francés, comprobó que algunos hombres tienen un efecto beneficioso sobre el parto, mientras que la presencia de otros no hace sino ralentizarlo.[6] Como ejemplo, mencionó a un padre concreto que actuaba de forma sobreprotectora y posesiva, masajeando y acariciando continuamente a su mujer.

Odent comentó que «Este padre anticipó las demandas de su mujer en lugar de responder a ellas. La mujer de parto necesitaba calma, pero él sólo pudo proporcionar estímulos». Los hombres encuentran a veces difícil observar, aceptar y comprender el comportamiento instintivo de una mujer durante el parto y el alumbramiento. En lugar de ello, frecuentemente intentan evitar que las mujeres de parto se salgan de un estado racional y de autocontrol.

---

6. Odent, M.: *Birth Reborn*. Pantheon Books, Nueva York, 1984.

La ansiedad que acompaña al parto hace que algunos hombres reaccionen de formas contraproducentes. El padre, por ejemplo, puede perder el contacto con el estado emocional de la madre mientras se vuelve más ansioso y siente la necesidad de asumir el control. También pueden darse ansiedad por el desempeño, hiperactividad, hablar demasiado o pasividad. Cualquiera de estas reacciones puede ser exactamente lo contrario de lo que la mujer necesite. La doula puede ayudarle a estar en mejor armonía con el estado emocional de la madre.

A medida que el parto avanza, incluso los padres experimentados en el alumbramiento y que han recibido formación al respecto abandonan la sala de partos durante períodos cada vez más largos en busca de alivio (para tomar un café, hacer llamadas telefónicas, etc.). Mientras otros padres se quedan, ellos pueden distanciarse de sus esposas como resultado de sus miedos. Estos episodios pueden generar una ira o decepción inconscientes por parte de las madres, porque ellas también se han convencido de que los padres deberían poder hacerlo todo.

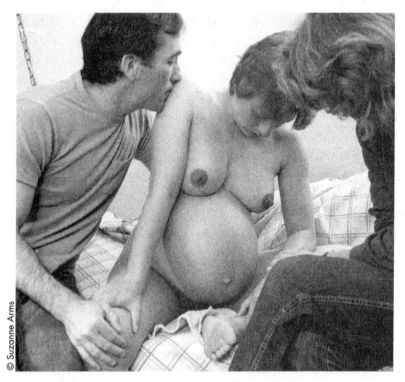

El tierno afecto del padre y el tranquilo respaldo de una doula.

Cuando una doula está disponible para el hombre y la mujer, éstos pueden satisfacer sus responsabilidades individuales: en el caso de la madre avanzar con el parto, preguntar y recibir lo que necesita en cuanto a respuestas adecuadas y empáticas, y en el caso del padre que sea tan alentador como pueda pero que, pese a ello, responda al nivel en que se sienta cómodo y competente sin quedar mal.

Una doula debe ser sensible en todo momento a la relación de la pareja. Cuando todo está progresando bien y están interactuando exitosamente, ella se aleja y permanece presente, pero en segundo plano. También ayuda a implicar al padre adecuadamente como, por ejemplo, mostrándole cómo masajear la espalda de la madre.

Frecuentemente, la doula tendrá que tomarse un tiempo muerto para respaldar a otro miembro de la familia. Oímos de un caso en el que a la madre y al padre les estaba yendo bastante bien juntos y la suegra se vino abajo porque el primer embarazo de la pareja había acabado con el bebé naciendo muerto. El principal papel de la doula en ese momento fue ayudar a la suegra y proteger a la madre de un estrés añadido.

Si el padre es el único apoyo y el parto no está progresando con facilidad y acaba con una cesárea, puede que el padre sienta que ha fracasado en su papel como *coach* y que le ha fallado a su mujer. Este sentimiento de fracaso y culpabilidad puede afectar a su autoestima. A veces, los hombres y las mujeres albergan, inconscientemente, sentimientos de culpabilidad o ira los unos hacia los otros, o hacia sí mismos cuando el resultado no es el que habían esperado.

Hay otros riesgos potenciales para la relación. Para algunos padres, una cesárea les exonera de la culpabilidad o el fracaso, ya que pueden creer conscientemente que es culpa de su mujer: una pelvis desproporcionada, por ejemplo, y no su incapacidad de ser buenos *coaches*. Un padre también puede enfadarse con la madre por no hacer su parte en cuanto a lo que se les enseñó a los dos. Sin embargo, puede que la realidad haya sido un parto disfuncional.

Estos sentimientos pueden evitarse o mejorarse con el apoyo de una doula experimentada. Ésta puede ayudar a ambos progenitores a comprender la necesidad de una cesárea y a sentirse positivos sobre el resultado seguro para su bebé.

Un parto se da en el contexto de una relación en curso, que puede ser compleja. Puede que un padre esté batallando inconscientemente con asuntos no resueltos de mortalidad, sexualidad, identificación con el proceso del parto, la paternidad y la confusión sobre su papel.

Hay muchas variables en naturaleza emocional que pueden proyectarse sobre la situación del parto. En contraste, el papel de la doula siegue siendo relativamente constante. Ella está ahí sólo como asistente al parto alentadora e informada. Las mujeres que deciden hacerse doulas quieren ayudar a otras mujeres y tener una cierta sensación empática del parto. Tienen una oportunidad, durante su formación, para comprender sus propios asuntos personales relacionados con el parto, y aprenden a no proyectar sobre la mujer que está dando a luz sus propias necesidades emocionales (*véase* el apéndice A con respecto a la formación de una doula).

La doula experimentada sabe cuándo ser una presencia y un apoyo firme, además de cuándo estar sentada tranquilamente al lado mientras la mujer avanza por su propio proceso corporal. Es más fácil para la doula que para el padre pasar de un papel de orientación, dirección o sugerencias o un rol más tranquilo y alentador o a cualquier otro papel necesario a medida que los eventos y el drama del parto varían y cambian. Un cambio tal puede ser difícil para la autoestima de un padre.

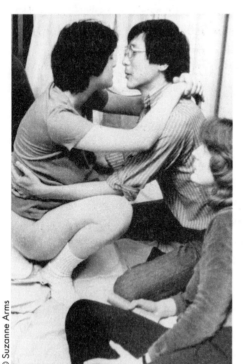

© Suzanne Arms

Al igual que el rol del padre, el de la doula no es médico, pero su experiencia con el parto le proporciona una comodidad y unos conocimientos sobre el alumbramiento que pueden ser extremadamente útiles. Puede ser la interfaz entre la mujer o la pareja y el personal médico mientras aplica sus habilidades y su sensibilidad durante las largas horas del parto.

Durante la segunda fase, la postura en cuclillas hace que el canal óseo de la pelvis aumente su superficie un 28 %. La doula respeta el momento de afecto de la pareja.

AYUDANDO AL PADRE A PARTICIPAR

La presencia de una doula complementa el papel del padre y lo fortalece. Frecuentemente, una doula puede ofrecer recomendaciones y animar al padre a tocar, hablar y ayudar de formas que le hagan sentirse realmente cómodo y sean alentadoras para la madre. En una conversación con los autores, el doctor Martin Greenberg, un experto en padres y autor de *Birth of a Father*, comentaba:

> La madre tiene una tarea basada en la biología que es dirigida por un reloj, mientras que el padre siente como si estuviese flotando en el aire sin una conexión, inseguro de sus tareas. Una persona de apoyo durante este período puede ayudarles a los dos, reducir la ansiedad del padre, proporcionarle respaldo y ánimos y enseñarle tareas concretas, permitiéndole ayudar a su mujer de forma más solícita y cariñosa.

Las mujeres dicen, una y otra vez, que «el simple hecho de saber que mi marido estaba ahí, tan sólo sosteniéndome la mano, fue lo más importante para mí, al tiempo que podía confiar en las palabras y las acciones de la doula y dejarme ir, sintiendo la seguridad de que su experiencia nos ayudaría a salir adelante».

Una analogía que ayuda a aclarar la distinción entre el papel del padre y el de la doula es la aceptación, por parte de la profesión médica, del hecho de que los médicos no pueden tratar o cuidar de sus propias familias objetivamente. Su fuerte implicación emocional les lleva a hacer juicios sobre el diagnóstico y la terapia que no harían con otros pacientes.

Los padres, con el apoyo de la doula, deberían poder participar a cualquier nivel al que se sientan cómodos y sea natural para ellos. De esta forma podrán experimentar plenamente la alegría y la maravilla de ver a sus bebés llegar a este mundo. Para el padre y la madre, el parto puede entonces ser un evento realmente compartido: emocionante, inspirador y amoroso.

9

Una familiar o una amiga íntima formada como doula

«Mi madre repetía una imagen sobre el fluir las olas durante cada contracción. No quería que parara nunca. Imaginaba y podía sentir mi cuerpo fluyendo y relajándose a través de la ola. Las imágenes de las olas eran fantásticas, y podía descansar entre cada ola mientras ella repetía: "Y la ola siempre llega a la costa"».

UNA MADRE

Desde hace los siglos, las mujeres han estado acompañadas por otras mujeres durante el parto. La mujer de apoyo solía ser una familiar cercana, una madre, una hermana o una amiga íntima. Sin embargo, esta mujer tenía algo de experiencia con los partos, ya fuera por ser una cuidadora experimentada o por haber presenciado numerosos partos o haber ayudado en ellos. Se sentía cómoda con todos los aspectos, sonidos, secreciones e incluso miedos del parto y era capaz de mantenerse calmada, confiada y tranquilizadora para la madre que estaba dando a luz.

Esta mujer alentadora también ayudaba siendo coherente. Permanecía continuamente al lado de la mujer de parto y era de utilidad para la comadrona o, más adelante, para el médico que atendía el parto. Su presencia a lo largo de todo el proceso hacía mucho para apaciguar la ansiedad y el miedo de la mujer que estaba dando a luz al verse enfrentada al dolor y a otros aspectos del parto.

En el pasado, este respaldo continuaba después del alumbramiento. A la mujer que acababa de ser madre no se la dejaba sola, sino que seguía recibiendo ayuda emocional y práctica de otras mujeres durante la primera etapa de la adaptación, a medida que su cuerpo se recuperaba y aprendía a acoger a su bebé y se sentía cómoda con la lactancia materna.

Tal y como hemos visto, las doulas han asumido este papel en la actualidad.[1, 2] Como se anima a las mujeres gestantes a quedarse en casa tanto como sea posible cuando empieza el parto y sus parejas no suelen

---

1. Se apreciaron diferencias significativas entre los dos grupos con respecto al amamantamiento. El 55 % del grupo con las doulas había amamantado a su bebé en algún momento desde su nacimiento, en comparación con el 42 % de las mujeres del grupo con los cuidados usuales. *The Cochrane Database of Systematic Reviews*, n.º 3 (2003). Número del artículo: DOI: 10.1002/14651858. CD003766.pub6.
2. Klaus, M. H.; Kennell, J. H. y Klaus, P. H.: *The doula book: How a trained labor companion can help you have a shorter, easier and healthier birth.* Perseus/Merloyd Lawrence, Cambridge (Massachusetts), 2002, pp. 133-148.

tener experiencia al respecto y están llenas de sus propias preocupaciones, las parejas suelen buscar la presencia de una doula para esas largas horas del parto, ya sea en casa o en el hospital.

Generalmente, las doulas se consideran personal de apoyo. Muchas reciben un pago por su trabajo, aunque algunas hacen esto de forma voluntaria. Algunos hospitales contratan a doulas para respaldar a las mujeres no acompañadas. En cualquier caso, la doula es una desconocida para la futura madre.

Durante muchos años nos hemos preocupado por el gran número de mujeres que no podían permitirse los servicios pagados de una doula, pero cuya necesidad de apoyo era igual de intensa. Nos preguntamos si podía haber una forma de formar a una amiga o familiar elegida por la madre, idealmente alguien que fuera cariñosa, calmada y empática y tuviera experiencia con los partos, para que proporcionara su apoyo. ¿Tendría su presencia un efecto similar al de una doula? ¿Reduciría la necesidad de intervenciones obstétricas y mejoraría los resultados a largo plazo para la familia? Otra consideración al usar a una familiar como doula es que las mujeres suelen expresar reticencias a que haya desconocidos durante el parto. Además, si el padre tiene que asistir, a algunas parejas les preocupa que una doula profesional pueda interferir en la relación de la pareja.[3, 4] Es probable que estas preocupaciones se vean aliviadas eligiendo a una amiga íntima o una familiar para que proporcione apoyo durante el parto, además de a la pareja de la mujer.

ESTUDIANDO LOS EFECTOS DE UNA DOULA NO PROFESIONAL

En un estudio sistemático sobre esta cuestión (cuál sería el efecto de una amiga o familiar como doula), se pidió a las futuras madres que eligieran

3. Hofmeyr, G. J.; Nikoderm, V. C.; Wolman, W. L. *et al.*: «Companionship to modify the clinical birth environment: Effects on progress and perceptions of labour and breastfeeding», *British Journal of Obstetrics and Gynaecology*, vol. 98, pp. 756-764, 1999.
4. Wolman W. L.; Chalmers, B.; Hofmeyer, G.J., *et al.*: «Postpartum depression and companionship in the clinical birth environment: a randomized, controlled study», *American Journal of Obstetrics and Gynecology*, vol. 168, pp. 1380-1393 (1993).

a una familiar o amiga íntima para que fuera su doula no profesional[5, 6] (una prueba anterior estudió a familiares mujeres como personas de apoyo durante el parto, y ese estudio no se fijó en los resultados a largo plazo). A estas mujeres se las enseñó a proporcionar orientación anticipatoria, elogios y tranquilización, y también se las instruyó en medidas de consuelo o comodidad, incluyendo sugerencias de posturas y movimientos para el parto y para empujar, y técnicas de relajación» como el masaje y la visualización. Al disponer de algunos conocimientos sobre cómo progresa el parto, la doula no profesional podría ayudar a la mujer a reconocer los cambios normales y a estar tranquila y relajada. Se les proporcionaron materiales de referencia que incluían una tarjeta con sugerencias de consuelo para el parto, un folleto sobre el apoyo durante el mismo y el alumbramiento, y un impreso con más información para la doula.

También se les pidió que trajesen consigo comida para veinticuatro horas, porque tendrían que quedarse con la madre parturienta continuamente, con sólo breves pausas para ir al aseo.

La presencia continua, que ya ha sido estudiada (*véase* el capítulo 5), fue un elemento importante del estudio. El apoyo intermiten-

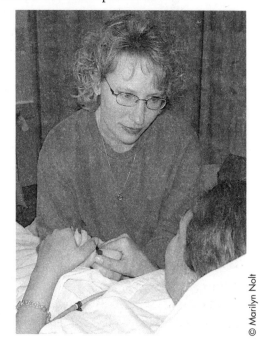

© Marilyn Nolt

Tranquilizando a la madre al principio del parto.

5. Campbell, D. A.; Lake, M. F.; Falk, M. y Backstrand, J. R.: «Evaluation of continuous support in labor by a lay doula: A randomized controlled trial», *Journal of Obstetrics and Gynecology, Neonatal Nursing*, vol. 35, n.º 4, pp. 456-464 (julio-agosto 2006).
6. Scott, K. D.; Berkowitz, G. y Klaus, M. H.: «A comparison of intermittent and continuous support during labor: A meta-analysis», *American Journal of Obstetrics and Gynecology*, vol. 180, pp. 1054-1059 (1999).

te, en el que la madre tiene períodos en que se la deja sola, no muestra ningún efecto que sea distinto al de la experiencia de las madres en un grupo de control que dispongan de cuidados rutinarios normales. El período de formación en este estudio fue de sólo dos horas durante el séptimo y el octavo mes de gestación. Un grupo de control recibió cuidados rutinarios.

Tabla 1. Expectativas prenatales y percepciones del parto
por parte de la madre, N = 494

Resultado	Con los cuidados usuales (n = 265) n (%)	Con cuidados proporcionados por una familiar o amiga (n = 229) n (%)	
Parto:			
Bastante o muy fácil	130 (49)	152 (66)	**
Mucho mejor de lo imaginado	63 (24)	110 (48)	**
Lo sobrellevó muy fácilmente	51 (20)	85 (37)	**
Experiencia del parto			**
valorada como muy buena	68 (26)	134 (59))	
* *Diferencia significativa*			
** *Diferencia muy significativa*			

El estudio se fijó en los resultados obstétricos y se encontró con una duración significativamente más corta del parto, una mayor dilatación cervical en el momento de la administración de la anestesia epidural y unas puntuaciones Apgar más altas de los bebés al minuto y los cinco minutos tras su nacimiento en el grupo con doula. La diferencia en los índices de cesáreas entre el grupo con doula (10,6 %) y el grupo con los cuidados usuales (15,5 %) no fue estadísticamente significativa, aunque hay una dirección hacia un menor índice. Es de destacar que más del 44 % de las mujeres del grupo de control tuvo entre una y tres compañeras con ellas de forma discontinua durante el parto y el alumbramiento, lo que podría haber modificado algunas de las diferencias. De media, 1,8 personas (incluyendo a la familiar formada como doula) estuvieron presentes en los partos, mientras que 1,3 personas estuvieron presentes durante los partos con los cuidados usuales (esto es estadísticamente diferente). Los compañeros hombres estuvieron presentes con una frecuencia mayor y significativa en el grupo con los cuidados usuales (56 %) que en el grupo con doula (44 %). Las mujeres afroamericanas (67 %) era menos probable que tuvieran a un compañero hombre presente durante el parto que las mujeres blancas (77 %) y las mujeres de otras etnias (85 %): esta diferencia es significativa. En el grupo con doula, el 56 % de ellas era la madre de la mujer, el 23 % fue una amiga y el 21 % fue otra familiar.

Se desarrolló un cuestionario con cuarenta y tres ítems para el estudio que incluía preguntas que permitían la comparación de resultados más a largo plazo.[7] Los temas cubiertos por las preguntas incluían expectativas prenatales sobre el parto y el alumbramiento, la lactancia materna, el apoyo posnatal a la madre por parte de otras personas, las percepciones de la madre con respecto al bebé y la satisfacción con su pareja. Mujeres de ambos grupos fueron entrevistadas para este estudio una media de cuarenta y ocho días después del parto. El 80 % de la muestra total fue entrevistada entre treinta y seis y ochenta y cinco días después del alumbramiento.

La tabla 1 muestra los resultados de los dos grupos con respecto a las expectativas de la madre sobre el parto y el alumbramiento en comparación con sus experiencias reales del parto.

En general, las mujeres que contaron con el apoyo de una amiga o familiar formada como doula estuvieron más satisfechas con su parto y alumbramiento. Un mayor porcentaje de mujeres respaldadas por doulas que de mujeres que recibieron los cuidados usuales describieron el parto en sí como bastante o muy fácil, y una cifra mayor y más significativa de madres respaldadas por doulas afirmó que su parto había sido mucho mejor de lo esperado.

Fue mucho más probable que las mujeres apoyadas por doulas valoraran la experiencia del parto como más buena que las mujeres del grupo de control. También era más probable que las madres apoyadas por doulas describieran que sus bebés lloraban menos en comparación con otros bebés (*véase* la tabla 2). Cuando se preguntó a las madres qué hacían cuando sus bebés lloraban, pese a haber sido alimentados y a tener los pañales limpios, una mayor cantidad de las madres respaldadas por dou-

---

7. Campbell, D. A.; Scott, K. D. y Klaus, M. H.: «Female relative or friend trained as a labor doula», *Birth*, vol. 34, pp. 220-227 (2007).

las que de las madres que recibieron los cuidados usuales afirmaron que habían tomado a sus bebés entre sus brazos cada vez que lloraban (un 54 frente a un 35 %). Esta diferencia es muy significativa.

Tabla 2. Percepciones, por parte de la madre, del bebé, del apoyo por parte de otros y de sí misma, N = 494

Resultado	Con los cuidados usuales (n = 265)	Con cuidados proporcionados por una familiar o amiga (n = 229)	
	n (%)	n (%)	
Describe al bebé como muy bueno	59 (22)	91 (40)	**
Satisfecha pasando tiempo alejada del bebé	225 (86)	213 (93)	*
Se siente cercana al bebé	245 (93)	223 (97)	*
Cree que el bebé llora menos frecuentemente en comparación con otros	31 (12)	45 (20)	*
Toma al bebé entre sus brazos cada vez que llora	92 (35)	123 (54)	**
Percibe las necesidades del bebé muy bien	74 (28)	107 (47)	**
Muy contenta por haber tenido al bebé	206 (78)	208 (91)	**
Se las arregla muy bien con el bebé	76 (29)	100 (44)	**
Siente que haberse convertido en madre fue muy fácil	39 (15)	57 (25)	**
Siente que los demás son alentadores todo el tiempo	144 (54)	173 (76)	**

* Diferencia significativa
** Diferencia muy significativa

Una segunda parte del estudio se fijó en los efectos de una familiar o amiga como doula a las 6-9 semanas tras del parto para ver si coincidían con los de los estudios anteriores relativos al apoyo por parte de una doula experimentada ya mencionados en el capítulo 6 de este libro. En resumen, este estudio volvió a mostrar diferencias significativas para las madres a nivel emocional, psicológico y comportamental si habían dispuesto del respaldo de una doula no profesional. Las madres tuvieron menos ansiedad y depresión, se sintieron mejor consigo mismas y más cercanas al bebé, respondieron más rápidamente a las necesidades de su hijo, amamantaron durante más tiempo y se sintieron más cercanas a su pareja. Se preguntó a las mujeres sobre su satisfacción con los cuidados que recibieron en el centro médico en el que se llevó a cabo el estudio. Las mujeres con doula era significativamente más probable que estuvieran muy satisfechas con los cuidados recibidos en el centro médico (94 %) que las mujeres del grupo que recibió los cuidados usuales (67 %). Además, el grupo con doula (92 %) era también más probable que afirmara que su experiencia con el parto y el alumbramiento había tenido un efecto sobre sus sentimientos relativos al centro médico que el grupo que recibió los cuidados usuales (64 %). Estas diferencias son muy significativas.

Los resultados refuerzan y amplían los relativos a los resultados a las seis semanas que, en general, sugieren que la opinión de una madre de su bebé y del mundo se ven afectados positivamente por el apoyo de la doula que es una familiar. Tanto en este estudio como en el anterior, las madres respaldadas por doulas reportaron unas percepciones más positivas del parto y el alumbramiento, un mayor disfrute de sus bebés, una mayor confianza en sus habilidades con los cuidados maternales y más tiempo de amamantamiento que las madres que no contaron con apoyo.

El estudio también demostró que las madres apoyadas por doulas que eran familiares tienen unas percepciones muy positivas de sí mismas como mujeres y de su autoestima, y que se benefician de una gran cantidad de apoyo por parte de otros en su vida en comparación con las mujeres que no recibieron respaldo (*véase* la tabla 3). Este último hallazgo puede reflejar, en parte: 1) un apoyo familiar o de amistad continuo por parte de la doula escogida; 2) la extensión generalizada de los sentimientos positivos de autoestima de la mujer respaldada por una doula a su red de apoyo social; o 3) la capacidad de la madre de mantener esta red social alentadora.

Tabla 3. Las percepciones de las mujeres sobre sí mismas como madres,
N = 494

	Con cuidados usuales (n = 265)	Con cuidados proporcionados por una familiar o amiga (n = 229)	
Resultado	n (%)	n (%)	
La madre tiene unos sentimientos muy positivos sobre:			
Ella misma como mujer	103 (29)	172 (75)	**
Su autoestima	81 (31)	158 (69)	**
La fortaleza física de su cuerpo y su desempeño	120 (45)	181 (79)	**
Su capacidad de ser una buena madre para su bebé	126 (48)	178 (78)	**
* Diferencia significativa			
** Diferencia muy significativa			

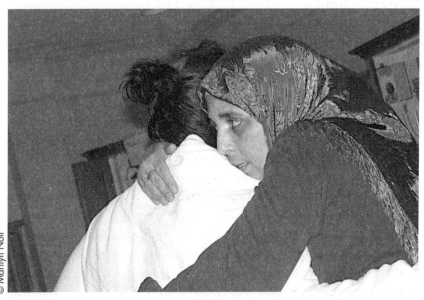

Abrazando y sosteniendo durante una contracción.

Una mujer dijo, después de dar a luz: «Nunca me di cuenta de cuánto había necesitado a mi madre antes. Ahora veo que no podría haber lidiado con el parto sin ella. Estoy muy contenta de haber podido planificarlo de forma distinta a como lo había pensado» (esta mujer había planeado que su madre llegara después del nacimiento de su bebé, pero su madre se ofreció a estar con ella cuando estuviese dando a luz, ya que había leído algo sobre el apoyo durante el parto).

Se dio una situación distinta en el caso de una mujer joven que sufrió un aborto espontáneo a las siete semanas de gestación. Ella y su marido estaban bastante tristes por esta pérdida inesperada, pero al compartir sus sentimientos sobre la pérdida, ella tuvo una percepción sorprendente: «Estamos decepcionados por el aborto espontáneo, pero, extrañamente, no me sentía preparada para tener un bebé porque mis padres iban a estar fuera del país varios meses» (su padre había aceptado un trabajo temporal como consultor en el extranjero). Prosiguió: «No puedo imaginar tener un bebé sin mi madre ayudándome». Las mujeres que tuvieron a su madre como doula (61 %) era más probable que amamantaran a sus bebés que aquellas cuya doula no fue su madre (47 %). Esta diferencia es significativa.

La tabla 2 expone las percepciones de las mujeres acerca de sí mismas como madres. Un porcentaje significativamente superior de mujeres respaldadas por doulas (91 %) que de madres no apoyadas por doulas (78 %) afirmaron que se sentían muy felices de tener un bebé. Además, las mujeres apoyadas por doulas era más probable que se describieran como ocupándose de sus bebés muy bien (un 44 frente a un 29 %) y que comentaran que convertirse en madre había sido muy fácil (un 25 frente a un 15 %). Con respecto al apoyo social por parte de otros, no se hallaron diferencias entre los dos grupos en cuanto al número de mujeres que tenían marido o compañero en el momento de la entrevista de seguimiento (por lo menos el 70 % de las mujeres de ambos grupos tenía esposo o compañero).

No hubo diferencias entre los dos grupos de mujeres en cuanto a su nivel de satisfacción con estas relaciones antes del embarazo, durante la gestación y el parto y a partir del alumbramiento. Aunque la mayoría de las mujeres de ambos grupos se sintieron apoyadas por otros por lo menos la mayor parte del tiempo, el 76 % de las mujeres respaldadas por doulas sintieron que otras personas fueron alentadoras con ellas en todo momento, en comparación con el 54 % las del grupo que recibió los cuidados usuales.

Se apreciaron diferencias significativas entre los dos grupos en relación con la lactancia materna. El 55 % del grupo con doula había amamantado a su bebé en algún momento desde su nacimiento, en comparación con el grupo de las mujeres que recibió los cuidados usuales (p < 0,05). El 51 % de las madres apoyadas por una doula inició la lactancia materna en la primera hora tras el alumbramiento, en comparación con el 35 % en el caso de las madres con los cuidados usuales: una diferencia significativa. Sin embargo, no hubo diferencias significativas entre los dos grupos en lo relativo al número de días en los que los bebés sólo fueron amamantados.

Sólo dos variables alcanzaron una diferencia significativa cuando se comparó el impacto de que la propia madre de la mujer actuara como doula con el impacto generado por otras doulas. Fue significativamente más probable que las mujeres cuya doula fue su madre (70 %) sólo pasaran una hora o menos tiempo alejadas de sus bebés por semana en comparación con las mujeres cuya doula fue una amiga. Cuando las mujeres se ven separadas o alejadas de su familia de origen, ya sea por la distancia, las circunstancias o problemas en sus relaciones, otra familiar o amiga íntima cariñosa puede ser una sustituta incluso más importante.

Numerosos estudios han ilustrado que aliviar, tranquilizar, animar y consolar a la madre emocional y físicamente reduce las complicaciones del parto. Reducir la ansiedad de la madre y los niveles de catecolaminas relacionados permite que el parto progrese de forma más fluida y rápida.

Que se obtuviesen resultados beneficiosos con simplemente cuatro horas de formación es una noticia interesante que habla bien la accesibilidad, la conveniencia y la asequibilidad del apoyo por parte de una doula.

Sin embargo, la necesidad de estudios adicionales es importante por dos razones. La primera consiste en abordar la posible introducción de sesgos en el estudio: el asistente de la investigación que llevó a cabo las entrevistas de seguimiento no fue cegado en cuanto a la asignación a los grupos de los sujetos del estudio, y la incapacidad de hacer un seguimiento a partir del estudio inicial dio como resultado que los dos grupos difirieron significativamente según su origen étnico. En segundo lugar, este estudio es sólo uno de entre cuatro o cinco realizados a lo largo de una década para examinar los resultados a largo plazo del apoyo de una doula. Los estudios futuros deberían replicar las características únicas del diseño de este estudio, controlando los sesgos.

UN CICLO DE CUIDADOS

Estudios recientes sobre las respuestas de las mujeres ante el estrés han mostrado que éste se caracteriza más por una respuesta de «cuidar y hacerse amiga» que por la clásica respuesta de «lucha o huida».[8] Estudios anteriores en humanos y animales sugieren que la oxitocina[9] (la hormona del «abrazo») y los opioides internos pueden ser la base biológica de esta respuesta femenina de «cuidar» de la descendencia y «hacerse amiga» o asociarse con otras mujeres para gestionar las situaciones estresantes. En una época con tanto esfuerzo y vulnerabilidad física y emocional, una mujer se muestra más abierta y afectada por las actitudes, las acciones, las palabras y el entorno de su alrededor, y el efecto puede ser negativo o positivo. Frecuentemente quedamos sorprendidos ante cuántos detalles rememora o recuerda una mujer del parto de su bebé incluso años después. Puede que la oxitocina proporcione un clima de receptividad y proximidad.

A medida que los progenitores van «acogiendo» a su bebé, también se ven influidos internamente por cómo ellos mismos fueron cuidados. Aquellos de nosotros que trabajamos con partos traumáticos somos bastante conscientes del peaje emocional que una experiencia del parto negativa tiene en una mujer, que a veces provoca una desconexión del bebé, depresión o un trastorno de estrés postraumático. También puede dar como resultado una autocrítica negativa. La depresión posparto puede ser causada por la reacción subyacente de la madre frente a una angustia extrema resultante de los eventos durante el parto. Esta angustia también puede activar recuerdos del pasado de la mujer, incluso de su propio nacimiento. Winnicott señaló[10] que las mujeres tienen recuerdos de su propio nacimiento y de cómo fueron cuidadas, y que estos cuidados las ayudan o dificultan en los de su propio bebé. El alivio y el consuelo que reciba una

8. Taylor, S. E.; Klein, L. C.; Lewis, B. P. *et al.*: «Biobehavioral responses to stress in females: Tend-and-befriend not fight or flight», *Psychological Review*, vol. 107, pp. 411-429 (2000).

9. Uvnäs-Moberg, K.: *The Oxytocin Factor*. Perseus/Merloyd Lawrence, Cambridge (Massachusetts), 2003. (Trad. cast.: *Oxitocina: La hormona de la calma, el amor y la sanación*. Ediciones Obelisco, Barcelona, 2009).

10. Winnicott, D. W.: *Babies and Their Mothers*. Addison-Wesley/Merloyd Lawrence, Reading (Massachusetts), 1987. (Trad. cast.: *Los bebés y sus madres*. Paidós, Barcelona, 2022).

mujer durante el parto por parte de una miembro de la familia o una amiga cariñosa puede revivir buenos recuerdos y tener unos beneficios protectores y sanadores.

En nuestra sociedad, se espera de una madre primeriza actual que se recupere rápidamente y vuelva al trabajo y a las mismas actividades que antes. No se le concede el tiempo necesario para recuperar sus fuerzas, asentar la lactancia materna y aprender de su bebé. La depresión posparto puede manifestarse como resultado de una falta de apoyo emocional, físico y práctico. Nuestra cultura debe reconocer la necesidad humana de un apoyo así en estos momentos de vulnerabilidad. Estados Unidos es muy diferente a naciones como Países Bajos y Suecia, que ofrecen un baja por maternidad pagada y visitas de enfermeras especializadas. Cuando una doula es una familiar o amiga querida, a los nuevos progenitores se les proporciona un círculo de cuidados y se sienten menos abrumados y aislados en el momento del nacimiento y después. Tal y como hemos visto antes, los cuidados de una doula, ya sea no profesional o personal de apoyo, se convierten en un modelo para los progenitores, ayudándoles a cuidar de su bebé.

Una doula que sea una amiga o familiar puede aprender variedad de medidas no médicas de consuelo para ayudar fisiológicamente a lo largo de las etapas del parto y emocionalmente con el estrés y la ansiedad de la madre que está dando a luz. Éstas incluyen muchas de las técnicas de una doula como personal de apoyo, como el balanceo de la cadera, caminar, respirar durante las contracciones, los masajes y ejercer presión y contrapresión. Las técnicas psicológicas, como que la madre se centre en el rostro de la doula o en otro objeto, adoptar un ritmo y crear un ritual para cada contracción, y usar la visualización también son fáciles de aprender. Una mujer dijo: «Mi madre aprendió a ayudarme durante cada contracción. Repetía una imagen de las olas fluyendo a lo largo de cada contracción. En ningún momento quise que ella parara. Fue la mayor ayuda en el parto para mí. Imaginé y pude sentir cómo mi cuerpo avanzaba y se relajaba a lo largo de la ola. Su voz y las imágenes de las olas eran fantásticas, y pude reposar entre cada ola mientras ella repetía: "Y la ola siempre llega a la costa"».

El papel de la doula reconecta el ciclo de la vida del progenitor al hijo, de una figura «materna» mayor y experimentada a la mujer que está de parto. Este círculo de apoyo cariñoso en un entorno emocionalmente acogedor o de sostén sólo puede mejorar la vida de la nueva familia. Tener a la madre de la parturienta presente en el alumbramiento también permite que la abuela reciba a su nieto. La inmediatez de asistir al parto suele traer consigo lágrimas de felicidad no sólo a los padres, sino también a la abuela. Ella tiene el recuerdo del nacimiento de su hija en su mente, y mientras contempla el nacimiento de su nieto, el ciclo continúa. Unas emociones similares pueden ser experimentadas por otra familiar o amiga íntima. La madre, a su vez, se siente validada en su parto cuando hay otra mujer cariñosa conectada emocionalmente con ella y su bebé.

El milagro del nacimiento afecta a todo aquel que lo presencia, pero esta implicación de quienes conocen y quieren a la madre y a su pareja proporciona un beneficio añadido que no se puede expresar de forma tangible, pero que no por ello es menos inmediato y duradero en su efecto resplandeciente. Sin embargo, los resultados estadísticamente más sorprendentes fueron los cambios positivos que se produjeron en la madre y en la relación con su bebé.

10

Los cuidados en el posparto

«Una madre encuentra muy difícil renunciar a los cuidados de
las enfermeras y que la dejen sola cuidando de su bebé del mismo
modo en que ella misma necesita ser tratada».[1]

D. W. WINNICOTT
Los bebés y sus madres

1. Winnicott, D. W.: *Babies and Their Mothers.* Addison-Wesley/Merloyd Lawrence,
Reading (Massachusetts), 1987. (Trad. cast.: *Los bebés y sus madres.* Paidós, Barcelona,
2022).

Por supuesto, la necesidad de apoyo por parte de los progenitores no acaba en el momento del nacimiento. Cuando los progenitores primerizos llegan a casa del hospital con su bebé, se embarcan en una tarea para la cual tienen poca preparación o experiencia. Aunque todas las sociedades disponen de un sistema para ayudarlos durante este período, en Estados Unidos, la falta de una tradición cultural ampliamente aceptada de proporcionar el apoyo necesario a las familias después del parto supone una importante deficiencia. En el pasado, la madre de la madre y otras familiares proporcionaban esta asistencia y orientación, pero en la actualidad, la madre de la madre suele trabajar y puede que no haya nadie que llene ese vacío.

Frecuentemente es difícil para una madre primeriza reconocer sus necesidades y sentimientos y darse permiso para pedir ayuda. Generalmente, ninguno de los dos progenitores posee un buen conocimiento de las necesidades de un bebé y, por lo tanto, no pueden prever sus infinitas exigencias. Pasar de una vida activa en la que la madre ha tenido contactos sociales y laborales con un gran número de compañeros amistosos y alentadores a tener que satisfacer las interminables exigencias de un bebé supone un cambio muy importante. La carga de una responsabilidad continua sin tregua y el grado inusual e inesperado de fatiga pueden hacer que una madre se sienta desesperada por si podrá sobrevivir y cómo se las arreglará.

ABANDONANDO EL HOSPITAL

Durante los primeros días tras el nacimiento de un bebé, la madre experimenta importantes cambios físicos y hormonales.

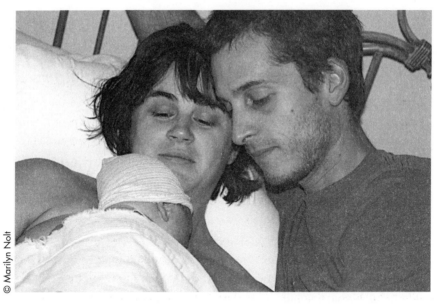

© Marilyn Nolt

Los tres descansando tras el parto.

Durante esta etapa, al día siguiente, o quizás al cabo de dos días, la mujer regresa a su hogar. En nuestro trabajo con progenitores primerizos, siempre ha sido sorprendente lo poco de lo que les dijimos a las mujeres el día del parto que se comprendió y retuvo. Pese a que parecieron escuchar y comprender, y a veces hacían preguntas adecuadas, un día o dos después era como si nunca se hubiera hablado del tema. Aprendimos a ahorrarnos nuestras explicaciones hasta más adelante. Este fallo de la memoria se debió a las excepcionales exigencias físicas y emocionales a las que se somete la madre durante el parto y en las primeras horas tras el alumbramiento, lo que hizo imposible que procesara las indicaciones que se le estaban proporcionando.

En la actualidad, la tarea de preparar adecuadamente a los progenitores para el cuidado de su bebé es tremenda. No hay tiempo para que las madres asienten una interacción satisfactoria y para que aprendan a amamantar a su bebé en un entorno seguro y alentador antes de que les den el alta. Las preocupaciones por la ictericia y el comportamiento del bebé puede que no se resuelvan antes de que éste se vaya a su hogar.

Cuando se les pide que comenten cualquier problema durante su estancia posnatal en el hospital, casi todas las madres responden: «No he tenido tiempo para conocer a mi bebé ni para saber qué hacer con él en casa».

212

Revisar los eventos del parto y el alumbramiento con la doula (o con la enfermera-comadrona) resulta de gran utilidad. Hemos visto que la madre y el padre frecuentemente tienen ideas distintas sobre lo que ha ocurrido y que pueden variar significativamente de las observaciones de otras personas presentes. Las ideas equivocadas de los progenitores son comprensibles, dada su falta de experiencia con el entorno hospitalario y su intensa implicación emocional. Sin embargo, no tienen por qué llevarse unas ideas equivocadas del desempeño de cada uno de ellos o sobre los peligros o los daños para el bebé cuando éstos pueden aclararse al principio del período del posparto.

Por muy corta que pueda ser la estancia en el hospital, es extremadamente importante que las enfermeras, las comadronas y los médicos lo hagan lo mejor posible para preparar a los progenitores para lo que se encontrarán cuando se lleven a su bebé a casa. Primero, antes de dar el alta a la madre, debería hacerse todo lo posible para asegurarse de que sepa que tiene un bebé normal y sano (en caso de que así sea). Las preguntas iniciales sobre la respiración del bebé o su comportamiento general deberían responderse con claridad y por completo antes de recibir el alta; y en caso contrario deberían planificarse medidas de seguimiento (como comprobar los niveles de bilirrubina del bebé el día después del alta). El personal del hospital y la doula deben ofrecer información básica sobre la lactancia materna. Los estudios han mostrado que cuanto antes, después del alta, empiecen las madres a amamantar y con cuanta más frecuencia den el pecho durante las dos primeras semanas, más abundante será el suministro de leche y mayor será la ganancia de peso del bebé.[2] Si hay dificultades con la lactancia materna, como la aparición de grietas en los pezones, una llamada al asesor en lactancia materna o a La Liga de la Leche Internacional (una organización internacional sin ánimo de lucro dedicada a la promoción de la lactancia materna mediante el apoyo mutuo entre madres) generalmente resolverá la pregunta o el problema.

2. DeCarvalho, M.; Robertson, S.; Friedman, R. *et al.*: «Effect of frequent breastfeeding on early milk production and infant weight gain», *Pediatrics*, vol. 728, pp. 807-811 (1983).

EN CASA

La gran mayoría de los progenitores primerizos no han tenido experiencia con un bebé. Hemos visto que las madres primerizas que han cuidado de hermanos menores o que han trabajado de niñeras de bebés suelen saber cómo gestionar los problemas comunes de éstos y generalmente sienten una cierta confianza con los primeros cuidados del bebé.

Después de que una madre haya tenido un bebé, su mente tiende a retroceder a una época temprana en su vida, y surgen muchos recuerdos. Estas memorias pueden evocar en ella una necesidad especial de ser cuidada y protegida. Como parte de esta regresión psicológica, la madre necesita sentirse segura y que la abracen y la cuiden. Cuando esta necesidad no se ve satisfecha, la mujer puede sentirse abandonada, sola e insegura. En nuestra cultura, el apoyo de su esposo es esencial para la madre, pero él también tiene unas necesidades similares durante este período. Tal y como hemos visto antes, la presencia de la doula hace que tanto el padre como la madre se sientan seguros. El padre también se ve aliviado de la pesada carga de responsabilidad que la doula soportará.

Tener un bebé puede someter a la relación marital a una tensión inesperada. Para que las parejas sobrelleven la fatiga, el cambio en los papeles y las tareas y la alteración de las comidas, el sueño, el sexo y las actividades sociales, cada miembro de la pareja debe llevar a cabo un gran esfuerzo para ser comprensivo, alentador y comunicativo. Es difícil imaginar cómo pueden transformarse unos progenitores muy cansados cuando los horarios de las comidas de su bebé y sus necesidades no siguen ningún ciclo circadiano normal. Turnarse con las «vigilancias nocturnas» puede ser de ayuda, pero el paso más importante para una pareja consiste en compartir los sentimientos. Además, el padre debe mostrar una conciencia de la tensión sobre el cuerpo de la madre después de dar a luz, que es algo natural.

A las parejas les va mejor si ya se comunicaban bien antes del nacimiento del bebé, si tienen ideas similares con respecto a la crianza de los hijos y si el padre ha deseado de verdad a su bebé. Si surgen conflictos, la pareja puede beneficiarse de discutir estos sentimientos con una persona objetiva, como un consejero u otro profesional.

Los progenitores necesitan ayuda y apoyo con el nuevo bebé y cualquiera de sus hermanos, pero no necesitan reavivar viejas disputas. Cuantos más cuidados reciba la madre, más fácilmente podrá arreglárselas con el bebé. Cuantos más elogios y respaldo reciba, más amor y paciencia tendrá con su hijo. Se ha visto que los elogios y la comprensión del padre mejoran los sentimientos positivos de la madre sobre su bebé y sobre ella misma.

LA PRINCIPAL PREOCUPACIÓN DE LA MADRE

Mientras estábamos desarrollando nuestro concepto del establecimiento de vínculos entre los progenitores y el bebé, nos vimos atraídos por los escritos del psicoanalista D. W. (Donald) Winnicott sobre «la principal preocupación de la madre».[3] Señaló que en el período prenatal hay un estado mental especial de la madre en el que tiene una sensibilidad enormemente incrementada por las necesidades de su bebé y se centra el ellas. Este estado empieza hacia el final de la gestación y continúa durante algunas semanas tras el nacimiento del bebé. Las madres necesitan apoyo, cariño y un entorno protegido para desarrollar y mantener este estado.

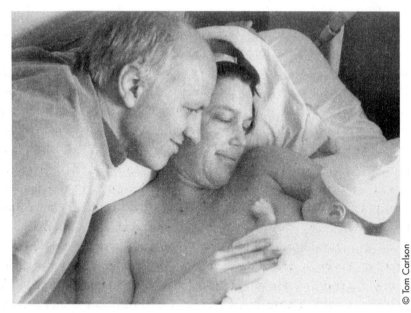

© Tom Carlson

Unos padres empiezan a «acoger» a su bebé recién nacido.

3. Winnicott, D. W.: «Primary maternal preoccupation». En: *Collected Papers: Through Pediatrics to Psychoanalysis.* Basic Books, Nueva York 1958. (Trad cast.: *Escritos de pediatría y psicoanálisis.* Paidós Ibérica, Barcelona, 1999).

«Sólo si una madre es sensibilizada de la forma que estoy describiendo», escribió Winnicott, «podrá sentirse ocupando el lugar del bebé y así satisfacer sus necesidades». En nuestra investigación, hemos observado muchos ejemplos de la especial sensibilidad de la madre al captar las sutiles señales de su bebé, ya se trate de un bebé frágil, diminuto y prematuro o de uno fuerte, sano y nacido a término.

Al emplear el término «entorno acogedor o de sostén», Winnicott indicaba que una madre muestra cariño a su bebé a través de sostenerle física y emocionalmente entre sus brazos, lo que es crucial para el desarrollo físico y emocional del bebé. Creía que las madres que tienen la capacidad de proporcionar «unos cuidados lo suficientemente buenos» se verían ayudadas al verse respaldadas y cuidadas por sí mismas de una forma que reconoce su importante tarea maternal.

En el entorno frenético de un hospital, la intensificada sensibilidad de la principal preocupación de la madre es a veces malinterpretada por los médicos y las enfermeras como si se tratase de una ansiedad excesiva. Una vez que los progenitores están en su hogar, puede que no se reconozca suficientemente la importancia de este período. Las madres tienen la expectativa de ser unas madres perfectas (ocuparse del bebé, trabajar y seguir con su vida con normalidad), y los padres necesitan que su mujer regrese a la normalidad rápidamente, de vuelta a gestionar el hogar, su trabajo, y a tener su relación usual. Cuando esto no sucede, la madre puede sentirse culpable, y el padre ser crítico y antipático.

Muchas mujeres se sienten angustiadas por no poder hacerlo todo tan fácilmente como antes, o pueden preguntarse si la vida retomará alguna vez a la normalidad. A veces, una madre en este período puede cuestionarse su propio deseo de regresar al trabajo: «Estoy tan enamorada de este bebé que no quiero dejar de estar a su lado. ¿Querré alguna vez regresar al trabajo? ¿Me pasa algo raro?». Hay mujeres que incluso nos han dicho cómo se han contenido de volverse plenamente encariñadas con su bebé porque sabían que tendrían que volver a su trabajo pronto, o porque habían experimentado unas reacciones tan intensas, tristes y de malestar cuando regresaron a la universidad o al trabajo al poco tiempo con su bebé anterior que no querían pasar por esta desgarradora reacción emocional de nuevo.

LA DEPRESIÓN POSPARTO

La «tristeza tras el parto», que se caracteriza por un breve período de inestabilidad emocional, que comúnmente se da entre el segundo y el quinto día tras el parto, afecta a entre el 80 y el 90 % de las madres primerizas. En contraste, el término *depresión posparto* hace referencia un grupo de síntomas mal definidos, graves y de tipo depresivo que suelen comenzar entre las cuatro y las ocho semanas tras el alumbramiento, aunque a veces más tarde durante el primer año, y que pueden persistir durante más de un año. En el pasado, las mujeres con estos síntomas rara vez buscaban tratamiento o eran hospitalizadas. La incidencia oscila entre el 10 y el 16 % de las madres primerizas.[4]

Los síntomas de la depresión posparto son muy variados e incluyen el agotamiento, la irritabilidad, los lloros frecuentes, sentimientos de impotencia y desesperanza, y falta de energía y de motivación, de modo que la capacidad de la mujer de llevar una vida normal se ve alterada, hay una falta de interés por las relaciones sexuales, se producen alteraciones del apetito y el sueño, y sentimientos de ser incapaz de lidiar con las nuevas exigencias depositadas en ella. La ansiedad, que es una característica muy frecuente, suele estar relacionada con el bienestar del bebé y puede persistir a pesar del consuelo por parte de los médicos y las enfermeras. En algunas madres aparece en forma de una falta de afecto hacia el bebé y, a su vez, en autoculpabilización y remordimiento. Las madres puede que se preocupen por no ser capaces de estar a la altura de la imagen que tienen de la madre ideal. No es infrecuente que una mujer que sufra de depresión posparto tenga síntomas psicosomáticos como cefaleas, dolores de espalda, secreciones vaginales y dolor abdominal para los cuales no pueden encontrarse causas orgánicas.

Es importante señalar que las madres que trabajan para satisfacer las exigencias de sus bebés recién nacidos y que tienen falta de sueño puede que se encuentren con que algunos de estos síntomas encajan en su propia situación. Una aparición leve de uno o más de estos sentimientos es normal. Cuando son numerosos y prosiguen a lo largo de un período de semanas, es necesario recibir ayuda. El pronóstico para las madres que

---

4. Murray, L.; Carothers, A. D.: «The validation of the Edinburgh post-natal depression scale», *British Journal of Psychiatry*, vol. 157, pp. 288-290 (1990).

sufren de depresión posparto es bueno si el diagnóstico es precoz y se inicia el tratamiento. Cuando hay un gran retraso en el inicio del tratamiento la depresión puede prolongarse. Frecuentemente todo lo necesario es una psicoterapia a corto plazo. El simple hecho de disponer de alguien con quien hablar resulta de gran utilidad para solucionar estos síntomas. En algunos casos, puede que las madres necesiten medicación para la depresión y/o la ansiedad si el reposo, el apoyo y que la escuchen atentamente no alivian los síntomas.

La mayoría de los estudios muestran que el historial previo de una persona o un historial familiar de trastornos psiquiátricos incrementa las probabilidades de sufrir depresión posparto. Sin embargo, en la mayoría de los casos los factores psicosociales son muy importantes. Los efectos de los eventos vitales desfavorables o de los problemas crónicos como el duelo, el desempleo, unos ingresos insuficientes, un alojamiento insatisfactorio o unas relaciones que no son de apoyo pueden intensificarse por el hecho de que la madre primeriza se siente atrapada e incapaz de cambiar sus circunstancias. La experiencia del parto puede traerle de vuelta las reacciones emocionales relacionadas con un dolor no resuelto por un bebé nacido muerto, un aborto espontáneo o un aborto, o por la muerte de su propia madre. Cuando una madre ha tenido una mala relación con su propia madre o se vio separada de sus progenitores antes de los once años, es más probable que esté deprimida y sufra ansiedad, de acuerdo con las investigaciones. La incapacidad de la madre de hacerle confidencias a su pareja o a una amiga se ha apuntado como un factor de riesgo de la depresión. Las mujeres suelen sentir vergüenza de decirle a alguien lo mal que se sienten. La soledad, el aislamiento y la falta de apoyo son problemas serios para las madres actuales. Al mismo tiempo, las madres encuentran difícil aceptar la discrepancia entre la fantasía deseada y la realidad de la maternidad.

Reconocer la depresión posparto es importante no sólo para comprender a la madre y para su tratamiento, sino también debido a sus efectos negativos sobre la relación entre la madre y el bebé, y sobre el aprendizaje del niño y su desarrollo social y emocional. Prevenir la depresión posparto es la mejor forma de evitar estos efectos, y el apoyo social es uno de los factores más importante para su prevención.

LA AYUDA EN CASA

Es de enorme importancia que los progenitores organicen las cosas para que alguien con quien se sientan cómodos ayude en el hogar después del parto. Esta persona puede ser una familiar o una amiga experimentada que comparta las ideas de los progenitores sobre los cuidados y la alimentación del bebé y que permitirá que los progenitores se ocupen de su hijo mientras la ayudante se encarga del hogar. Los progenitores deberían planear disponer de alguien que pueda cuidarles y respaldarles durante tanto tiempo como sea posible. Además de la ayuda por parte de amigos o familiares, hay servicios para el posparto disponibles, como las doulas para el posparto, las niñeras y las ayudantes domésticas.

Si el padre puede planear tomarse un permiso, puede llevar a cabo muchas tareas importantes y proporcionar mucho apoyo, pero puede que la madre desee contar con la ayuda de otra mujer. Puede que encuentre más fácil hablar con otra mujer de sus miedos más personales y sus ansiedades, sus reacciones emocionales (positivas y negativas) y cualquier molestia física, como el dolor por la episiotomía. Después de una cesárea, las necesidades de la madre se verán intensificadas, ya que su fatiga y molestias serán mayores. En todos los casos, cuanto más sea cuidada, apoyada y protegida la madre, mejor podrá cuidar de su bebé.

El padre u otro ayudante debería tener la responsabilidad de asegurarse de que la madre no se vea agobiada por demasiadas visitas o llamadas telefónicas durante demasiado tiempo. La madre que puede descansar durante el día y que no siente la necesidad de recibir visitas y entretenerlas con conversaciones y refrigerios, se enfrenta a los pequeños altibajos de su bebé con infinitamente más ecuanimidad, adaptabilidad y buen humor que una madre estresada y fatigada que está durante largos ratos al teléfono y debe recibir y entretener a las visitas hasta que se vayan a su casa a las 22:00 h. Los ejercicios de relajación siguen siendo útiles en el período de posparto.

EMPEZANDO CON LA LACTANCIA MATERNA

Cuanto más frecuentemente amamante la madre a su bebé durante las dos o tres primeras semanas y, tal y como hemos dicho, cuanto más lleve a su hijo en un portabebés, pegado a su cuerpo, menos llorará el bebé. Los estudios también han mostrado que, si la respuesta ante el lloro o la pataleta de un bebé se produce en el transcurso de noventa segundos, el bebé se tranquilizará rápidamente.[5] Para llegar a conocer a su bebé y empezar con buen pie con la lactancia materna, la madre necesita suficiente tiempo, además de un apoyo, protección y cuidados extra durante los dos o tres primeros meses.

Junto con el alentador incremento de la lactancia materna en Estados Unidos, ha habido una mejor comprensión sobre cómo orientar a las madres para que empiecen con éxito. La introducción temprana del pecho al recién nacido y la técnica del «agarre al pecho» son extremadamente útiles para una lactancia exitosa. Reducir las medicaciones para el dolor (especialmente la meperidina) administradas cerca del final del parto, además de disminuir su concentración en las epidurales e iniciar la analgesia al final del parto con unas dosis reducidas mejora significativamente las probabilidades de una lactancia materna exitosa.

Después del nacimiento, el cuerpo del bebé, pero *no* sus manos, debería secarse exhaustivamente con tres mantas de algodón, ya que el líquido amniótico que se seca sobre sus manos tiene un olor tentador para los recién nacidos y es de utilidad mientras encuentran el camino por su cuenta hacia el pecho de su madre. Para mejorar las probabilidades del amamantamiento temprano, la inyección de vitamina K y la administración de un ungüento ocular deberían retrasarse una hora y media mientras el bebé se encuentra en el estado de atención tranquila.

Los neonatos, solos con sus progenitores y colocados sobre el torso de la madre, entre sus pechos, suelen empezar a agarrarse al pecho a entre los 60 y los 90 minutos de vida, si no están adormecidos debido a los medicamentos administrados a la madre. Cuando los bebés «se agarran al pecho» abren la boca mucho para evitar la punta del pezón, situando sus labios sobre la areola. *Nunca se debería empujar la cara del bebé contra el pecho.* A veces, después de hacer esto, el bebé muestra aversión por el pecho. El recién nacido siempre debería ser el que decida cuándo quiere mamar por primera vez. Muchos bebés se las arreglarán por su cuenta para encontrar el pecho y empezarán a mamar eficazmente, porque los bebés sanos tienen sistemas integrados programados en su cerebro para conseguirlo.

---

5. Korner, A. F.; Thoman, E.: «Visual alertness in neonates as evoked by maternal care», *J Exp Child Psychology*, vol. 10, pp. 67-68 (1970).

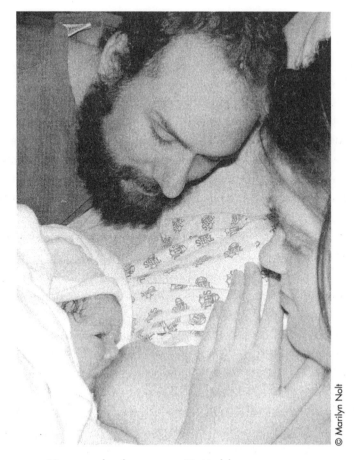

Un agarre al pecho temprano. Haciéndolo correctamente.

UN ENFOQUE EVOLUTIVO DEL APRENDIZAJE PARA AGARRARSE AL PECHO

Algunas madres y sus bebés tienen problemas con el «agarre al pecho». Le hemos pedido a la doctora Christina Smillie[6] que describa su enfoque singular para prevenir o solucionar esa dificultad. Ella señala que los recién nacidos y los bebés de todas las edades tienen la capacidad para encontrar el pecho por sí mismos, al igual que hacen los gatitos y los cachorros de

---

6. Doctora Christina Smillie, 2505 Main Street, Stratford (Connecticut) 06615. Smillie@erols.com

perro. No «hacemos» que nuestros bebés aprendan a agarrarse al pecho, sino que simplemente permitimos que aprendan.

Para hacer esto, la clave consiste en empezar con un bebé tranquilo y concentrado. Los bebés tienen un mayor control de sus movimientos cuando están calmados. ¿Cómo puede una madre hacer esto? Empezamos con el bebé dormido, o con sólo un poco de hambre, con la madre y el bebé desnudos y en contacto piel con piel, con el pecho del bebé sobre la parte superior del torso de la madre, generalmente entre sus pechos. Suele ser ayuda sostener al bebé en posición vertical. La madre no tiene que empezar con la cara del bebé cerca del pezón en absoluto, sino simplemente con el bebé bien acurrucado sobre su cuerpo.

Si al principio sólo quiere dormir, no pasa nada. La madre y el bebé están pasando tiempo juntos. A medida que el bebé se mueva, su madre podrá mantenerle tranquilo hablándole, llamando su atención e incluso estableciendo contacto ocular si mira hacia ella. A medida que vaya teniendo hambre, empezará a girar su cuerpo hacia un pecho o el otro, y puede que vaya subiendo y bajando la cabeza, buscando el pecho; o puede que se lance rápidamente hacia un pecho, o puede que se incline suavemente hacia atrás, hacia el pezón. A medida que mueva a cabeza hacia un pecho, puede que su madre quiera ayudarle un poco, moviendo el trasero de su hijo hacia el otro pecho y ayudándole a mantener su cara en contacto con su piel.

Llegados a este punto, la madre puede ayudar siguiendo hablándole a su bebé. Su voz alentadora le ayudará a estar centrado y con el control. También puede ayudarle asegurándose de que todo el cuerpo del bebé esté en contacto con ella de modo que su nariz, más que la boca, se dirija hacia el pezón, y permitiendo que mantenga su cara en contacto con su piel. El bebé conoce el pecho por su tacto, y no por su vista, y conoce el pezón por su olor, y no por su vista. Sin ese contacto, el bebé podría arquearse, preguntándose a dónde se ha ido el pecho, incluso aunque sólo se encuentre a un centímetro de él.

Para la madre es de utilidad evitar tener una mano sobre la parte posterior de la cabeza del bebé. En lugar de ello, su mano puede sostener su cuello y sus hombros. El bebé necesita que le sostengan el cuello, pero también libertad de movimientos. El propio bebé (cuando sienta el pecho contra su barbilla y su labio inferior y huela el pezón bajo su nariz) buscará entonces con su labio superior y lo situará sobre el pezón para conseguir un agarre descentrado.

Un agarre cómodo permite que el bebé ingiera leche, y eso le enseña que está colocando la boca correctamente. Después de un poco de práctica, estos pasos ya no serán necesarios y el amamantamiento será fácil.

¡Nada de empujar!

- Nada de «movimientos rápidos de brazos».
- No haremos que el bebé se agarre al pecho.
- Permitiremos que el bebé se agarre al pecho.
- Observaremos cómo el bebé aprende.
- No pasa nada porque quieras ayudar, pero no lo hagas, por el bien del bebé.

Cabeza ligeramente inclinada hacia atrás, cuello sostenido, pero el bebé dispone de espacio para moverse.

1. **Después de que tu bebé haya bajado hacia un pecho:**
   - Sigue las indicaciones del bebé
   - ¡Disfruta!
   - Madre y bebé tranquilos

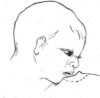

La barbilla por delante

Nariz contra el pezón

2. **El bebé abre la boca completamente.** Cuando tu bebé sienta su barbilla, lengua y labios sobre el pecho, abrirá la boca completamente y estirará la cabeza y colocará su boca sobre el pezón.

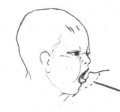

La línea punteada muestra el área que el bebé tomará en su boca.

3. **Agarre al pecho descentrado.** Una mayor parte de la areola será visible sobre el labio superior y una menor parte bajo el labio inferior (el tamaño de la areola varía mucho. Puedes comprimirla y meterla en la boca del bebé).

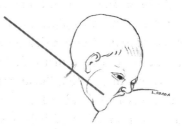

©2002 Christina M. Smillie. Todos los derechos reservados.
Los conocimientos en el campo de la lactancia materna siguen mejorando con las investigaciones continuas. Por lo tanto, siempre deberías asegurarte de disponer de la última versión de este o de cualquier otro folleto. Este folleto se actualizó por última vez el 24 de marzo de 2002.

Si el bebé no acaba de hacerlo del todo bien, no habrá flujo de leche y puede que el bebé se aparte para solucionar el agarre al pecho. También puede que la madre sienta dolor, lo que debería animarla a corregir eso. Si le duele mucho, puede permitirle volver a empezar colocando su mejilla sobre su pecho, cerca del pezón. Si sólo le duele un poco, puede solucionar el agarre al pecho tirándole suavemente de la barbilla mientras mama. Un buen agarre al pecho siempre es cómodo.

LA DOULA PARA EL POSPARTO

Un tipo especial de ayuda que ahora está disponible para las madres es la de una doula para el posparto. La formación de una doula incluye la reanimación cardiopulmonar, el aprendizaje relativo a la lactancia, los problemas de salud comunes en los bebés, conocimientos sobre qué buscar en la madre que pueda requerir de atención médica y habilidades comunicativas que frecuentemente tienen que ver con preocupaciones emocionales. Por la seguridad del bebé, estas doulas han sido sometidas a pruebas de tuberculosis y a inmunizaciones contra la hepatitis.

La doula para el posparto ayuda a la madre a vigilar la orina, las heces y el número de tomas del bebé y está atenta a un incremento de la ictericia, si la madre así lo desea. También está preparada para satisfacer otras necesidades de los progenitores, como hacer la compra, cuidar de otros hijos, unas tareas del hogar ligeras y cocinar comidas nutritivas. Ayuda a organizar el hogar y tiene a su alcance números telefónicos de servicios de emergencia y de familiares para los progenitores. En pocas palabras, es como una Mary Poppins para la mujer que acaba de ser madre.

Una habilidad importante de la doula para el posparto es su capacidad de escuchar. La doula debe evitar la tentación de relatar su propia historia o la de otras mujeres. El principal objetivo consiste en estar presente mientras es la madre la que habla. Escuchando y reconociendo sus sentimientos y los recuerdos del parto, y lo que está experimentando en este período del posparto, la doula ayuda a la madre a procesar estos importantes eventos. Disponer de alguien que pueda ser un reflejo de ella y que la valide proporciona a la madre una oportunidad para encontrarle sentido a los eventos. Entonces se siente escuchada y puede liberarse de la autocrítica que a veces acompaña a la percepción de una mujer sobre su desempeño. Una madre se beneficia de poder hablar de sus recuerdos positivos y/o negativos. Durante esta etapa temprana, la madre puede experimentar una serie de emociones, y que la escuchen le da permiso para expresarse, poner las cosas en orden y sanar.

La doula para el posparto debería estar completamente familiarizada con los seis estados de consciencia o vigilia de un bebé, y de su talento especial para responder con interés y de sus capacidades sensoriales finamente calibradas.[7] La doula puede ilustrarle a los padres cómo el recién nacido responde a sus voces, su contacto y sus rostros, además de cómo necesita «echar el cierre» cuando está cansado o agobiado. Aprender cómo sintonizar con las señales del bebé es una tarea importante para ambos progenitores en este período temprano. Es un proceso de descubrimiento y lleva tiempo. Sus respuestas sensibles ayudan al bebé a desarrollar conciencia de sí mismo. La doula puede recordar a los progenitores que no pueden malcriar a sus bebés tomándoles entre sus brazos cuando lloren o respondiendo de inmediato a sus necesidades.

Hay numerosas formas en las que la doula para el posparto puede implicar al padre para que se sienta incluido en esta primera época de adaptación. El padre suele sentir frecuentemente que no tiene nada que hacer cuando la principal ocupación de la madre es amamantar al bebé varias veces al día. Sin embargo, el padre tiene un papel importante respaldando a la madre física y emocionalmente en esta preciosa etapa.

El padre debería ser instruido en cuanto a cómo ayudar a colocar al bebé sobre el pecho. En este caso, otro par de manos puede ser de lo más útil. Traer almohadones para que la madre pueda adoptar distintas posturas es esencial para la comodidad durante el amamantamiento. Cuando la madre esté incorporada, el padre puede colocar los cojines bajo el bebé o bajo el brazo de la madre, o mientras ésta se encuentre de costado en la cama, su pareja puede colocarle almohadones detrás de la espalda, debajo de su cabeza y detrás de la espalda del bebé. La pareja puede traerle algo para beber, ya que el dar el pecho hace que a la madre le entre bastante sed. La lactancia materna puede suponer un desafío, y la madre puede llorar o sentir como si no estuviera funcionando o sentirse con ganas

---

7. Klaus, M.; Klaus, P.: *Your Amazing Newborn*. Perseus, Cambridge (Massachusetts), 1998. (Trad. cast.: *Tu sorprendente recién nacido: Sus capacidades de interacción desde los primeros minutos de vida*. Medici, Barcelona, 2004).

de abandonar. La comprensión, el apoyo, el amor y el aliento por parte de su pareja son especialmente importantes en esta época. Hasta que la lactancia se establezca y la madre ya no necesite ayuda, estar con ella durante las tomas nocturnas es realmente alentador para ella. Es sorprendente cómo estas acciones aparentemente sencillas por parte de la pareja pueden suponer una diferencia tan grande para la comodidad y la confianza de la madre.

Además, ayudar con las tareas rutinarias alivia la carga de la madre que acaba de tener un bebé. El padre debe disponer de su propio tiempo para establecer vínculos con su bebé. Puede bañarle, cambiarle los pañales, vestirle, sestear con el bebé sobre su pecho, cantarle y mecerle. La doula puede alentar o instruir al padre primerizo de variedad de formas para aprender sobre, cuidar de, jugar con, sostener a, aliviar a, consolar a e interactuar con su bebé, siempre sintonizando con la comodidad y las respuestas de su hijo.

La doula puede ayudar a la madre a gestionar el estrés, con ejercicios sencillos como las técnicas de relajación pasiva progresiva; la respiración lenta y calmada, relajando los músculos de todo el cuerpo; y a emplear visualizaciones para aumentar su capacidad para relajarse. En un estudio en el que se comparó a mujeres que continuaron con los ejercicios de relajación y visualización después del alumbramiento (similares a los usados durante el parto) con un grupo de mujeres que simplemente reposaron, el grupo que usó la relajación tuvo un 50 % menos de depresión y ansiedad seis semanas después. Cuando el cuerpo y la mente están tranquilos, la sanación se ve potenciada, se libera la tensión mental y pueden desarrollarse una mayor paz interior y confianza. La relajación también mejora la lactancia materna y el flujo de leche.

Le pedimos a Tracy Fengler,[8] una doula para el posparto, que nos explicara su papel:

«Cuando eres una doula para el posparto, buena parte del tiempo tienes que ser una persona muy calmada y tranquilizadora. Llegas al hogar y a la vida de esas personas que se encuentran en uno de los momentos más increíbles de su vida. Muchos progenitores están preocupados por cómo va a ser esta nueva persona. ¿Qué va a hacer con mi bebé? Suelen tener miedo de que una desconocida esté en su casa y se haga cargo de ella.

---

8. Tracy Fengler, Oceanside (California) 92056.

Conozco esa sensación perfectamente. Cuando tuve a mi bebé, mi madre me dijo que me conseguiría a una niñera para el bebé y le dije que no, gracias.

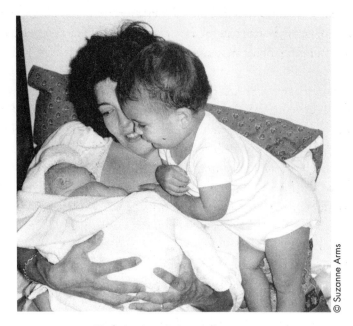

Un hermano conoce a su hermana.

»Escucho mucho. Cuando llego por primera vez, me siento en una silla, y generalmente la madre está con el bebé, ya sea entre sus brazos o amamantándole. Si quieren explicarme el relato de su parto, genial. Me inspiro en lo que me dicen los progenitores. Intento no llegar pisando fuerte, dando todo tipo de indicaciones. No quiero abrumarles. Ya han pasado por una gran sobrecarga, clases y lecturas, y el parto, y su cabeza está dando vueltas. Quiero ver cómo puedo satisfacer sus necesidades.

»Les digo que hago de todo, como una especie de manitas. Puedo ayudar con todos los cuidados del bebé, la lactancia materna, cuidar de la madre, el padre, ocuparme de las comidas, los recados y las mascotas. Puedo sacar a pasear al perro o llevarlo al veterinario si así lo desean. Puedo jugar con sus otros hijos, y puedo ayudarles con la transición de tener un segundo hijo. Cuando empiezo, le digo a cada progenitor que cada familia tiene unas necesidades distintas. A algunas les preocupa la comida de verdad, y a algunos esto no les preocupa en absoluto, y me inspiro en ellos. Me dicen: "Ya sabes. Estoy muy y muy interesada de verdad en el bebé y en sus cuidados, y estoy realmente preocupada porque no duermo lo suficiente", así que cuando llego y les veo con el bebé y están amamantándole, trabajaremos sólo con esos asuntos. Cuando llego, me fijo en el bebé, me fijo en la madre, me fijo en la situación y veo cómo puedo ayudar gradualmente. Digo: "¿Cómo han estado yendo las cosas? ¿Cómo te sientes? ¿Cómo se siente tu cuerpo?". Si me dice: "Mi cuerpo se siente realmente mal, la espalda me está matando, mi cuello me está matando, mis pezones están irritados", entonces le contesto: "De acuerdo, entonces trabajemos en la posición para el amamantamiento para ti y tu bebe. Debes estar muy cómoda. Debes tener la espalda recta contra la silla; tienes que disponer de almohadas a tu alrededor; debemos encontrar el mejor lugar para ti. Para este preciso momento, el mejor lugar es un área amplia, ya sea tu cama o un sofá. Ahora vamos a hacer esto durante un par de días, y voy a asegurarme de que el bebé esté bien agarrado al pecho y de que los dos estéis cómodos. En una semana puedes levantarte y probar con la mecedora, o probar con distintas posturas".

»Muchos progenitores me dicen: "Esto es mucho más duro de lo que imaginaba. Nadie te dice nunca que es así". Debemos asegurarnos de que el bebé esté bien agarrado al pecho. Si el bebé no tiene una cantidad suficiente del pezón o de la areola en la boca, no va a hacer que salga la mayor cantidad de la leche. Va a frotar con una parte incorrecta de la boca y eso va a ser muy incómodo para la madre, y no va a ser lo mejor para el bebé. Así pues, trabajaremos en eso, y les diré que un cierto grado de molestias es normal, y que durante el primer par de semanas no está exento de dolor. Duele durante los primeros diez o veinte segundos una vez que se está en ello. Una vez que el bebé está mamando, puedes sentir algo de dolor, que debería desaparecer. Si no es así, deberemos apartar al bebé y volver a intentarlo. Es, realmente, una experiencia de aprendizaje.

»El problema más común es dejar que el bebé se quede dormido sobre el pecho y pensar que está comiendo. Normalmente, al principio el bebé se alimenta, pero puede que esté agarrado al pecho casi una hora y que la madre crea que ha estado mamando todo el rato. El bebé no se está alimentando, sino que sólo está pasando el rato. Entonces se retira o le apartan, preguntándose por qué vuelve a estar hambriento tan pronto. El problema consiste en tener a los recién nacidos despiertos e interesados. Les hago saber lo duro y cansado que es para los neonatos: se agotan, incluso al cabo de cinco minutos. Tienes que hacer que sigan adelante, mantenerles activos, hacer que eructen. A muchos progenitores les asustan los eructos: simplemente van de un lado al siguiente pecho sin ni siquiera despertar al bebé. No queremos que el bebé duerma en este momento. Necesitamos un amamantamiento eficaz: no quieres que tu bebé esté tomando sólo pequeños tentempiés.

»Les digo que algunos bebés se retiran por su cuenta y que te hacen saber cuándo han mamado lo suficiente, y que otros no. Algunos bebés son muy felices estando ahí y, si se les permite, sencillamente pasarán el rato. En el caso de estos bebés, realmente debes saber cuándo pararles, apartarles del pecho, despertarles, cambiarles el pañal, hacerles eructar, colocarles en distintas posturas (posturas que no son tan relajantes). Generalmente, colocarle sobre el hombro suele ser relajante. Yo les digo que coloquen al bebé incorporado sobre su regazo y que vayan subiendo sus dedos por la columna vertebral del bebé para mantenerle despierto.

»Al empezar, la cosa no consiste en ir directamente hacia el pezón. Debemos comprobarlo todo mientras llegamos ahí. Tenemos al bebé en la postura adecuada. ¿Estás cómoda? Necesitas un muy buen control, así que lo que te hace falta es tener una mano sobre la parte posterior de la cabeza del bebé, no demasiado arriba, justo detrás de las orejas, y necesitas la otra mano, la que está más cerca de tu pecho, para sujetar ese pecho porque es pesado. Podría escurrirse de la boca del bebé. La gente no suele pensar en eso: quiere ir a poner su brazo alrededor del bebé, y yo les digo que bueno, que esas cosas vendrán después. Ahora se necesita mucho respaldo, se necesita mucho control, sobre el pecho y sobre la cabeza del bebé para acertar con el posicionamiento, ya que al principio es complicado. Sin embargo, les digo que si están haciendo esto bien y consiguen que el bebé se agarre bien al pecho, al cabo de un par de días o una semana, quizás dos, no tendrán que hacer todo este trabajo preliminar. No tendrán que preocuparse tanto por ello. Es realmente importante hacerles saber que esto no va a ser así para siempre. A veces, un progenitor primerizo se siente abrumado, como si ésa fuese a ser su vida a partir de ese momento, como si ésa fuese la forma en la que el bebé va a comer. Les digo que no. Las cosas están cambiando constantemente, y serán distintas al cabo de varios días. Dentro de poco, el bebé será realmente bueno amamantándose. Va a volverse mucho más fácil. Va a ser realmente genial. Simplemente necesitas empezar con buen pie.

»Cuando las conozco antes del parto, mantengo una conversación con ellas. Les digo que después de tener a su bebé van a necesitar que alguien las ayude con el amamantamiento. Algunos hospitales son realmente geniales y tienen consultores de la lactancia materna, y de esos progenitores en realidad no tengo que preocuparme, pero hay hospitales importantes que no disponen de ninguna ayuda relacionada con la lactancia. Se debe encontrar a una enfermera realmente buena que vaya a ayudar. Algunas te aportarán instrucción desde la otra punta de la habitación, y no te van a ayudar tanto. Querrás que al principio acuda una enfermera o alguien y te ayude físicamente con tu pecho y tu bebé.

»A veces quieren explicarme toda su historia del parto. Generalmente sé de qué tipo de alumbramiento se trató, ya fuera muy difícil o lo mucho que duró. Entonces sólo espero y me inspiro en lo que me dice la madre, y al final se deja convencer y me lo explica. A veces me siento algo incómoda. Debería estar de pie, haciendo algo, pero entonces pienso que no: que sí estoy haciendo algo. Generalmente, cuando se sientan y me explican esto, comentan: "Oh, ¿estás aburrida? Simplemente dímelo", y yo les contesto que no, en absoluto. A ellas les encanta poder explicar su relato, revivirlo de nuevo. Y entonces sus amigos la llaman por teléfono. Cuentan toda la historia de nuevo, y yo estoy haciendo algo, y entones dicen: "¡Vaya! ¡Debes estar cansada!". Les digo que no, que no estoy cansada de todo eso. Ésta es tu historia, y deberías estar contándosela a todo aquel que quieras. Generalmente les hace sentir bien poder hacerlo.

»Al principio, puede que incluso sigan estando en el período de la luna de miel, en el cual, durante un par de días, no creen que necesiten dormir. No pueden dormir, todavía no están sintiendo las cosas de verdad, así que intento hacérselo saber. Antes de que el bebé llegue, imaginan que cuánto trabajo puede suponer todo esto, si el bebé sólo come, duerme y defeca. Piensan que van a poder disponer de su vida, y que su vida va a ir bien; y entonces tienen al bebé y su vida cambia. Les digo que no pasa nada, que es así como debería ser. Deberías disponer de mucho tiempo para descansar, relajarte, estar tumbada en la cama con tu bebé, simplemente mirándolo. Les digo a los progenitores primerizos que su nuevo trabajo va a consistir en estar sentados y mirar al bebé, alimentarle, cuidar de él, pero... ¿entonces quién cuida de ti?

»Después de todo ese tiempo con el bebé, sientes como si no quedara tiempo para ti. Si tienes hambre, simplemente vas a tomar algo así como un bocadillo. Les digo que necesitan alimentarse bien, hidratarse y algo de descanso. A veces, a los padres les resulta fácil dormir y echarse siestas, y a veces no. A veces, la gente no es dada a echarse siestas, pero si puedes, tírate a la bartola. Si quieres echarte una siesta con el bebé, genial. Sestea con el bebé: tenle ahí contigo. Sin embargo, si quieres disponer de algo de tiempo a solas en el que puedas, simplemente, cerrar la puerta, yo me ocuparé del bebé. Me aseguraré de que comáis bien cuando llegue por la mañana, y lo primero que diré será: "¿Habéis desayunado?". Empiezo a las 9:30 h, trabajo de las 9:30 h a las 16:30 h, y será es una hora realmente buena para empezar, ya que les da tiempo para dormir hasta tarde y estar con el bebé, y entonces aparezco yo. Generalmente no han desayunado ni se han duchado. ¿Qué es más importante? Digamos que han alimentado al bebé, o que el bebé está durmiendo. Les pregunto qué es lo que les gustaría que hiciera, si les gustaría que les hiciera el desayuno, si les apetece darse una ducha, si quieren sentarse y hablar sobre el bebé… qué es lo que quieren que haga hoy. La gente agradece que cuiden de ella, pero a veces les resulta difícil imaginar o sentirse cómodo con que la cuiden.

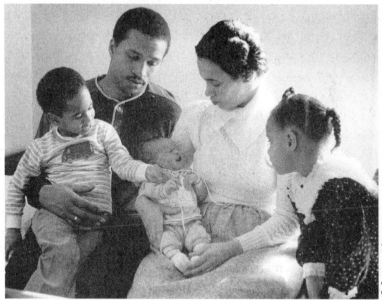

© Suzanne Arms

»Cuando empiezo, la gente me dice: "Me resulta difícil decirte que vayas a buscar algo a la cocina. No estoy acostumbrada a esto", o "Soy el tipo de persona que es muy buena en su trabajo, soy ejecutiva, y no estoy acostumbrada a esta sensación de indefensión y de tener a gente que haga cosas por mí". Les hago saber que la primera semana consiste realmente en recuperarse, en conocer al bebé, tomarse las cosas con calma, y trabajar en el amamantamiento y en recuperar las fuerzas, y mantener una vida tranquila. Las madres y los padres primerizos realmente no lo comprenden hasta que les pasa a ellos y llega un amigo de visita y se queda dos horas y su tarde o su mañana quedan completamente en el caos.

»Les digo que de verdad queremos ver algo en el pañal cada dos horas. Digamos que han transcurrido dos horas y que no ha pasado nada. Los pañales de usar y tirar engañan a los progenitores, y dirán que yo pienso que está mojado porque es realmente difícil saberlo. Cojo el pañal que no se ha usado. Puedes verlo por el peso... Si está blando y cruje y se mueve mucho, no hay nada ahí. Si sobresale un poco y suena pesado al golpearlo, está mojado. Les muestro las distintas formas en que pueden comprobarlo.

»Al principio éste es un gran problema. Puedo saber si el pañal está mojado o no. ¿Cómo lo sé? O me dicen que el bebé está defecando mucho, pero que no orina. Y así, les digo que eso está muy bien, que el bebé está defecando mucho, y que a veces también está orinando, pero que ellos no lo saben. Las cosas se están mezclando ahí abajo. Mientras estén defecando, la micción llegará.

»Les pregunto si, cuando se fueron del hospital les dijeron que el bebé estaba un poco ictérico. A veces no lo saben, y dicen: "Oh, creía que tenía una bonita piel de color aceitunado". Les digo que la ictericia es algo muy común, especialmente con la lactancia materna. Aparece alrededor del segundo o el tercer día, y es muy normal, muchos bebés la sufren (un 60 %), pero esto es en lo que debemos fijarnos. Debemos asegurarnos de que el bebé quiera mamar cada dos o tres horas, de que esté despierto y no aletargado. No querrás que un bebé ictérico esté aletargado, que no puedas despertarle y que no quiera comer. Lo que el bebé tiene que hacer es comer más frecuentemente, comer bien y eliminar la bilirrubina en sus heces. Por lo tanto, cada vez que veas una hez, celébralo: es algo bueno.

»A veces llego a su casa y están tumbados en la cama y el bebé está llorando, y la madre no sabe qué hacer. Así, le digo que qué es lo que acaba de hacer. Ella me puede decir que han comido y que han estado tumbados ahí media hora y que todo iba genial. Entonces, de repente, el bebé ha empezado a llorar. Les digo que no pasa nada, que lo primero que tiene que hacer es tomar al bebé entre sus brazos y hacer que eructe. Eso nunca hace daño: siempre puedes ver si eructa. Además, si tomas entre tus brazos a un bebé en el transcurso de los primeros noventa segundos después de que empiece a llorar, dejará de hacerlo. A los bebés les gusta que les lleven de paseo, estar cerca de ti, y les gusta especialmente la atención por parte de sus progenitores. Por lo tanto, necesitas levantarte y pasear con el bebé y moverle de un lado a otro. Entonces dicen: "Oh, Dios mío. No puedo hacer eso: estoy muy cansada". Y es ahí donde va bien que haya otra persona para ayudar, ya sea el padre o yo.

»Los bebés son muy y muy inteligentes, y conocen su entorno y se acostumbran a su hogar y lo conocen muy y muy bien. Por lo tanto, a veces, todo consiste en cambiarles a una parte distinta del hogar, mostrarles otra habitación o llevarles fuera de casa. Hablarles y cantarles resulta de ayuda. Les encanta la mesa sobre la que les cambian, y ése es un lugar genial donde podéis tener muchas interacciones. Coloca al bebé sobre la mesa, ya que aprende muy rápidamente, al cabo de una semana, más o menos, que sobre la mesa para cambiarle se ocupan de él, le quieren y disfrutan de él. Éste es un lugar al que puedes llevarle si se pone caprichoso. Y una forma de ayudar con el cambio del pañal y todos los lloros consiste en asegurarse de que el agua con la que le limpies y cambies esté tibia, de disponer de una toallita suave, de mantenerlo tapado, de hablarle, de colocar tu mano sobre su vientre y de proporcionarle algo de consuelo.

»Los bebés vuelven su cabeza hacia un lado, y querrán volver a mirar hacia algo. Si tienes algo ahí, va a saber que esa imagen en blanco y negro que hay en la pared siempre va a estar ahí, y se van a volver hacia ese cuadro, y eso les va a proporcionar algo a lo que mirar que les consuele. Podemos comprar algo, podemos hacerlo nosotros mismos o, simplemente, podemos conseguir una imagen de una revista.

»Si el bebé llora constantemente, eso es algo que no debería estar sucediendo nunca. Después de un par de semanas, una vez que el bebé esté despierto más tiempo y tenga más períodos de vigilia, puede que tenga más momentos de berrinches por la noche en los que no estés muy segura de qué hacer. Al principio, cuando tiene menos de dos semanas, suele llorar por una razón. Lo que el progenitor está intentando hacer es captar las pistas que le da, ya que la mayoría de los bebés transmiten señales antes de llorar. Les verás chasquear los labios o frotarse los ojos cuando tengan sueño. Ciertamente, transmiten una señal. Casi siempre, a la madre le lleva alrededor de una semana comprender algunas señales.

»Las madres siempre se sienten bien estableciendo vínculos con el bebé y amamantándole. Dicen que lo han visto en un libro o en una grabación. Otra forma en la que su hijo puede mostrar que tiene hambre es sacando la lengua o metiéndose el puño en la boca cuando le colocan sobre su hombro. Si un bebé está ahí arriba y empieza a "picar" como si fuera un pollito, entonces yo digo que es una buena señal de que está realmente hambriento. Si conocen una o dos señales, intento darles pistas sobre tres señales más.

»Le digo al padre en qué debe fijarse cuando empiece el amamantamiento. Tomo el pecho de la madre, ya que ella tiene las manos ocupadas con su pecho y la cabeza del bebé. Le pido al padre que se acerque. Necesitamos ver los labios abiertos y vueltos hacia fuera. Si no lo están, podemos ayudar al bebé, y es así como ayudarás: De acuerdo, primero nos fijaremos en el labio superior. Generalmente, el labio superior está bastante bien, y le muestro al padre el aspecto que tiene un labio superior abierto y vuelto hacia fuera. Luego nos fijamos en el labio inferior. Debes mover físicamente el pecho de la madre para poder acceder y ver. Puedes ver que, si ese labio está como recogido por debajo y cerca del pezón, eso hará daño a la madre. Por lo tanto, colocarás tu dedo sobre la barbilla del bebé y tirarás de ella hacia abajo. Cuando hago eso, la madre suspirará aliviada diciendo que eso está mucho mejor, y se acabará con una mayor cantidad del pezón dentro de la boca».

Los progenitores que pueden permitirse una doula para el posparto como Tracy son muy afortunados. Sin embargo, muchas de las formas en las que ayuda a los progenitores, tan bien descritas aquí, pueden llevarlas a cabo una hermana, la madre o una amiga experimentada. Los consejos que da aquí sobre el reposo, pedir ayuda y tomarse tiempo para acertar con el amamantamiento son de utilidad para todos los progenitores primerizos.

La mayoría de las mujeres también encuentran muy valioso reunirse con otras mujeres que acaban de ser madres durante los primeros seis meses tras el parto. Es de utilidad buscar grupos de mujeres que han sido madres en tu región. Al igual que durante el proceso del alumbramiento, las madres pueden beneficiarse mucho compartiendo experiencias con otras mujeres que comprendan sus sentimientos y valoren sus nuevos desafíos. El apoyo emocional y físico a los progenitores que acaban de tener un bebé mejorará el bienestar de toda la familia.

APÉNDICE A:

LA FORMACIÓN DE UNA DOULA

DECIDIR CONVERTIRSE EN UNA DOULA

Las mujeres que tengan el interés y desarrollen las habilidades especiales para convertirse en doula pueden proceder de distintos orígenes, pero comparten un objetivo único: ayudar a otras mujeres durante el importante evento vital que supone dar a luz. Algunas doulas son educadoras para el parto a las que les gusta seguir ayudando a las parejas durante el alumbramiento. Algunas combinan la educación para el parto y el respaldo durante el alumbramiento y también ofrecen formación a otras mujeres. Otras proceden del movimiento del parto en casa o del movimiento de comadronas no profesionales. Algunas mujeres parecen tener una inclinación natural por todo el proceso del parto, al igual que algunas personas nacen con un oído musical perfecto, y buscan un papel en el que expresar este talento.

Muchas mujeres que deciden ser doulas dispusieron de apoyo cuando ellas dieron a luz, y están tan agradecidas por el amable respaldo que recibieron, que quieren «devolver algo». Algunas sienten que el apoyo que recibieron durante el parto y el alumbramiento fue único y no tenía precio: que era más especial que cualquier otra ayuda que hubieran recibido nunca.

Otras mujeres que quieren convertirse en doulas expresan un deseo de dar este tipo de respaldo porque no recibieron apoyo emocional en su propio parto, y se dan cuenta de lo aisladas y asustadas que se sintieron y cómo se habrían beneficiado de ese respaldo. Además, otras mujeres, independientemente de si habían estado antes interesadas o implicadas en el parto, o de si habían dispuesto de apoyo durante el nacimiento de sus propios hijos, se ven atraídas por ayudar a otras mujeres tras haber experimentado ellas mismas el parto.

Independientemente del estímulo o la motivación para convertirse en doula, es esencial que ésta tenga de un período de formación y/o aprendizaje.

LA NATURALEZA DEL APOYO DE LA DOULA

Puede que el conocimiento más importante necesario para una doula que se esté formando es que cada mujer llega al parto con un conjunto distinto de experiencias vitales, necesidades, mecanismos de afrontamiento y respuestas. Cada una de ellas llega con un conjunto particular de relatos, información, preocupaciones e historiales sobre el parto. Enfocan el parto con sus expectativas personales y habilidades variadas para lidiar con el dolor u otras situaciones difíciles. El padre, pareja, familiar cercana o amiga que acompaña a la madre también tiene unas experiencias vitales pasadas y preocupaciones. Debido a esto, la doula debe ser adaptable, habilidosa y frecuentemente creativa para satisfacer las distintas exigencias de cada mujer y de la persona que la acompaña durante el parto.

El apoyo de una doula es, por definición, personalizado. Mediante una interacción dinámica con la madre y el padre (o la pareja), la doula adapta sus cuidados a las necesidades específicas de la madre. Debido a esto, la formación de la doula debe estar diseñada para especificar unos estándares de apoyo mínimos y para proporcionar a las doulas que se están formando una amplia variedad de técnicas que usar según sea necesario. Además, es muy importante recibir información básica sobre los procedimientos hospitalarios y el parto y el alumbramiento.

La comunicación de la doula con la mujer que está de parto se da a un nivel visceral. Respira con la mujer y siente con la mujer, y se ocupa de sus emociones. Los proveedores de cuidados médicos suelen comunicarse sólo a un nivel intelectual. Son responsables de los resultados médicos y deben monitorizar los posibles riesgos y estar familiarizados con la tecnología disponible para los partos complicados. Ambos papeles son, por supuesto, importantes.

FORMACIÓN BÁSICA

El contenido y la programación de los planes de formación varían, pero ambos incluyen tanto cursos como experiencia práctica. Los cursos incluyen debates y la introducción a los cambios fisiológicos, psicológicos y emocionales básicos durante el embarazo, el parto, el alumbramiento y el primer período del posparto. Los contenidos también incluyen descripciones del plano de las áreas de partos y alumbramientos y, si es posible, presentaciones al personal médico y de enfermería del hospital local. La formación incluirá ejercicios vivenciales en habilidades comunicativas, formación en empatía y maneras de generar comodidad mediante el tacto y las palabras, además de la interpretación de papeles de situaciones comunes y formas de empoderar a las mujeres.

La formación incluye formas de apoyar a las mujeres en distintas variaciones de un parto normal, ayudar a mujeres con un parto por vía vaginal que fueron sometidas a una cesárea en un parto anterior, partos complicados, partos múltiples y las necesidades inmediatas en el período del posparto.

La literatura para la formación variará, pero apremiamos a todas las mujeres que están recibiendo la formación a que lean los estudios médicos básicos que respaldan los efectos beneficiosos de la doula. *Véanse* los capítulos 4, 5 y 6, y la lista de lecturas recomendadas al final de este apéndice.

Las sesiones de capacitación permiten a las doulas en formación experimentar variedad de técnicas alentadoras usadas por las doulas; las variadas respuestas de la madre ante el apoyo; las interacciones entre las doulas, los padres y el personal médico; y los cambios en cuanto al respaldo cuando sea necesario a medida que el parto avance. Después de observar o ayudar con varios partos, las doulas en formación deberían disponer de la oportunidad de debatir no sólo sobre técnicas alternativas en una situación dada, sino también sobre sus sentimientos acerca de cada técnica y sobre el comportamiento de la mujer de parto. De esta forma pueden desarrollar confianza y comodidad con sus propias habilidades para convertirse en doulas. Creemos que la mayor parte de la formación debería centrarse en la experiencia práctica y en el desarrollo de habilidades de comunicación y orientación. Después de la formación inicial y para su primera actuación en solitario, las doulas pueden beneficiarse mucho discutiendo cada caso en detalle con otra doula (si es posible al cabo de un día o dos tras el parto). Este tipo de diálogo continuo seguirá siendo útil durante toda su trayectoria profesional. Los debates periódicos en pequeños grupos con entre tres y seis doulas han demostrado ser especialmente útiles. Las doulas, ya sean voluntarias o pagadas, agradecerán y se beneficiarán de un desarrollo continuo de sus habilidades, la formación continuada y el apoyo interpersonal.

DIRECTRICES GENERALES[1]

- Una doula ayuda y anima a una mujer a lidiar con el parto *lo mejor que pueda*. No hay una forma correcta o incorrecta de hacer esto ni ningún ideal frente al cual se la esté valorando. Tómate tiempo para valorar cómo está trabajando la madre con su parto y luego básate en eso. Ayúdala a invocar su fortaleza interior para lidiar con el parto y ayúdala a ayudarse a sí misma. Demuestra tu confianza (mediante tus palabras y expresiones faciales) en que *puede* enfrentarse al parto y al alumbramiento.
- Cuando el parto es intenso, puede que la mujer necesite recordatorios constantes de que está sintiendo y experimentando las sensaciones normales del parto, y no algo de lo que tener miedo. Recuérdale que lo está manejando bien y que seguirá siendo capaz de lidiar con cada contracción a medida que aparezca. Sin embargo, la doula debe ser siempre sincera con la madre y no minimizar sus sensaciones.
- Ayuda a la madre a permanecer centrada en el presente (no sólo en cuánto está durando y en cuánto durará). Ayúdala a lidiar sólo con el dolor del momento. La experiencia en un momento dado rara vez es tan intensa como para no poder aceptarse.
- A la madre y a su compañero puede ayudarles que les describas qué está sucediendo en el interior de ella mientras tiene contracciones. Genera una imagen para que la mujer pueda centrarse en ella. Algunas parturientas encuentran muy eficaz cerrar los ojos y visualizar lo que

---

1. Un agradecimiento especial a Susan Rose, una doula experimentada y sensible, formadora de doulas y enfermera-comadrona titulada, por sus pautas sobre el papel de la doula durante las fases del parto.

quieren que suceda en su parto (la apertura del cérvix, las contracciones intensificándose, el bebé descendiendo).

- Estate preparada en todo momento con una caricia, palabras o una mirada. Si la madre se pierde o queda sobrepasada durante una contracción difícil, dile que sople y que respire contigo. Establece contacto ocular y físico (mientras la miras, sostén su mano derecha y su hombro izquierdo, por ejemplo). Dile que puede superarlo y que la ayudarás. Puede que necesites ser firme y autoritaria. Emplea el masaje, la relajación mediante el contacto, y las caricias para fomentar que cualquier parte del cuerpo que esté tensa se relaje durante y entre las contracciones, como si fuera un «fideo cocido».

- Entre contracciones, pregunta a la madre qué le ha gustado y qué no. A medida que el parto avance, mantén la comunicación fácil y observa sus indicaciones no verbales. No te ofendas si la madre no es muy educada durante estas intensas partes de su parto. Para parir de forma eficaz debe poder desprenderse de las muchas inhibiciones que dirigen el comportamiento en la vida cotidiana.

- Reconoce el dolor cuando exista. Esto es esencial. Si la madre muestra o te dice que siente dolor, reconoce sus sentimientos. Puedes responder con: «Tu útero está trabajando muy bien y duro», o «Esa sido una contracción fuerte y buena», o «Tu bebé está empujando hacia abajo, como debería ser». Este dolor tiene un objetivo. Recuérdale a la madre que lo que está sintiendo (como la presión, el dolor o la dilatación) es algo normal en un parto. Recuérdale lo que representan las sensaciones (por ejemplo, que el cérvix se está abriendo, que el bebé se está desplazando hacia abajo).

- A medida que el parto avance, lo que hace sentirse bien y lo que hace falta cambiarán. A veces nada hace sentirse bien. En estos momentos del parto o el alumbramiento, necesitarás que la madre acepte la forma en la que se siente, que la mantenga en su perspectiva, que se relaje más y que esté abierta a otras posibilidades como la visualización.

- Préstale a la madre toda tu atención. Tu apoyo emocional puede reemplazar a los fármacos para aliviar el dolor. Minimiza las distracciones durante las partes más intensas del parto. Intenta ser consciente de cualquier persona o cosa que pueda alterar a la madre y ocúpate adecuadamente de ellas por ella: ésta es otra faceta del empoderamiento.

- Intenta permanecer tranquila y calmada. Tu tensión y ansiedad se transmitirán con facilidad. Ocúpate de tus miedos y preocupaciones antes de que el parto empiece, de forma que puedas centrarte en la madre durante el parto. Si sientes que te estás tensando, respira lenta y profundamente y relájate.
- No te sientas fuera de lugar ni intimidada por el entorno del hospital, el personal ni el equipamiento. Eres esencial para el bienestar de la madre. Asegúrate de formular preguntas y de obtener la información que necesites para sentirte tranquila. Al mismo tiempo, no proporciones consejos médicos ni interfieras con el personal sanitario en forma alguna. El parto no es un momento para intentar cambiar las prácticas de una unidad de maternidad. Las doulas deben dejar a un lado sus propias convicciones sobre las prácticas hospitalarias durante un parto. Sé diplomática con el personal del hospital (estás trabajando en su territorio). Anima al padre y a la madre a transmitir sus propias necesidades al personal hospitalario.
- Céntrate en las necesidades de la madre y el padre, y no en las tuyas. Las madres deben ser las primeras, pero muchos padres también necesitan tu apoyo y aliento. Sé sensible son cualquier familiar o amigo que esté presente. Mantén siempre una actitud positiva y modela un comportamiento alentador para que la pareja lo emplee. Anima al padre a estar cerca de la madre y a ser alentador con la madre al nivel que se sienta cómodo. Añade elogios siempre que sea posible.
- Adapta tu respaldo a las necesidades de cada madre y modifica tus cuidados a sus necesidades cambiantes mientras avanza por el parto, el alumbramiento y el período del posparto. Concéntrate en relajar y tranquilizar a la madre y en ayudarla con técnicas concretas y personalizadas para el parto.

El principio de la primera fase del parto

Los esfuerzos de la doula o de la asistente del parto durante la primera etapa (cuando el cérvix se borra y se abre) deberían orientarse a ayudar a la madre a que su cuerpo esté relajado y su mente calmada. Esto permite que el útero de la madre, que se está contrayendo, abra el cérvix mientras ella conserva su energía para empujar. Puedes ayudarla con las siguientes medidas:

- Haz que la madre se quede en casa tanto tiempo como sea posible. Ir al hospital no hará que las cosas sucedan con mayor rapidez, y puede que el parto incluso se ralentice en un entorno desconocido (*véase* «Saber cuándo ir a la clínica de maternidad o al hospital» más adelante en este apéndice).

- Durante esta fase temprana del parto, la mujer puede irse acostumbrando, gradualmente, a la sensación de las contracciones. Más adelante, a medida que éstas se vuelven más intensas, provocan dolor. Este dolor es una parte normal del proceso del parto. Recuérdale a la madre que el dolor tiene un fin. Es un signo del trabajo que está llevando a cabo su cuerpo para borrar y abrir su cérvix. Si la mujer está familiarizada con el estado de trance propio de la autohipnosis, es el momento de sugerirle: «Profundiza y profundiza más... relájate con cada ola...».

- Para la mujer es esencial tomar nutrientes en forma de líquidos o de proteínas y carbohidratos fácilmente digestibles. Un organismo deshidratado o muerto de hambre no puede dar a luz de forma tan eficaz como uno bien alimentado. Además, el bebé sigue dependiendo totalmente de su madre para obtener su nutrición a lo largo de todo el parto. Recomiéndale que tome una buena comida al principio del parto y haz que ingiera continuamente abundantes líquidos y que evite los alimentos ricos en grasas y los dulces concentrados (caramelos): puede que la madre quiera tomar zumos, fruta, yogur, pan o galletitas saladas integrales, una nutritiva sopa o cualquier otro alimento que le apetezca. A medida que el parto avance, quizás no desee comer nada, pero anímala a *beber*. El parto es un trabajo duro, y necesitará muchos líquidos para satisfacer las necesidades de su organismo. Si los zumos de fruta (o los polos de zumo de fruta) no le apetecen, sugiérele algún refresco sin cafeína, que le proporcionará la energía que necesita sin hacer que se sienta nerviosa. Las náuseas son normales para algunas mujeres durante el parto y no vienen como resultado de beber o comer.

- Sugiere un baño tibio (si las membranas están intactas) para que la ayude a estar más cómoda y relajada. Llena la bañera tanto como sea posible. Haz que se arrodille en la bañera o que se recueste contra unos almohadones. Mete los almohadones dentro de una bolsa de basura para que no se mojen y coloca una toalla encima del plástico. Mantén una toalla agradablemente caliente sobre su vientre y sus ingles durante las contracciones. Puede que quiera una bebida fría y un paño frío para la cabeza. Asegúrate de probar esto, especialmente en los momentos del parto en los que la madre sienta que nada va a ser de ayuda. Si las membranas de la mujer se han roto, sugiérele que pruebe con una ducha. Mete una silla dentro para que pueda sentarse o apoyarse en ella. Si no le apetece bañarse ni ducharse, o si no se dispone de una bañera ni de una ducha, coloca toallas templadas y húmedas sobre su abdomen, sus ingles o su espalda.

- Haz que la madre *camine*. Caminar tiende a acortar el parto, a reducir la necesidad de fármacos que alivien el dolor, aminora las anomalías en el ritmo cardíaco del feto y mejora el estado del bebé durante el parto y el alumbramiento. La doula u otras personas que proporcionen su respaldo a la mujer puede que deban seguir animándola (encarecidamente) a caminar.

- Las mujeres que están de parto deberán cambiar de postura frecuentemente: por lo menos cada entre treinta y sesenta minutos. Esto puede ayudar a evitar o corregir el sufrimiento fetal, además de a acelerar el parto. Cambiar de posición puede incrementar la actividad uterina, acortar el parto ayudando al cérvix a dilatarse más eficientemente y reducir la incomodidad. Otras buenas posturas para parir incluyen sentarse, estar tumbada de lado y ponerse a gatas. Usa muchos almohadones para ayudar a que la madre se sienta cómoda. *No* debería tumbarse boca arriba, ya que esto puede provocar una bajada de su presión sanguínea y una reducción del flujo de sangre (y por tanto un descenso del nivel de oxígeno) hacia su bebé.

- Las mujeres que están de parto deberían orinar cada hora. Una vejiga llena puede inhibir la actividad uterina y puede suponer un obstáculo para el nacimiento del bebé. Si una mujer está teniendo problemas para orinar durante el parto, intenta hacer que escuche el sonido de agua corriente, vierte agua tibia sobre su zona vaginal mientras está sentada en el retrete o haz que se relaje en el baño con su mano en un cuenco con agua templada.

El final de la primera fase del parto

Durante la parte final de la primera fase del parto, la mayoría de las mujeres necesitan mucho a otras personas (sus personas de apoyo) para que la ayuden a lidiar con y a aceptar las intensas contracciones que son normales en esta fase. El parto es verdaderamente más fácil cuando una mujer dispone de gente que la anima y tranquiliza durante este período. Si va a ir a un hospital o a una clínica de maternidad para el nacimiento de su bebé, el mejor momento para ir hacia allí suele ser al final de la primera etapa del parto. Ya sea en casa, en el hospital o en la clínica de maternidad, las siguientes medidas seguirán siendo útiles.

- Haz que la madre siga con sus baños o duchas templados, toallas calientes, cambios de postura, que camine, que se alimente y que orine frecuentemente. Prueba con otras medidas que la hagan sentirse cómoda, como las compresas frías, la presión sobre la espalda, el balanceo pélvico, los masajes o las caricias. Permite que la madre use almohadones extra, una pelota para el parto o un puf, o que tú o el padre os apoyéis contra ella para que se sienta más cómoda. Lo que hace que la madre se sienta bien cambia frecuentemente a medida que el parto avanza, así que recuerda probar de nuevo con medidas para la comodidad que no hayan sido de utilidad antes.

- Éste es un momento intenso. Puede que la madre necesite mantener el contacto contigo durante cada contracción. Puedes hablarle y respirar con ella durante las contracciones, usar un contacto cariñoso y mantener el contacto ocular. Luego ayúdala a descansar, relajarse y refrescarse entre las contracciones. Las visualizaciones y el uso de imágenes son también extremadamente útiles para ayudar a la madre a trabajar durante las contracciones.

- Pregúntale a la madre que te muestre o te diga no sólo cómo y dónde tocarla, sino también lo que la hace sentir bien y lo que no.

- Ayuda a la madre a mantenerse erguida y a caminar durante tanto tiempo como sea posible. Alterna entre períodos de actividad y de reposo según resulte necesario. Puede que necesite mucho ánimo para cambiar de postura, caminar u orinar. Recuerda que estas actividades ayudarán a que su parto progrese con normalidad.

- Muchas mujeres experimentan un período durante el parto en el que sienten mucho dolor y no pueden ponerse cómodas. Si la madre experimenta estas sensaciones, ayúdala a concentrarse en liberar tensión y en abandonarse a las intensas contracciones. El apoyo emocional y la concentración en la relajación (a pesar de la intensidad de las contracciones) la ayudará a superar estos difíciles momentos. Tranquilízala diciéndole que *puede* hacerlo. Haz que lidie con sus contracciones *de una en una* y no pienses en lo que ha durado o en lo que durará.

Saber cuándo ir a la clínica de maternidad o al hospital

La experiencia con partos anteriores y un contacto cercano con la comadrona o el médico te permitirán a ti, la doula, ayudar a la madre a interpretar lo que está sintiendo y lo que está sucediendo durante el parto.

Al decidir cuándo hacer que la madre vaya al hospital, asegúrate de tener en cuenta las condiciones meteorológicas, lo lejos que está la madre del hospital o de la clínica de maternidad, si éste es su primer bebé (el parto y el alumbramiento suelen ser más largos que con bebés posteriores), y la intensidad de los sentimientos de la madre sobre asentarse en el lugar en el que nacerá el bebé.

Varios signos pueden ayudaros a ti y a la madre a decidir cuándo salir de casa e ir a la clínica de maternidad o al hospital. Para la mayoría de las mujeres estos signos tienden a estar presentes al final de la primera etapa, pero cada mujer es distinta. La madre puede que no experimente ninguno de estos signos o que experimente uno o más de ellos:

- El rostro de la madre puede que se ruborice mucho (se enrojezca). Este rubor, que se parece al que algunas mujeres experimentan tras un orgasmo, puede extenderse hasta la parte superior de su pecho. Este único signo no significa que sea urgente llegar al hospital.
- Puede que la madre tenga un incremento del flujo sanguinolento y mucoso. Una vez más, no suele haber prisa, y quizás tengas que esperar a que se desarrollen otros signos (no se trata de un sangrado profuso, de color rojo vivo cayéndole a la madre por las piernas. Haz que consulte con el médico o la comadrona si tiene un sangrado constante o cualquier pregunta o preocupación sobre el flujo sanguinolento del tapón mucoso que está experimentando).
- Unas contracciones largas y potentes con poco descanso entre ellas combinadas con unas piernas o brazos temblorosos, náuseas o vómitos, o hipo son signos típicos del final de la primera fase del parto. Si aparecen, piensa en ir al hospital.
- Después de un período de contracciones largas, intensas y cercanas entre sí (generalmente con un incremento del flujo sanguinolento y

un rubor intenso en el rostro), la mujer puede experimentar un respiro en el parto, con las contracciones ralentizándose y suavizándose. Puede que éste sea el punto de reposo normal o la meseta que muchas mujeres parecen experimentar tras haber dilatado por completo y antes de que se desarrolle la necesidad de empujar. Ayuda a la madre a disfrutar del descanso y acudid al lugar al que dará a luz. Sé consciente de que hay otras mesetas durante el parto. Algunas mujeres experimentan mesetas cuando tienen una dilatación de entre tres y cuatro centímetros y luego cuando es de alrededor de entre siete y ocho centímetros.

- Puede que se encuentre empujando o sintiendo la necesidad de empujar con las contracciones. Puede que sienta una presión rectal creciente (como si necesitara defecar) durante o entre las contracciones. Si es así, haz que respire o sople durante estas contracciones y dirigíos directamente al hospital.
- Puede que la madre sienta que tiene que ir al lugar en el que va a dar a luz. A veces puede que sienta o perciba algo que tú no veas. Si quiere ir al lugar en el que va a parir, pese a que quizás sólo se encuentre al principio de la primera fase, y no eres capaz de ayudarla a sentirse más tranquila o cómoda en casa, debería ingresar. Si está al principio del parto (con una dilatación de menos de cuatro centímetros) y todo está bien después de su ingreso, piensa en volver a casa (si vive cerca) o a dar un paseo por el edificio o el vecindario hasta que el parto haya avanzado más.

La transición hacia el hospital

Salir del entorno conocido del hogar hacia la falta de familiaridad del hospital puede generar sensaciones de ansiedad y miedo. Estos sentimientos intensifican la percepción del dolor y pueden ayudar a elevar las hormonas del estrés (adrenalina y noradrenalina), que pueden ralentizar o detener las contracciones. Es común oír informes de partos que progresan bien en casa pero que se retrasan o detienen cuando la madre llega al hospital. Los estudios en animales muestran que cuando las madres están asustadas, el parto se detiene. Esto puede que represente la forma que tiene la naturaleza de permitir que la madre que está pariendo huya de un peligro potencial. El miedo puede reducirse por la sensación de confianza y empoderamiento que desarrolla la mujer durante la gestación mientras trabaja con una doula.

Algunas parejas familiarizadas con las prácticas hospitalarias debido a las clases para el parto o anteriores experiencias de parto positivas puede que lleguen con la confianza de que los expertos se encarguen de todo y alivien el dolor o la incomodidad de la madre. Sin embargo, casi todas las mujeres llegan al hospital con una vulnerabilidad propia del estado de estar dando a luz: los sentimientos inconscientes de miedo, ansiedad e inseguridad por lo desconocido. Muchas mujeres relacionan los hospitales con la enfermedad y el papel de una paciente, además de con el potencial de peligro, el uso de procedimientos inesperados, la falta de privacidad, el aislamiento y la confusión con relación al equipamiento de alta tecnología. Puede que también haya normas que prohíban que una mujer siga las posturas corporales instintivas, como caminar o ponerse en cuclillas. Las mujeres de parto son especialmente sensibles a las palabras duras y bruscas o a un tono de voz impersonal por parte de un personal ocupado, estresado o cansado.

El factor más importante para aliviar la ansiedad que la mayoría de las mujeres sienten al llegar al hospital es la actitud de las personas que la están ayudando. La presencia de una doula marca una diferencia aquí. Habiendo establecido una relación con la madre anteriormente, la doula proporciona a la madre la confianza y la seguridad de saber que hay una persona que permanecerá a su lado y estará entregada a ella. La presencia tranquilizadora de la doula, combinada con la propia sensación de confianza de la madre, conseguida mediante la preparación prenatal, puede mantenerla centrada en su parto y seguir relajándola durante las contracciones incluso en el coche, en el triaje o admisión, y a lo largo de las actividades, las intervenciones y el ajetreo general típico de un hospital, que frecuentemente son disruptivos.

La doula que trabaja en un hospital

Si el apoyo es proporcionado por una doula que trabaja en un hospital a la que se llama para que asista a una mujer que acaba de ingresar y que viene acompañada, o no, de otra persona, tendrá que empezar a generar esa presencia calmada y tranquilizadora en cuanto sea presentada. Puede posar su mano sobre la mano de la madre y hacerle saber que estará con ella a lo largo de todo el parto. Siempre que la doula acabe de conocer a la madre, su papel seguirá siendo constante: generar una presencia continua y ofrecer confortación, contacto, consuelo verbal y no verbal, relajación y elogios.

Si la mujer nunca ha conocido a una doula y parece asustada, la doula que trabaja para el hospital puede abordar el miedo, preguntando a la madre si está asustada, reconociendo que puede que la mujer haya oído todo tipo de relatos amedrentadores, y respondiendo con calma, pero con confianza. La doula explica entonces lo que está sucediendo en el cuerpo de la mujer, lo normal y natural que es, y lo capaz que es su cuerpo de tener un bebé. Puede empezar a animar a la madre para que confíe en su cuerpo, para que éste haga lo que quiera hacer, para que no esté asustada, para que se desprenda del miedo y para que no luche contra su cuerpo. Enseña a la madre a respirar durante las contracciones y le hace saber que la ayudará. Una madre asustada, frecuentemente mirará a la doula y empezará a sentirse mucho más tranquila y a calmarse. Reducir el miedo y la ansiedad de una madre aminora sus respuestas de estrés, que incluyen la secreción de adrenalina. Como la adrenalina disminuye las contracciones uterinas y alarga el parto, cualquier reducción de los miedos y la ansiedad por parte de la doula permitirá que el parto progrese más normalmente.

En este primer encuentro, una doula puede repetir unas palabras similares a las empleadas por Nadia Stein, una doula experimentada: «No hay nada de lo que debas tener miedo: el parto es algo normal y natural y tu cuerpo sabe qué hacer. Recuerda: permite a tu cuerpo pasar por esto, déjale pasar por esto. Simplemente respira durante el parto libre y tranquilamente, dejándote ir. Relájate tanto como puedas, y respira durante el parto. Eso es, ¿sabes? Eso es lo único que tienes que hacer: eso te ayudará a superar esto». Una doula puede repetir este mismo patrón de palabras calmadamente, en forma de un ritmo, tres o cuatro veces. Nadia señalaba: «A medida que la mujer va asumiendo el control, el miedo empieza a desaparecer. Toda esta secuencia puede que lleve sólo cinco o diez minutos a lo largo de dos o tres contracciones: la madre empieza a comprender lo que quieres decir, y sabe que la estás ayudando y que el parto se vuelve más fácil. Por lo tanto, incluso una mujer asustada empieza a ganar confianza en lo que está haciendo, e incluso sabiendo que es doloroso, siente que puede soportarlo y comprende cómo puede ayudarla el hecho de estar relajada».

Este primer contacto y la sensación inicial de la madre de dejarse ir y de tener el control de su propio parto (en el sentido de no estar en pánico) se convierten en unos poderosos cimientos inconscientes para el resto del parto. Mientras la doula sigue estando al lado de la madre, manteniendo el contacto físico y empleando un tono de voz tranquilizador, estos importantes elementos se refuerzan.

La segunda fase del parto

Los esfuerzos de la doula y los del padre durante la segunda etapa (cuando el cérvix está completamente abierto y la madre empuja al bebé para que salga) no deberían estar solamente centrados en ayudarla a cooperar con su cuerpo, sino también a proporcionar una atmósfera calmada y pacífica en la que nacerá su bebé.

Durante esta fase, tú, la doula, puedes ayudar de las siguientes formas:

- No hay nada mágico acerca de una mujer con una dilatación de diez centímetros (con una dilatación completa). Algunas mujeres sienten la necesidad de empujar ante de alcanzar los diez centímetros, y otras la sienten bastante tiempo después de llegar a este punto.
- Si la madre no siente la necesidad de empujar, intenta hacer que adopte una postura que aproveche la fuerza de la gravedad (erguida) y sigue respirando con ella durante las contracciones. Caminar, ponerse en cuclillas o sentarse en el retrete suelen ser de ayuda en esta fase. Recuerda a la madre que debe tener paciencia, relajarse y esperar a que se desarrolle la necesidad de empujar mientras su bebé desciende por el canal del parto. Esperar hasta que se desarrolle la necesidad de empujar le permite coordinar sus esfuerzos para los empujones o pujos con los de su útero. Si su médico o comadrona siente que es necesario que dé a luz a su bebé rápidamente, él o ella le indicarán cómo y cuándo empujar.
- Haz que la mujer orine antes de que empiece a empujar.
- Cualquier postura empleada para el parto también puede usarse para empujar y para dar a luz. Cada postura tiene ventajas e inconvenientes. Una madre que haya practicado durante el embarazo y haya experimentado durante el parto puede que conozca la postura o las posturas más cómodas y eficaces. Ayúdala a cambiar de postura por lo menos cada media hora si tiene una segunda etapa larga o difícil. Una postura erguida que haga uso de la fuerza de la gravedad puede ser de utilidad. El hecho de ponerse en cuclillas aprovecha la fuerza de la gravedad y permite una apertura máxima del canal del parto (canal pélvico). Ponerse de pie ayuda si el bebé sigue estando alto en la pelvis.

Sentarse en el retrete es excelente para abrir y relajar toda el área pélvica. Tumbarse de lado pude ser de utilidad para ralentizar un descenso rápido, pero es de menos utilidad si el bebé está viniendo lento. Las posiciones erguidas pueden agravar las hemorroides, y estar tumbada de lado no. Una postura a gatas no aprovecha la fuerza de la gravedad, pero libera presión de la espalda y permite la extensión de las caderas y de los huesos de la pelvis. Tanto las posturas a gatas como en cuclillas son buenas para un bebé grande o con una presentación occipital posterior. El médico o la comadrona puede sugerir distintas posturas para que la madre pruebe mientras empuja.

- Evita dejar a la madre tumbada boca arriba. Si está semirreclinada, tú o el padre podéis sentaros detrás de ella para proporcionarle un apoyo, o podéis usar almohadones o elevar la zona de la cabeza de la cama para partos o la mesa de parto de modo que no esté tumbada horizontalmente.

- La madre necesitará ser tranquilizada con frecuencia respecto a que las sensaciones dolorosas que pueda estar experimentando (dolor de espalda, náuseas, sofocos, piernas temblorosas, sensaciones de expansión de la pelvis, una intensa presión sobre el recto, la necesidad de defecar, el empujar involuntariamente, la intensa presión mientras el bebé desciende por el canal del parto o sensaciones de quemazón o de dilatación mientras el canal vaginal se abre para alojar a su bebé) son normales y que ella *puede* dilatar y abrirse lo suficiente para dar a luz a su bebé.

- Recuérdale que trabaje con su cuerpo: que permita que su cuerpo le diga qué hacer para dar a luz a su bebé. Puede empujar cuándo, cómo y durante tanto tiempo como su cuerpo se lo pida. Anímala a aflojar con los pujos si le duele o percibe una sensación de quemazón. Puede que quiera ver y tocar la cabeza de su bebé mientras emerge de su cuerpo. Este contacto puede renovar su ánimo y energía y ayudarla a alumbrar a su hijo.

- Cuando esté empujando, puede que a veces exhale, haga ruido o aguante la respiración. Muchas mujeres han visto que ciertos tipos de ruidos como los gruñidos y los gemidos les ayudan a dar a luz a sus bebés. Ayúdala a que no se sienta inhibida por emitir sonidos: ésa es una parte natural del proceso del parto para muchas mujeres, y encontrará lo que funciona para ella si sigue adelante y lo prueba. Muchas mujeres consideran que emitir sonidos abre su garganta y, subsecuentemente, el canal del parto. Lo que sea que le funcione estará bien. Sin embargo, haz que evite aguantar la respiración de forma prolongada.

- Durante una segunda fase prolongada, una mujer necesitará nutrición para aguantar o recuperar su energía. Unas cucharadas de miel (o de bebidas edulcoradas con miel) o de zumo proporcionarán una fuente rápida de energía.
- Puedes animarla a dejarse ir y a abrirse para el alumbramiento. Si te fijas en su boca, sus hombros y sus piernas en busca de signos de tensión, puedes ayudarla a relajar estas áreas.
- Puede que esté tan intensamente centrada en el trabajo de dar a luz, que no oiga lo que otros están diciendo. Puedes ayudar manteniendo a la madre informada de lo que está sucediendo y transmitiéndole las instrucciones del médico o la comadrona.
- Intenta mantener la atmósfera calmada y tranquila, de modo que la madre y el padre puedan disfrutar el alumbramiento (y el final del parto) y especialmente la nueva vida que han creado.

Gestionar problemas y responder a preguntas

Incluso cuando un parto no progrese como estaba planeado, la doula sigue desempeñando un papel importante. Por ejemplo, si se administra oxitocina, las contracciones se vuelven a veces más intensas y dolorosas. Éste es un momento para ayudar a la madre a relajarse todavía más, dirigiéndola en su respiración durante las contracciones o implicándola en unas visualizaciones para la relajación más profunda.

Si existe la posibilidad de que se dé un problema y la madre requiere de una monitorización fetal constante, o de una monitorización superior a la normal, tranquilizarla todavía más reducirá el problema y, ciertamente, la calmará.

Si tiene que practicarse una cesárea, la doula tendrá que tranquilizar a los progenitores y asegurarles que permanecerá a su lado. Además, tendrá que seguir siendo positiva y asegurarse de que los progenitores comprendan, paso a paso, lo que va a suceder. La doula también puede ayudar a una madre a darse cuenta de que tener que someterse a una cesárea no es su culpa.

Cuando a una madre se le administra una epidural, es importante animarla amablemente a hacer que el parto sea suyo. La doula puede recordarle a la madre: «Tu bebé está obteniendo todo lo que necesita. ¡Qué gran madre vas a ser! Sabes exactamente lo que es bueno para tu bebé. Lo estás haciendo bien». Tanto las situaciones normales como las inusuales que pueden surgir durante el parto deberían comentarse durante la formación para el mismo.

Muchas doulas encuentran de utilidad, con cada parto, llevar un registro de la duración del mismo, el lugar del alumbramiento (en casa o en el hospital), cómo se dio a luz (por vía vaginal o mediante cesárea), si se usó algún fármaco, o fórceps, y cualquier complicación para la madre o el bebé. Un breve cuestionario para los progenitores ha proporcionado un *feedback* útil para las doulas para evaluar el efecto de sus servicios. Entre las preguntas se pueden incluir las siguientes: Disponer de una doula ¿fue útil para ti y para tu pareja? ¿Qué aspectos del apoyo fueron de ayuda? ¿Qué facetas del respaldo no fueron de utilidad? ¿Qué cambios o adiciones harías con respecto al apoyo? ¿Usarías a una doula de nuevo? ¿Tienes alguna otra sugerencia o comentario?

Pese a que el trabajo puede ser agotador, tiene recompensas extraordinarias. Las doulas describen una descarga de emociones potentes y positivas después de un parto. Detallan una euforia única que suele durar hasta doce horas. Se sienten bien de una forma que no habían sentido antes. No pueden salir por la puerta, sin más. Siguen acudiéndoles imágenes durante mucho tiempo después. Ellas y las familias comparten una sensación de calidez y conexión. Formar parte de una experiencia tan intensa, íntima y crucial ha sido muy satisfactorio y valioso para todas las doulas que hemos conocido. Una de ellas dijo: «Es difícil creer cuánto confraternizamos. Es lo más importante que hago. Después de volver a casa me siento más cerca de mis hijos. Revivo la experiencia de mis propios partos. Quiero hablar con otra doula. Necesito hablar con alguien, dar parte, compartir cómo ha sido».

Ayuda inmediata para los cuidados posparto en el hospital
Justo después del alumbramiento, la madre necesita cuidados. La mayoría de las unidades de obstetricia disponen de enfermeras que se encargan de los cuidados posparto de la madre. Otros tienen enfermeras que se ocupan de la madre y del bebé. La madre necesita que alguien valore y comprenda el estado físico y emocional en el que se encuentra. Si está agotada, necesitará respaldo para descansar; si está sedienta o hambrien-

ta, comida y bebida; y necesitará ayuda para lidiar con las molestias físicas en el perineo, las contracciones uterinas para expulsar la placenta, la pérdida de fluidos y su cuerpo dolorido.

La madre primeriza suele sentirse insegura y no sabe cómo cuidar de su bebé. Su cuerpo está cansado y dolorido, y necesita tiempo para reposar y recuperarse, y orientación con respecto a la lactancia materna. Mientras tanto, la madre y el padre están pasando por unos enormes cambios emocionales. Ambos progenitores también necesitan tiempo para conocer a su bebé: para acoger y distinguir al bebé real del soñado.

En algunas unidades en las que este cuidado inmediato está menos disponible, una doula (tal y como se acuerde de antemano) puede planificar quedarse algo más de las dos horas usuales después del alumbramiento para dedicarlas a aportar algo de ayuda práctica. En cualquier caso, la doula puede ayudar a los progenitores a planificar este período muy inicial teniendo presentes las siguientes observaciones:

Si es posible, el bebé y la madre deberían estar juntos en todo momento, pero con la consideración debida al estado de la madre. Si está sobrepasada y exhausta, ayúdala a tener al bebé con ella, pero respáldala. Puede que, por ejemplo, la madre no esté preparada para sostener al bebé, pero que quiera tenerlo en su cama. El bebé puede estar a su lado con una protección adecuada consistente en almohadones apilados contra la barandilla de la cama de modo que no pueda caerse. Se debería decir a los progenitores que nunca dejen al bebé solo sobre una cama para adultos. El bebé puede gatear hacia un borde y quedar atrapado entre las barras de la barandilla o girar y meter su cabeza entre ellas y no poderla sacar. Si la madre tiene que levantarse de la cama para ir al lavabo, puede dejar al bebé en un capazo o pedirle a su pareja que lo sujete. No dejes a la mujer y a su pareja completamente solos a no ser que deseen estarlo. Pregúntales qué puedes hacer o percibe sus necesidades. Si la madre no está preparada para tomar al bebé entre sus brazos, dispón de otra persona de apoyo para que se ocupe del bebé, de modo que la madre sepa que el bebé está siendo sostenido. Aunque puede que haya planeado algunos aspectos concretos del período inmediato al posparto, quizás deban cambiarse con respecto a su plan original. Asegúrate de hacer comprobaciones con ella y con su pareja y haced las modificaciones adecuadas.

Otros pasos sencillos pueden mejorar los cuidados de la madre al principio del posparto y la adaptación al bebé:

1. Si la madre lo desea, tumba al bebé sobre su pecho. Tal y como hemos mencionado antes, muchos recién nacidos gatearán hacia el pecho. Se puede usar una manta fina para mantener al bebé caliente.

2. Respeta la privacidad y los ritmos personales.

3. Mantén las interrupciones por parte del personal o los familiares bajo mínimos (si es posible, recomienda evitar que se lleven al bebé para hacerle un reconocimiento de inmediato. Emplea el pecho de la madre o del padre, mejor que un calefactor, para mantener al bebé caliente. Esperad para llevar a cabo intervenciones, si es factible).

4. Permite que haya entre una hora y media y dos horas de tiempo sin interrupciones.

5. Estate presente, discretamente, si la madre necesita ayuda. Reconoce sus necesidades relativas al aseo, comer o manipular al bebé.

6. Identifica, escucha y reconoce los resultados y los sentimientos inesperados de la madre (decepción con el parto, con su desempeño, por su falta de control). Al tiempo que se comprende su experiencia, se puede seguir expresando reconocimiento y aprobando a la madre por su parto y validando a su hermoso bebé, y plantar semillas de logro, incluso en situaciones difíciles. «Qué rato más difícil que has pasado y qué bien lo has hecho». Siempre hay rasgos del aspecto o del comportamiento del bebé que puedes elogiar.

7. Escucha la experiencia de su compañero, si resulta adecuado en este momento. Ayúdales a hablar entre ellos. Escuchar es un factor clave para comprender no sólo lo que los progenitores puedan necesitar, sino también para reconocer el rango de las emociones y los cambios que están experimentando.

8. Reconoce que, incluso, con una cesárea o con otras intervenciones, la madre puede amamantar, si está preparada.

9. Cuando los progenitores estén preparados, y si resulta adecuado en este primer período, oriéntales para que sepan cómo escucha el bebé, cómo reconoce sus voces (especialmente la de su madre) y cómo se calla y da otras señales. Ésta es una forma de empezar a ayudar a los progenitores a sintonizar con las sensaciones, las respuestas y las necesidades del bebé. Es bueno mostrarles estas habilidades mientras su hijo se encuentra en el estado de atención tranquila.

10. Si es necesario, proporciona información sobre el efecto de los fármacos o la epidural sobre la capacidad del bebé para mamar o agarrarse

al pecho, para así ayudar a la madre a evitar sentirse como si hubiera fracasado. Los efectos de la medicación tardarán más en metabolizarse en el bebé que en la madre.

11. Informa y anima, exponiendo que las incomodidades desaparecerán y que el bebé estará bien.

El seguimiento o la visita al hogar por parte de la doula que ha asistido durante el parto

Todas las mujeres pueden beneficiarse de la oportunidad de integrar sus experiencias del parto y el alumbramiento, de completar las piezas que falten, o de aclarar y procesar sus sentimientos o impresiones no verbalizadas. Si el parto ha sido una experiencia positiva, entonces recordar los detalles y revivir los alegres sentimientos ahondará en la satisfacción de la madre y mejorará su autoestima. Sin embargo, si el parto la ha dejado con algunos recuerdos negativos, se beneficiará disponiendo de la oportunidad de encontrarle sentido al alumbramiento mediante la reconstrucción de los eventos y verbalizando lo que sucedió y cómo se sintió. Los compañeros se beneficiarán igualmente disponiendo de ayuda para resolver la experiencia del nacimiento. Tener a alguien empático y cariñoso que escuche y que reconozca sus sentimientos puede ayudar a la mujer y a su pareja a obtener una perspectiva más cómoda o positiva. El procesamiento temprano puede prevenir que estos eventos se intensifiquen y evitar la angustia posparto más adelante. Como doula para el parto que acuda para una visita de seguimiento en casa para procesar el alumbramiento, ten en cuenta lo siguiente:

1. Emplea una escucha reflexiva y empática, que proporciona una oportunidad para que los padres hablen sobre el parto. Tómate tiempo para preguntarle a la madre cómo le está yendo y cómo se está sintiendo y adaptándose (comer, dormir, su cuerpo retornando a la normalidad, cómo se siente con respecto al bebé, el sistema de apoyo, su pareja).

2. Pregunta cómo le está yendo al bebé y cómo está yendo su alimentación. ¿Tiene la madre algún sentimiento que la haya sorprendido? Emplea preguntas muy abiertas y proporciona suficiente tiempo para contestarlas. Ten en cuenta que es muy vulnerable a tus palabras.

3. Revisa el parto (escucha sin juzgar). Anímala a explicar su relato.

4. Incluye al padre, de modo que pueda expresar sus sentimientos y su experiencia y ayuda a desarrollar la comunicación en la pareja.

5. Ayuda a la mujer a recordar aspectos que la sorprendieran, con los que se sintió bien, y reconoce lo bien que lo hizo.

6. Emplea variedad de métodos para ayudarla a liberarse de, afligirse por y sanar cualquier evento inesperado o perturbador.

7. Permite que los progenitores te digan cómo le has ayudado y cuáles fueron algunas de las cosas que les funcionaron o no. La doula debe escuchar, sin ponerse a la defensiva, y estar dispuesta a escuchar totalmente la versión de los progenitores de la experiencia.

8. Reconoce la importancia de sanar las expectativas de la madre con respecto al parto y de cualquier convicción negativa. Si, por ejemplo, dice: «No pude con el parto. ¿Cómo podré amamantar?». Escuchando sus sentimientos, una siempre puede dar con una forma de validar lo duro que fue para ella y lo fuerte que fue para superar un momento difícil. Puede usar esa experiencia para abordar esta siguiente fase. Ayúdala a saber que comprendes que frecuentemente el parto no discurre como estaba planeado, pero que hay muchas formas de resolver eso y de encontrar nuevas formas de lidiar con ello. Probablemente podrá recordar otros momentos en los que las cosas no fueron según lo planeado, y luego dio con formas alternativas de manejar una situación difícil de una manera nueva y creativa.

9. Haz una representación (si esto parece adecuado para tu papel) diciendo lo que ella necesitaba decirle a las distintas personas implicadas, etc.

10. Usando la visualización, puede que la madre quiera imaginar revivir la experiencia de la forma en que hubiera deseado que hubiese sido. Ayuda a la madre a reconocer sus fortalezas y capacidades para gestionar lo que pudo en sus circunstancias difíciles.

11. Otras formas de recrear el parto y liberar sentimientos pueden consistir en: a) escribir en un diario, b) usar el arte para dibujar los recuerdos, c) que se escriba cartas a sí misma, validando su experiencia, o cartas a otras personas implicadas que la madre no enviaría.

12. Después de explicar la historia y encontrar algún sentimiento de compleción, puede que la madre desee explicarle la historia del nacimiento a su bebé de una forma calmada y tranquila. Esto suele tranquilizar a los bebés.

13. Fomenta y enseña gestión del estrés y autocuidados (por ejemplo, técnicas de relajación, descanso, tiempo al aire libre, respaldo, grupos de mujeres que acaban de ser madres).
14. Una doula puede educarse a sí misma e informar a las madres sobre otros recursos en su comunidad.

ESTRATEGIAS PARA AYUDAR A LAS MUJERES CON UN HISTORIAL DE TRAUMAS O MALTRATO

Durante su entrevista con los progenitores antes del parto, la doula puede que pregunte si hay algo en el historial de la mujer que la doula deba saber que pueda afectar a su comodidad durante el parto o en el primer período del posparto. El objetivo de este tipo de diálogo no es el de invadir la privacidad de la mujer, sino planificar formas para ayudar a la madre a sentirse más a salvo, más presente y segura, debido al deseo de la doula por ofrecer el mejor apoyo posible.

Algunos factores que pueden hacer que la mujer tema el parto o la crianza de su hijo, activar ciertos niveles de estrés fisiológico o emocional, y afectar a su capacidad de dar a luz libremente son: partos anteriores traumáticos, problemas durante la gestación, tensiones maritales o con su pareja, pérdidas, otras hospitalizaciones y el maltrato infantil sexual, físico o emocional.

Una mujer con un historial de maltratos puede que tenga dificultades para confiar; miedo a perder el control, al dolor o a los daños; preocupaciones por las intervenciones invasivas y el estar expuesta; intranquilidad por sus propias reacciones emocionales, como la ira, o *flashbacks* de recuerdos; que experimente angustia con que la toquen; y puede que se preocupe por la crianza de su bebé y la lactancia materna. En estas situaciones, el papel de la doula consiste en generar seguridad emocional y física, estar presente de forma empática, ayudar a la madre a desarrollar sus propias decisiones sobre tantos aspectos del parto como sea posible, emplear la visualización para reprimir y gestionar sus miedos, y facilitar la capacidad de la madre para transmitir sus necesidades y sentimientos actuales a sus cuidadores.

Organizar horarios concretos para estas conversaciones puede ser de utilidad para que la madre adquiera seguridad y la doula pueda programas sus jornadas.

Mientras la doula escucha con sensibilidad, toma conciencia de los miedos de la mujer, como por ejemplo, de las intervenciones típicas durante el parto, e intenta comprender los sentimientos de la madre, y luego trabaja con ella para planear formas concretas de gestionar la situación. Aquí es donde la doula revisa cuidadosamente los eventos del parto, describe detalladamente lo que ocurre, informa sobre los pros y los contras, saca a la luz los sentimientos de la madre y la ayuda a desarrollar un plan para el parto que satisfaga sus elecciones. Muchas mujeres traumatizadas necesitan una información y educación más detallada sobre los aspectos físicos de la gestación y el alumbramiento, porque muchas están alienadas con su cuerpo. Puede que sean negativas o que se muestren ambivalentes sobre la capacidad de su cuerpo para dar a luz. Puede que necesiten más aserción y ayuda para corregir sus percepciones erróneas.

Durante el parto, la doula debería ser consciente de las defensas comunes como la disociación (volverse insensible, irse) o los *flashbacks* de recuerdos de maltratos o sensaciones corporales. La doula debería estar preparada para proporcionar apoyo verbal, contacto ocular y consuelo, y ayuda para estar en el presente.

a. Dar el control a la mujer

El control es un asunto importante para todas las mujeres. La pérdida de control en el caso de una mujer con un pasado de maltratos o traumas es lo que más teme. La doula puede ceder el control a la mujer generando una asociación con ella, informándola en todo momento de lo que está sucediendo según los cuidadores sanitarios o en el entorno, e implicándola, dentro del ámbito de la doula, a cada paso del camino, en las decisiones sobre la gestión de sus cuidados. La doula puede compartir la información tal y como la comprenda de boca de los cuidadores sanitarios, sobre lo que está sucediendo en el cuerpo de la madre y con el bebé.

b. Generar un entorno seguro

Tanto si conoces la historia de la mujer como si no, querrás evitar tanto como sea posible desencadenar recuerdos traumáticos o provocar eventos negativos que pudieran volver a traumatizarla. Recuerda que cada intervención puede parecer intrusiva y provocar recuerdos del pasado. Algunos de los siguientes métodos pueden ayudar a las mujeres a lo largo de la experiencia y a sentirse empoderadas.

1. Proporciona un entorno emocional y físicamente seguro.
2. Tomaos tiempo para conoceros y establecer una buena relación y confianza.
3. Genera una atmósfera de atención, sinceridad y escucha sin prisas.
   A. Pregúntale cómo se está sintiendo ahora.
   B. Usa la escucha reflexiva.
   C. Hazle saber que escuchas sus sentimientos y ayúdale a expresar sus preocupaciones o sus miedos. Hazle saber que estarás con ella.

c. Vigilar las preocupaciones relativas al contacto
1. El contacto puede desencadenar recuerdos de maltratos, así que pide siempre permiso primero, y empieza con un contacto no amenazador: sostener la mamo, por ejemplo, antes de ofrecer un masaje.
   A. Reconoce y valora sus reacciones si está temblando, se retrae o se pone tensa.
   B. Pregúntale qué está sintiendo o pensando, y asegúrale que quieres trabajar con ella al nivel que se sienta cómoda.
      «¿Cómo puedo ayudarte a sentirte segura, a que mantengas el control, más al mando y poderosa?».

(Tómate un momento y pídele que haga una buena respiración profunda para ayudarla a relajarse más y explícale que la respiración puede, frecuentemente, reducir el estrés y ayudar a que el cuerpo funcione mejor con las contracciones). Hazte una idea, a través de ella, de un lugar en el que pudiera imaginarse relajándose de verdad, o un momento en el que se sintió exitosa con algo. Pregúntale si dispone de alguna forma que la ayude a sentirse segura, protegida y cómoda. Puede que tenga una figura religiosa o espiritual, o un recuerdo de un guía interior o de una figura alentadora que pueda evocar para imaginar que está protegida.

d. Lidiar con los asuntos relacionados con la privacidad, los límites corporales y la capacidad del cuerpo para dar a luz
1. Sé consciente de la incomodidad debido a la exposición, la desnudez y el ser observada por desconocidos.
2. No la dejes sola. Si está sola puede que espere, nerviosa, sin saber qué es lo que va a pasar. Puede que se sienta desprotegida, aprensiva y ansiosa.

3. Muchas mujeres sienten vergüenza o están asustadas por estar expuestas, por las secreciones o por las heces. Respeta y protege su pudor y, según resulte adecuado, sugiere al cuidador sanitario que haya toallitas o paños quirúrgicos.

4. Puede que se preocupe porque su cuerpo no se vea bien, tenga heridas y sea defectuoso. Asegúrate de validar su salud, su normalidad. La doula puede asegurarle a la mujer que todos los sonidos, sentimientos, movimientos y secreciones son aspectos normales del parto, mediando con los miedos de la mujer ante sus propias reacciones.

e. Trabajar con las contracciones

1. Observa su propia forma de lidiar con esto, valídala y únete a ella según resulte adecuado como, por ejemplo, con sonidos (respeta las diferencias culturales).

2. Reafirma su fortaleza, sus decisiones, su salud y su seguridad en el momento actual.

3. Fíjate en su comportamiento. Si parece callada o no está de algún modo, presente, compruébalo con ella.

   «¿Qué tal te está yendo ahora? ¿Cómo te sientes? ¿Qué está pasando?», o «¿Dónde te encuentras en este preciso momento?».

   «Cuando tengas la siguiente contracción, dime qué te pasa por la cabeza».

4. Si está disociando, ayúdala a regresar al presente. Usa tu voz, el contacto ocular, la tranquilización, un contacto adecuado, sostenle la mano, etc. Recuerda que la disociación es una técnica de supervivencia desarrollada para poder irse, mentalmente, durante los momentos de dolor y terror. En algún momento durante el parto, puedes preguntarle si percibe o recuerda ese sentimiento de «marcharse» o de irse a algún lugar seguro en su mente. ¿Le gustaría seguir haciendo eso durante el parto o le gustaría estar más presente? Si no quiere disociar, diseña algunas formas, con su pareja u otro cuidador, para ayudarla a estar presente, como las expuestas anteriormente, pero también pídele que te responda con palabras o acciones. Sigue pidiendo *feedback*. Tanto si «se va» mentalmente como si no, *asegúrate de que esté imaginándose que «se va» a un lugar seguro*.

5. Puede que sea capaz de usar esta habilidad para alejarse mentalmente y entrar en visualizaciones positivas para que la distraigan del dolor.

Ayúdala a desarrollar una: imágenes del océano o de un arcoíris, por ejemplo, pero compruébalo con ella.

«Quédate conmigo».

«Estás aquí ahora».

«Estás a salvo aquí».

«El bebé te quiere».

«El bebé no puede esperar a estar entre tus brazos».

«¿Puedes recordar un lugar de seguridad y consuelo? Háblame de ello».

«Imaginemos que estás ahí ahora».

6. Si actúa de forma desafiante («No me toques». «Pregúntame cuándo puedes tocarme». «Yo te diré cuándo puedes examinarme». «No me administres oxitocina». «Sal de la habitación». «No me dejes sola»), quédate con ella allá donde se encuentre. No luches contra sus respuestas o sentimientos, sino valídalos. Pregúntate por qué se está comportando así y cuál es su sentimiento o necesidad subyacente. Entonces podrás contestarle con lo que entiendes sobre lo que está diciendo: «Realmente necesitas saber cuándo van a suceder las cosas». «Parece como si las cosas no te pareciesen seguras. Echemos un vistazo a lo que está sucediendo». «¿Qué podemos hacer en este preciso momento para que sea seguro?». «¿A quién te gustaría tener en la habitación?».

7. Vigila tu lenguaje durante el parto. Evita las frases como: «Simplemente relájate», «Déjate ir», «Abre las piernas». Estas palabras pueden tener un doble sentido y recordarle las ocasiones en las que tuvo que entregarse y fue herida. Encuentra palabras para ella que sean tranquilizadoras: imágenes de la naturaleza, colores, sonidos. Recuérdale al bebé. «El bebé es tu ayudante para librarte del dolor». «El dolor está saliendo del cuerpo».

8. Con su permiso, sostenle las manos, miraos a los ojos, respira con ella y háblale durante las contracciones.

9. Recuerda que estás mostrándole a su pareja qué hacer. Puede que sea de ayuda reconocer el dolor de la madre, lo duro que es y permitirle expresar sus sentimientos y miedos. Entonces, si es posible, ayúdala a planear y desarrollar afirmaciones más alentadoras, como «Quiero a este bebé». «Puedo dejar salir al bebé». «Es seguro dejar salir al bebé». Algunas mujeres que han padecido traumas parecen retirarse de su cuerpo y luchan contra los pujos, en lugar de centrarse en dirección

descendente y hacia fuera. Quizás debas volver a traerla a la realidad. «Estás a salvo ahora». «Es tu hija, tu bebé, intentando salir. Tu bebé necesita que empujes para poder salir. Mírame: necesito que te quedes aquí. Tu bebé necesita que permanezcas aquí».

10. Cada mujer es única. Ten paciencia. No hay una forma correcta de dar a luz. Permite que la mujer escoja su propio camino. Estás ahí para proporcionar información, apoyo, recursos, calidez y consuelo.

11. Mientras trabajas para desarrollar un sentimiento de confianza, respeto y entendimiento con ella, puede que sea capaz de separar los problemas de maltrato del parto. Entonces podrá sentirse validada, empoderada, más al cargo de su experiencia y más preparada para estar a la altura del reto.

BIBLIOGRAFÍA

LECTURAS RECOMENDADAS PARA DOULAS

ENKIN, M.; KEIRSE, M. J. N. C.; NEILSON, J. *et al.*: *A Guide to Effective Care in Pregnancy and Childbirth*. Oxford University Press, Nueva York, 2000.

GOER, H.: *The Thinking Woman's Guide to a Better Birth*. Penguin Putnam, Inc., Nueva York, 1999. (Trad. cast.: *Guía de la mujer consciente para un parto mejor*. Editorial Ob Stare, Tegueste [Santa Cruz de Tenerife], 2013).

KELLEHER, J.: *Nurturing the Family: The Guide for the Postpartum Doula*. Xlibris, Filadelfia, 2002.

KITZINGER, S.: *Birth Your Way*. A Dorling Kindersley Book, Londres, 2001.

KLAUS, M. H.; KENNELL, J. H.; KLAUS, P. H.: *Bonding*. Perseus Publishing, Cambridge (Massachusetts), 1995.

PASCALI-BONARO, D.; RINGEL A. J.: *Nurturing Beginnings*. Mother Love, Inc., River Vale (Nueva Jersey), 2000.

PEREZ, P.: *The Nurturing Touch at Birth*. Cutting Edge Press, Johnson (Vermont), 1997.

SIMKIN, P.; ANCHETA, R.: *The Labor Progress Handbook*. Blackwell Science, Ltd., Asney, Oxford, Reino Unido, 2000.

SIMKIN, P.; WHALLEY, J.; KEPPLER, A.: *Pregnancy, Childbirth, and the Newborn.* Meadowbrook Press, Nueva York, 2010. (Trad. cast.: *El embarazo, el parto y el recién nacido: Guía completa.* Medici, Barcelona, 2006).

APÉNDICE B:

EJERCICIOS DE RELAJACIÓN, VISUALIZACIÓN Y AUTOHIPNOSIS PARA EL EMBARAZO, EL PARTO, EL ALUMBRAMIENTO Y LA LACTANCIA MATERNA

Los ejercicios de relajación, que incluyen la respiración, la liberación de la tensión muscular y el uso de imágenes mentales, pueden practicarse a lo largo de toda la gestación (ejercicios I y II). En las últimas entre cuatro y seis semanas antes de la fecha prevista del parto, las mujeres pueden practicar los ejercicios de autoanestesia (ejercicio III, tres métodos). También pueden incluir la visualización autohipnótica del parto (ejercicio IV), asegurándose de hacer hincapié en «Imagina un momento en el futuro, atravesando un túnel del tiempo, en el que el bebé esté completamente crecido y listo». Toma nota de las instrucciones más detalladas para usar las visualizaciones durante el parto.

Las mujeres pueden usar el poder de su mente para que las ayude a relajarse durante el parto y para reducir el miedo, la tensión y el dolor. Durante la relajación, la capacidad natural del cuerpo para secretar hormonas especiales (oxitocina) para mejorar o fortalecer las contracciones aumenta, y ciertas hormonas del estrés que pueden ralentizar el parto disminuyen. Se ha visto que, durante la primera etapa del posparto, la relajación y la visualización incrementan la producción de leche, ayudan en el proceso de curación de la madre y, generalmente, reducen el estrés durante este período sensible.

La evocación de imágenes orientada, también llamada *visualización*, es un método consistente en el uso de imágenes o instantáneas mentales positivas en la mente con variedad de objetivos. Una meta importante consiste en fomentar la relajación de la mente y del cuerpo. Entre otros objetivos se pueden incluir reducir el miedo al parto; fortalecer la confianza de la madre en su capacidad para dar a luz con seguridad, y ayudar al padre a adquirir confianza en el proceso del parto y en su propia capacidad para proporcionar apoyo; reducir el dolor y la incomodidad durante el parto; acortar su duración y, posiblemente, disminuir la probabilidad de complicaciones, incluyendo el sufrimiento fetal y las cesáreas; ayudar a los progenitores a sentirse más preparados para el parto y la crianza de su hijo; y mejorar el establecimiento de vínculos prenatales.

El parto, pese a ser una función involuntaria, es muy sensible a los pensamientos y sentimientos de la madre. Si está tensa o ansiosa, no se siente apoyada o tiene algunos miedos o conflictos relacionados con el parto o la crianza del hijo, su parto puede verse afectado. Aprender cómo condicionar a la mente para que permanezca relajada y tranquila durante el parto y el amamantamiento puede compensar estas ansiedades. Además, durante el embarazo y el parto, la mente de la mujer suele volverse más intuitiva y enfocada hacia su interior al tiempo que se va abriendo más emocionalmente. Esta franqueza es importante a medida que se prepara para «acoger» al recién nacido.

La visualización es, en gran medida, una función del área derecha del cerebro en la que usamos la parte creativa e intuitiva del mismo. Debido a la franqueza y la sensibilidad aguzada de la mujer en este período, es de utilidad reconocer que las imágenes negativas pueden interferir en su capacidad para relajarse o para trabajar durante una contracción. Las personas que apoyen a la madre pueden preguntarle por las preocupaciones concretas que tenga después de una contracción. Pregúntale, por ejemplo, qué le pasaba por la cabeza durante esa contracción. Si se trata de una imagen o un sentimiento angustiante, suele ser posible ayudarla a resolverlo, disolverlo o cambiarlo. Para ilustrarlo, una mujer dijo: «La contracción se siente como una bola de fuego». Ayúdala a cambiar eso: «Mira si puedes cambiar eso por una bola de nieve derritiéndose». La mujer, usando su imaginación, empezó a sentirse más cómoda y capaz de manejar las contracciones.

Del mismo modo, implicar a la madre para que exprese sus ansiedades con respecto a la lactancia materna o cualquier imagen negativa que tenga, y ayudarla para que las redefina en forma de imágenes positivas o tranquilizadoras, puede fomentar su confianza en la alimentación de su bebé y activar hormonas no relacionadas con el estrés para producir más leche. «Mi leche está fluyendo como un río caudaloso». «Con cada caricia de la mano o la carita de mi bebé, las válvulas de la leche se abren y ésta fluye».

RELAJACIÓN FÍSICA

La relajación física puede fomentarse mediante el uso de técnicas de respiración y liberando tensión en los músculos y en todo el cuerpo. Cuando puede recibir al parto y la lactación materna en un estado relajado, la madre puede cooperar con su cuerpo para traer a su bebé al mundo en lugar de luchar contra su cuerpo.

Las contracciones masajean al bebé y le preparan para su primera respiración tras nacer. Cuando la madre está relajada, el canal del parto, que es elástico, se abre en un grado sorprendente. Cuando la madre está nerviosa, el cérvix se tensa y puede contribuir a un parto más doloroso. Por lo tanto, la relajación y la visualización van de la mano para reducir el miedo, la tensión y el dolor. Estar relajado y tener unas sensaciones positivas puede contribuir a un parto más corto y satisfactorio.

Durante la lactancia, una madre tensa que esté preocupada por si dispone de suficiente leche, que reciba mensajes contradictorios sobre su capacidad para amamantar o que padezca un estrés interno o externo en su vida, también se tensará, hará que se active la producción de hormonas relacionadas con el miedo y esto dará como resultado una reducción del flujo de leche.

El siguiente ejercicio ayuda al cuerpo a desplazarse hacia un estado relajado. Puede practicarse tanto como quiera la mujer: cada día o algunas veces por semana. Es de utilidad estar en una habitación tranquila, vestida con ropa cómoda y suelta. Si la madre lo desea, puede quitarse el calzado y las gafas. Estar en una postura confortable es importante. Frecuentemente, las mujeres, hacia el final de la gestación, prefieren estar tumbadas de lado con la cabeza y los flancos respaldados por un almohadón, y a veces con un cojín entre las piernas. Algunas prefieren sentarse en una silla cómoda, con apoyos en la cabeza y las piernas. Si alguien le está leyendo estos ejercicios a la madre, una voz suave y una pausa entre cada paso o frase le proporcionará suficiente tiempo para completar ese paso antes de continuar. A algunas mujeres les gusta reproducir una grabación de los ejercicios.

Ejercicio I

Reserva unos veinte minutos para este ejercicio. Haz los preparativos necesarios para que no te molesten. Encuentra una postura cómoda, asegurándote de que todas las partes de tu cuerpo cuenten con un respaldo. Permite que tu cabeza cuente con un apoyo y que tus hombros se relajen en una postura cómoda. Permite que tus piernas y brazos no estén cruzados, si es posible. Revisa los músculos de tu rostro y tu cabeza. Deja que los músculos de tus ojos se relajen, permite que los músculos de alrededor de tu boca y de tu mandíbula se aflojen. Inicia la relajación centrándote en tu respiración. Haz tres respiraciones de limpieza calmadas y naturales, deteniéndote tras cada inspiración y luego espirando total y completamente... quizás espirando la primera vez con un buen y gran suspiro... Date cuenta de cómo una respiración lenta y rítmica te ayuda a relajarte más. Podrías imaginar que puedes liberar tensiones y molestias mientras espiras simplemente eliminándolas con tu respiración. Después de estas tres respiraciones, sencillamente respira de forma relajada y natural.

Ahora, mientras sigues respirando cómoda y lentamente, permite que los párpados se cierren, recordando que puedes abrirlos siempre que lo decidas o lo necesites. Disfruta sintiendo una sensación relajante alrededor de los ojos y permite que esa sensación de dejarte ir se desplace de los ojos a la frente, hasta el cuero cabelludo, alrededor de la parte posterior de la cabeza, hasta las orejas, mejillas y nariz, y hasta la boca y la mandíbula. Ahora relaja los músculos de la mandíbula, permitiendo que ésta se abra ligeramente, de modo que cualquier tensión restante pueda fluir hacia fuera.

Recuerda mantener la respiración lenta y rítmica. Ahora relaja los músculos del cuello y permite que la sensación de relajación irradie hacia abajo, hacia el interior de los hombros. Siente lo pesados que están los hombros mientras dejas que los músculos se relajen...

Ahora permite que la relajación irradie en sentido descendente hacia los brazos, los codos, los antebrazos, las muñecas y las manos... Tómate un momento para relajar cada uno de los dedos y permite que esa relajación fluya fuera de las puntas de los dedos... Cuando las manos y los brazos estén completamente relajados, quizás percibas sensaciones de calidez, pesadez, cosquilleo o pulsantes... Todas ellas son formas que tiene tu cuerpo de decirte que estás relajada.

Sigue respirando lentamente con un ritmo natural. Ahora permite que los sentimientos de calidez y de dejarte ir se extiendan en sentido descendente por el pecho y el abdomen, irradiándose alrededor de los flancos y las costillas, a medida que la relajación fluye desde las escápulas, descendiendo por la parte superior, la media y la inferior de tu espalda. Deja que todos los músculos de cada lado de la columna vertebral se aflojen y relajen…

Permite que esta relajación siga hacia abajo, hacia la pelvis, y deja que las nalgas se relajen… Percibe la sensación de calidez y comodidad desplazándose hacia abajo por los muslos, las pantorrillas… los tobillos… los pies… hasta llegar a los dedos de los pies. Recuerda respirar lenta y rítmicamente, disfrutando de la sensación de liberación… dejándote ir un poco más cada vez que espires… Ahora que estás relajada, empieza desde la coronilla y avanza hacia abajo, comprobando lo relajada que estás. Si cualquier parte de tu cuerpo no está completamente relajada ni se siente cómoda, inspira y envía sanación y oxígeno nutritivo a esa zona para liberar la tensión y permitir que se disipe. Mientras espiras, imagina que estás liberando y expulsando con tu respiración, a través de tu piel, cualquier tensión, dolor o incomodidad… y permite que una ola de relajación descienda rodando por tu cuerpo y salga por los dedos de las manos y de los pies…

Cuando inspires, toma ese maravilloso oxígeno sanador, y cuando espires, elimina la tensión y la incomodidad. Envía tu aliento para ayudar a relajar cualquier parte de tu cuerpo que necesite estar más relajada… más suelta… más cómoda. Con cada respiración, permítete relajarte el doble que antes. Siempre que notes algo de tensión, haz una buena inspiración y, mientras espiras, deja que el aire templado disipe la tirantez. Percibe cualquier tensión restante en tu cuerpo, céntrate en esa zona, haz una buena inspiración y, una vez más, mientras espiras, hazlo a través de la zona tensa, permitiendo que el aire templado calmante disipe y alivie la tensión.

Cuando estés completamente relajada, tómate un momento para disfrutar de la agradable sensación, experimentando la calidad y el bienestar por todo el cuerpo.

Y puedes imaginar, con la siguiente respiración tranquilizadora que estás inspirando una luz o energía especial y enviando esa luz y energía… y el nutritivo oxígeno hacia tu útero hacia tu bebé y tómate todo el tiempo que desees para enviar esos mensajes cariñosos de consuelo de amor de crecimiento de salud y puede que disfrutes colocando tus manos sobre tu abdomen al enviar estos mensajes.

Recuerda tu respiración lenta y rítmica. Para finalizar este ejercicio, dite a ti misma que puedes alcanzar un estado profundo de relajación siempre que lo desees haciendo tres respiraciones cómodas, naturales y limpiadoras y dejando que la tensión se vaya con la espiración.

Finaliza el ejercicio ahora haciendo una respiración honda inspirando por la nariz y espirando por la boca… Siente cómo regresas, suave y fácilmente, al momento actual, relajada, atenta, a gusto y con confianza, y sintiéndote revitalizada con una agradable sensación de bienestar y comodidad.

A veces, las mujeres perciben que les pasan por la cabeza una serie de pensamientos o sentimientos que evitan que se permitan a sí mismas relajarse. Los siguientes párrafos pueden añadirse a las sugerencias.

Imagina que cualquier pensamiento no deseado es como trozos de madera arrastrada por las corrientes yendo a la deriva hasta que el agua vuelve a estar limpia; o quizás puedes imaginar que tu mente es como una gran habitación y que los pensamientos entran por un extremo, y que puedes verlos avanzando sin rumbo. Si hay algo a lo que debas prestar atención en este preciso momento, puedes hacerlo, pero quizás puedas dejar que esos pensamientos se vayan a la deriva por la otra puerta, y permitir que la habitación se vuelva tranquila de nuevo. Cualquier emoción que pueda entrar puede fluir a través de ti con la siguiente espiración, de modo que tu mente y tus emociones puedan volverse calmadas de nuevo.

Si hay angustias y sucesos del pasado o del presente que puedan interferir en tu comodidad ahora, quizás puedas imaginar algún tipo de recipiente en los que meterlos que sólo tú puedas abrir en otro momento. Imagina una caja fuerte con una cerradura, o un contenedor o un cohete, y permite que esos asuntos se alejen o queden completamente contenidos.

Ejercicio II: La visualización de un lugar especial

En este ejercicio, la madre crea su propio refugio personal interior basándose en un lugar real o imaginario que relacione con la relajación, la comodidad, la seguridad y la paz. Este ejercicio es de utilidad durante el embarazo y el parto, y más adelante, durante el amamantamiento, para proporcionarse a una misma sugerencias positivas y convicciones afirmantes para el parto, el alumbramiento y la lactancia materna. Esta visualización suele imaginarse después de o junto con un ejercicio de relajación, como el descrito anteriormente. Quizás la mujer quiera hablarle a la persona que la apoya de un lugar que le acuda a la mente, de modo que dicha persona de apoyo pueda añadir algunos detalles característicos; o puede que la madre imagine, espontáneamente, un lugar encantador mientras se la orienta en la visualización:

Ahora que estás relajada en cuerpo y mente, se te invita a ir hacia el interior... a imaginar que te encuentras en un lugar muy especial... un sitio maravilloso... un lugar que te aporta consuelo... Permite que sea un buen lugar..., un sitio que te haga sentir cómoda, relajada, segura y en paz.

Puede ser cualquier lugar que quieras: un sitio real en el que hayas estado o un lugar imaginario al que siempre hayas querido ir..., un espacio de tu hogar, una cabaña en las montañas..., una esquina de tu jardín..., la cálida arena de una playa en la que puedes oír las olas del océano llegando a la costa, un prado abierto lleno de flores silvestres..., un lugar cubierto de musgo en una tranquila arboleda en un bosque cerca de un tranquilo riachuelo: cualquier sitio en el que te encuentres relajada, cómoda, segura y en paz (algunas mujeres puede que quieran sentirse tranquilas en este lugar especial estando solas. Otras puede que disfruten imaginando que su esposo u otro ser querido está con ellas). Quizás desees imaginar que caminas por una preciosa escalera o un hermoso sendero para llegar hasta allí. Imaginar que desciendes por un camino o una escalera puede ahondar la sensación de relajación. Puede que disfrutes experimentando que profundizas más y más en la relajación mientras desciendes por el sendero o la escalera. Contar hacia atrás lentamente es otra forma de sentir que te vas relajando más (10... 9... 8... hasta 1) de una forma cómoda y fácil.

Tómate algunos minutos para explorar tu lugar especial, permitiendo que ese sitio se vuelva real para ti... Mira a tu alrededor asimilando este lugar especial con tus ojos, disfrutando de los colores..., las formas..., el paisaje..., percibe los detalles... Puede que notes, mientras exploras los detalles que el lugar se vuelve más claro y vívido.

Y percibe los sonidos..., y escucha los sonidos..., cualesquiera que sean..., el suave susurro del viento, el rumor del agua, el canto de los pájaros..., sonidos agradables..., sonidos familiares de este lugar seguro y tranquilo para ti.

E independientemente de los sonidos que oigas, permite que te lleven más adentro en la relajación o el calmado silencio.

Y disfruta de la sensación sin importar aquello a lo que te estés enfrentando o que estés soportando… o quizás sintiendo la cualidad del terreno bajo tus pies, un suelo de un bosque con agujas de pino o puede que estés en una butaca cómoda o descansando sobre un césped agradable y suave bajo el Sol o sobre la caliente arena de la playa.

Y disfruta sintiendo el aire sobre tu piel…, justo a la temperatura adecuada…, quizás fresco o en forma de brisa…, o suave y calmo…, o agradable y húmedo…, o quizás estés dentro de casa, sintiendo el calor de un fuego en tu cara y tus manos…, o puede que estés al aire libre, y que sólo haya la más sutil de las caricias procedente de una brisa perfumada y suave…, así que simplemente disfrútala sobre tu piel y respira la frescura del aire oliendo la suave y abundante fragancia de las flores o el olor refrescante del aire del mar o la dulce hierba de la pradera o quizá el olor pungente del musgo en el bosque o el aroma de algo que sea reconfortante para ti.

Y mientras vas sintonizando más y más con la seguridad y la belleza de este lugar, sintiéndote agradecida y feliz de estar ahí, empiezas a sentir una especie de consuelo… sabiendo que éste es tu propio lugar especial… y todos los aspectos son creados allí para permitir que las sensaciones de relajación se intensifiquen para fluir a través de ti…, a tu propio nivel de comodidad…, a tu propio ritmo (pueden añadirse variaciones, si se desea). Puedes notar un algo agradable y revitalizante en el aire a tu alrededor… algo que contiene excitación y emoción… una sensación de que algo maravilloso está a punto de suceder…, y con la siguiente respiración puedes relajarte más y más cómodamente.

Mientras disfrutas del estar relajada, si quieres, dite a ti misma las siguientes frases sintiéndote libre de cambiar la formulación de cualquier declaración o de generar nuevas afirmaciones que se adapten mejor a tus propios deseos, o de ignorar cualquier afirmación que no se aplique en tu caso.

- Mi cuerpo cambiante es radiantemente hermoso.
- Mi precioso bebé está creciendo y desarrollándose plena y completamente.
- Nuestro bebé está lleno de amor y buena salud.

- El parto es un evento normal y sano.
- Mi cuerpo es mi amigo.
- Confío en mi cuerpo para que dé a luz fluida y eficientemente de la mejor forma posible para mi hijo y para mí.
- Puedo alumbrar en armonía con la naturaleza.
- Estoy recibiendo todo el apoyo que necesito para dar a luz alegremente.
- Le estoy dando a nuestro bebé el mejor inicio posible en la vida.
- El poder del nacimiento fortalece a mi pareja, a mi hijo y a mí.
- Después de que el parto haya pasado, puedo relajarme y dormir fácilmente en cualquier momento, en mi hogar o en el hospital.
- Todas mis funciones son normales y saludables.
- Me siento tranquila y cómoda.
- Puedo bloquear los interruptores de cualquier incomodidad.
- Mi leche se produce rápidamente y fluye naturalmente de mis pechos.

En este lugar encantador puedes saber que siempre puedes cambiar lo que quieras para hacer que sea incluso más cómodo, más seguro, más a salvo, más pacífico, sabiendo que puedes regresar ahí, a este lugar en cualquier momento en que lo desees, en cualquier momento en que lo necesites, siempre estará ahí, sólo para ti, muy segura, muy cómoda. Disfruta estando ahí ahora durante tanto tiempo como quieras o necesites y tómate todo el tiempo que requieras.

… Y cuando estés preparada para regresar a tu vida cotidiana, haz algunas respiraciones profundas, estírate suavemente, y lentamente, en un momento, tráete de vuelta tranquilamente a este momento actual sintiéndote relajada y reanimada… y abre los ojos poco a poco, sintiéndote renovada y revitalizada, y cómodamente presente, trayendo contigo una sensación de calma y de confianza. Recuerda que puedes regresar a tu lugar especial en cualquier momento en el que quieras sentirte relajada, cómoda, segura y tranquila.

(Si fueses a tu lugar especial descendiendo por un sendero o unas escaleras, o contando, imagina que regresas ascendiendo por el sendero o la escalera o contando los números en sentido ascendente del 1 al 10… hasta llegar a la plena comodidad del momento actual).

DIRECTRICES PARA EL USO DE VISUALIZACIONES DURANTE EL PARTO

Es de utilidad poder practicar las visualizaciones antes del parto en sí. Sin embargo, pueden usarse por primera vez durante el parto y pueden ser eficaces para ayudar a la madre a lidiar mejor con él.

- Escoge una visualización que le resulte atractiva a la madre. Dale ideas si ella no puede pensar en ninguna y pregúntale qué es lo que podría preferir.
- Úsalas siempre que surja la necesidad durante el parto. Puede que la madre quiera las visualizaciones durante algunas contracciones y que prefiera relajarse y respirar rítmicamente durante otras.
- Puede que ella esté tan en sintonía con su propio proceso que simplemente tu tranquila presencia sea suficiente para ayudarla a permanecer concentrada.
- Comprueba con la mujer lo que está experimentando o pensando después de la contracción para asegurarte de que no esté «perdida» o asustada.
- Habla lentamente y haz una pausa de algunos segundos después de cada frase.
- Haz comprobaciones con la madre en busca de *feedback* para asegurarte de que se sienta cómoda con tu ritmo, la cadencia y el modo de expresarte para tener la certeza de que estás en sincronía con ella.
- Algunas mujeres prefieren usar las mismas imágenes una y otra vez mientras se centran interiormente durante una contracción (como «navegar con la ola» o «moldear la olla de arcilla»).
- Puede que algunas mujeres prefieran variar las imágenes o combinar imágenes diferentes.
- Asumir un ritmo enfocado junto con ella durante cada contracción es de utilidad.
- Si, por ejemplo, estás hablando con ella y se produce una contracción, detente, permite que ella se recueste contra ti o contra su compañero y ayúdala con la cuenta o a respirar durante la contracción. Puedes decir: «Eso es, respira a lo largo de ella, permite que la ola llegue. Bien, respira, ábrete, ábrete. Sí, 20, 19, 18, 17, 16, 15, 14, 13, 12, 11, 10, 9, 8, 7, 6, 5, 4, 3, 2, 1 (vuelve a

contar hacia atrás, del 20 al 1, durante otra respiración, etc., tres o cuatro veces hasta que la contracción haya pasado). Bien, bien, excelente. Ahora relájate incluso más. Eso es. Cuanto más relajada estés, más productiva será la contracción. Bien. Qué buena contracción».

- Durante la fase final del parto, como hay muy poco tiempo para descansar entre las contracciones, muchas mujeres prefieren unas visualizaciones cortas y sencillas, como una versión abreviada de una flor que esté abriéndose, una cascada, las olas del océano o el aliento radiante de la luz.
- Muchas mujeres usan el sonido para que las ayude durante las contracciones. Cuando una mujer abre la garganta, vocaliza, gime o gruñe durante una contracción, abre el canal del parto. Emite sonidos con la madre: ayúdala a sentirse libre de emitir gruñidos o sonidos. Emplea imágenes como el viento, el agua y las olas.
- Es de utilidad si el gemido o el sonido similar a un «Ahhhh» es más profundo, si procede de la garganta y el pecho, en lugar de su voz normal o en un tono más alto. Los cánticos y los sonidos vocálicos durante las distintas fases del parto pueden percibirse como potentes y liberadores.
- Anima a la madre a emplear el sonido que más sintonice con ella.
- Sé sensible a las diferencias culturales o a las preferencias. Algunas mujeres dan a luz en silencio, y otras cantan o gimen.
- Combina la vocalización con las visualizaciones, si la madre lo desea. La madre puede emitir sonidos profundos y resonantes mientras la contracción se desarrolla con la fuerza de una ola del océano y luego ir reduciendo el sonido a medida que la «ola» (la contracción) se desvanece.
- Puede que la mujer gima o suspire profundamente mientras espira durante la visualización de la respiración de la luz radiante mientras imagina que la espiración se lleva consigo su tensión y dolor.
- Tranquilízala con tus palabras y acciones de que sentirse libre, sin restricciones y sin inhibiciones es normal y bueno, hasta el nivel en que se sienta cómoda.
- Las visualizaciones pueden combinarse con posturas y con masajes como forma de ayudar a la madre a relajarse hacia el interior de la contracción y a centrarse lejos del dolor.

- Emplea las visualizaciones con su inspiración y espiración durante las contracciones mientras llevas a cabo una técnica de masaje de liberación, que a veces recibe el nombre de masaje itinerante. Coloca las manos sobre una parte de su cuerpo, pídele que inspire durante la contracción mientras presionas esa parte del cuerpo y luego liberas lentamente la presión ejercida con tus manos mientras espira a medida que la contracción se va desvaneciendo. Se puede continuar así a lo largo de muchas contracciones, combinando la respiración, el contacto y las imágenes.

- Orienta, en general, a la madre a través de las imágenes empleando un tono de voz suave y deteniéndote entre cada frase. Dale a la madre tiempo suficiente para completar cada paso antes de pasar al siguiente.

- A veces puede que necesites sincronizar tu tono de voz con la energía y los sonidos de la madre.

- Al hablarle, reconoce que te estás comunicando con su «mente de parto». Su mente no se encuentra en la conciencia cotidiana normal. El tiempo es subjetivo. Puedes emplear imágenes y frases sencillas. A ella no le resultará aburrido que repitas las mismas afirmaciones una y otra vez.

- Usa apuntes verbales y no verbales que hayáis acordado para ayudarla a mantenerse relajada.

- En tu papel de apoyo, permanece tan físicamente cerca de ella como le resulte cómodo. Recuérdale tu presencia y tu atención para con ella, y que sus necesidades y sentimientos son los aspectos más importantes de tu apoyo. El dónde y cómo quiera que la toquen en distintos momentos del parto puede cambiar.

- Sujétala, acaríciala, frota sus brazos, piernas, hombros y espalda; presiona su cadera, sus manos, etc.: lo que sea que le resulte cómodo.

- Estate con ella a lo largo de toda la experiencia. Camina con ella si está caminando, intentando tener siempre una mano sobre ella, y respáldala físicamente según resulte necesario. Acércate, según resulte adecuado, a ella en la cama si está dando a luz ahí.

- Ponencia una palabra o frase a modo de señal, como «tranquila» o «relajada más y más profundamente»; o un contacto, como acariciarle el brazo o la mano, que la pareja pueda usar para ayudar a que el estado de trance profundice o para ayudar a que la mujer permanezca en él.

- Ayúdala con un baño o una ducha si desea emplear agua durante la parte final del parto. Añade visualizaciones con la ducha (cascada) o el baño (flotar, olas) mientras tiene contracciones.
- Permítele saber que confías en su fuerza y fortaleza para dar a luz.
- Recuérdale otros retos que haya logrado, en caso adecuado.
- Confía en ella para alumbrar de la mejor forma posible para sí, incluso aunque sea diferente a lo que tú esperes, o incluso aunque ella parezca asustada.
- Permanece a su lado, anímala, y expresa convicciones y afirmaciones positivas. Tu actitud y tu confianza en ella puede marcar toda la diferencia, porque su mente abierta y vulnerable puede verse muy influida.
- Durante el parto, puedes acortar los ejercicios de relajación, pero si ella está usando la autohipnosis, quizás necesite tu orientación o apoyo para usar lo que conoce, añadiendo su elección de visualizaciones. Además, *no uses* el último paso de la «salida» de la visualización, como el «cuenta lentamente del 1 al 5, estírate suavemente y abre los ojos». La madre está en medio del parto y quizás quiera seguir usando las mismas u otras visualizaciones a lo largo del parto y durante el alumbramiento.

Ejercicio III: Métodos de autoanestesia

Después de que las mujeres hayan aprendido a relajarse y a usar la visualización orientada y receptiva, resulte de utilidad desarrollar la habilidad autohipnótica de una autoanestesia para aliviar el dolor. Varios practicantes y desarrolladores de técnicas de autohipnosis para el parto, incluyendo a los médicos David Cheek y William Kroger, han usado un concepto del «adormecimiento» imaginario de distintas partes del cuerpo que puede dirigirse al abdomen, la espalda o el canal del parto durante el alumbramiento.

Una forma sencilla de ayudarse a una misma a pasar a un estado de trance ligero para la autohipnosis es un método llamado «fijación ocular». Pídele a la mujer que fije su mirada en un punto del techo o hacia arriba, hacia sus cejas, y permita que sus párpados vayan bajando hasta cerrarse; que respire profundamente y que disfrute permitiendo que una sensación de relajación y comodidad fluya en sentido descendente por su cuerpo mientras espira, imaginando que se deja llevar a más y más profundidad hacia un estado de relajación (puedes sugerirle que siga con este proceso de relajación con las ideas del ejercicio I).

1. (Después de pasar a este estado de trance ligero, y si disfrutas con el agua), imagínate entrando en una masa de agua encantadora, transparente, segura y fresca hasta las rodillas. Cuando sientas el frescor, haz una señal o levanta uno de tus dedos para hacértelo saber.
2. Al cabo de un rato, percibe cómo notas una especie de adormecimiento. Cuando percibas el adormecimiento, permite que otro dedo se eleve.
3. Continúa cómodamente en el agua fresca hasta justo por debajo del pecho. Mientras notas el frescor, tu primer dedo se elevará, y mientras notas el adormecimiento alrededor de la porción central del cuerpo, tu segundo dedo se levantará.
4. Para fortalecer el adormecimiento, junta dos dedos (el pulgar y el índice) de una mano. Para liberar el adormecimiento, junta dos dedos de la otra mano.
5. Practica tu capacidad para generar este adormecimiento, para hacerlo aparecer y para dejarlo ir.
6. Entonces, con la doula o tu compañero ayudándote, practica el «adormecimiento» mientras caminas o te cambias a distintas posturas: tumbada, a gatas, en cuclillas y otras (sin embargo, para reconocer cómo puedes mantener el adormecimiento en la porción central de tu cuerpo y, aun así, cambiar de postura, imagina que las piernas están «despiertas y normales» y que sólo la porción central de tu cuerpo está adormecida).
7. Practica esta técnica de adormecimiento cada día durante algunos minutos a lo largo del último mes junto con tu visualización.

Un segundo método para la autoanestesia recibe el nombre de «anestesia de guante».

(Usando la técnica de fijación de la mirada o la visualización de un lugar especial, permítete primero dejarte llevar a mayor y mayor profundidad hacia un estado de trance ligero).

1. Imagina que se está vertiendo un anestésico fuerte en tu mano, o imagina que estás metiendo tu mano en un tarro de crema anestésica y que se va quedando cada vez más y más dormida, de forma similar a la sensación de la novocaína en la consulta del dentista; o quizás tu mano pueda sentir como si estuviera cubierta por un guante grueso.
2. A medida que notes la cualidad del adormecimiento, imagina transferir la anestesia a otra parte del cuerpo.
3. Practica, varias veces, generar el adormecimiento y luego hacer que tu mano o la zona de tu cuerpo sientan con normalidad.

Un tercer método para aliviar el dolor es a través del fortalecimiento y la potenciación de la visualización sensorial mediante la actividad imaginada en tu lugar especial. Permítete ahondar más y más en la experiencia de estar en tu lugar especial. Por ejemplo, nadando a través de los colores cambiantes de las aguas tropicales, o imaginando que reposas en ellas y luego flotas a través de los colores intensos y cambiantes del arcoíris. Cada una de estas imágenes y experiencias interiores están emparejadas con una contracción. De esta forma, el poder de la visualización te distrae de la incomodidad.

Ejercicio IV: Imaginar el alumbramiento

Orientar a la madre para que se imagine a sí misma pasando por el canal del parto puede prepararla para dar la bienvenida al alumbramiento con una actitud positiva, a disponer de imágenes que usar durante las contracciones (con la ayuda de la compañera de parto), y a confirmar su capacidad de superar las contracciones más difíciles tranquilamente, con menos tensión y una mayor confianza en el poder de su propio cuerpo para traer a su bebé al mundo. El siguiente ejercicio se ha usado para preparar a las mujeres para el parto. Cambia palabras o aspectos de la visualización para que encajen con los intereses, las ideas o la comodidad de la madre (*detente algunos segundos después de cada frase para proporcionar a la madre tiempo para integrar el significado*).

Deja que tu mente vague por delante del tiempo, hacia el futuro, como si pasases a través de un túnel del tiempo, hasta el día en el que tu bebé nacerá. Imagina que el día que has estado esperando ha llegado. Tu bebé sabe cuándo iniciar el parto cuando está completamente crecido y listo.

Piensa en tu bebé en tu interior. Permite que el bebé sepa que estás preparada para que os conozcáis cara a cara.

Imagina a tu bebé en tu mente. Su cabeza está protegida y encajada contra tu cérvix. Su espalda está acurrucada. El agua en la que el bebé está flotando es cristalina. Las membranas son fuertes y están intactas, protegiendo al bebé. Él está descansando, preparándose para el viaje.

Toca tu vientre si quieres. Acaricia a tu bebé en su interior. Da con una forma de enviarle un mensaje, diciéndole que estas preparada.

Cuando haya llegado el momento, empezarás a sentir un aluvión de energía en profundidad en el interior de tus muslos. Asciende y rodea tu cintura, se intensifica alrededor de tu vientre y empuja hacia abajo.

Reconoce que tú y tu bebé sois la fuente de esta fuerza y deja que acuda.

En el momento en el que empiece el parto, puede que las contracciones sean incómodas, pero ésta será una señal para que empieces a contar cada cuánto se producen y que sigas los consejos de tu cuidadora sobre en qué fijarte mientras afrontas el parto. Cuando hayas transmitido la información necesaria, iniciarás tu relajación tan pronto como estés preparada para hacerlo. Tu objetivo consiste en mantenerte completamente relajada, de forma que puedas dar a luz con confianza.

Entras en tu autohipnosis con facilidad y cómodamente.

Empezarás calmándote, confortablemente, en una silla y tomándote un momento para estar muy relajada. Permite que tu respiración sea fácil y natural, como una ola de relajación que se desplace, desde tu coronilla, en sentido descendente por tu cuerpo hasta salir por los dedos de los pies.

Elevas la mirada, te centras en un punto en el techo o en tu frente. Haces una respiración profunda, inspirando aire, aguantando el aliento y luego, mientras espiras, permite que los párpados se cierren.

Piensa en relajar cada músculo del cuerpo. Durante los siguientes momentos piensa en la palabra *relájate, relájate*. Cada vez que espires, piensa en la palabra (*relájate*) y permite que tu cuerpo responda. Cada espiración se convierte en una respiración relajante. Simplemente permítete profundizar más y más…, relajándote con cada espiración.

Con la siguiente espiración, permite que cada músculo de tu cuerpo se relaje y quede tan flojo y blando como una muñeca de peluche: muy floja y muy relajada. Con tus siguientes respiraciones, disfruta dejando que esa sensación de relajación siga desplazándose por todo el cuerpo, por los brazos y las manos (sigue liberando tensión de los hombros y el cuello, y siente esa relajación reconfortante fluyendo en sentido descendente por la espalda: hacia abajo, hacia abajo, hacia abajo, simplemente dejando que los músculos se aflojen, relajándose más y más.

Y con cada inspiración, inhala esa maravillosa oxigenación y los nutrientes para ti y para tu bebé, y con cada espiración libera más y más tensión y profundiza más y más... más y más relajada. Permite que esa ola de relajación se extienda a lo largo de la frente, dejando que los músculos de la cabeza, la cara y la mandíbula se relajen y distiendan, como si dejaras que una goma elástica estirada se destensara, dejándote ir, dejándote ir todavía más.

A medida que esta relajación se extiende en sentido descendente por los brazos, éstos se vuelven tan relajados, tan pesados, tan cómodos... Y mientras espiras, la comodidad se extiende a través del pecho, y mientras haces otra respiración profunda y espiras, el consuelo y la calidez se difunden hacia el estómago: calmada, relajada... mientras las piernas se vuelven muy y muy relajadas...

Puede que en un momento esté bien para ti profundizar incluso más, imaginando que estás descendiendo por una preciosa escalera o un encantador camino que te lleve a un lugar especial y hermoso en el que te sientas segura, cómoda y profundamente relajada... En un momento voy a contar hacia atrás, del 10 al 1, y podrás imaginar que estás descendiendo suave, segura y fácilmente hacia este agradable lugar... y con cada paso o cuenta atrás, puedes sentir cómo tu cuerpo se relaja más y más... 10... incluso más profundamente... 9... 8... más y más profundamente hasta tu propio nivel de comodidad... 7... 6... 5... 4... 3... 2... 1... más y más relajado. Éste es el lugar más tranquilo del mundo para ti, y puedes percibir una sensación de paz y comodidad fluyendo a través de ti.

Cuando empiecen las contracciones, te relajarás, más y más profundamente. Aceptarás cada contracción, calmada y relajada, respirando lenta y profundamente. Puedes disfrutar de una agradable sensación de ilusión que reemplace cualquier sentimiento de aprensión. Mientras el parto avanza, te sientes con más y más confianza en tu capacidad de responder adecuadamente..., y puede que percibas cómo la sabiduría de tu cuerpo en la estructura del ADN de tus células a lo largo de toda la historia sabe exactamente cómo dar a luz a tu bebé… y puedes confiar en este conocimiento innato de tu propia biología.

Según lo vayas necesitando, puedes practicar tu autoanestesia, sintiendo cómo toda la parte central de tu cuerpo se adormece con cada contracción. Si lo deseas, puedes hacer que tu mano y tu brazo se adormezcan y transferir esta sensación de adormecimiento a tu abdomen tocándolo como si estuvieras poniéndote un guante grueso, y a medida que el guante va cubriendo los dedos, la mano y la muñeca, entonces cada parte se adormece como si un potente anestésico estuviera fluyendo a través de ellas. Y puedes transferir este adormecimiento al abdomen y a cualquier parte que necesites, y las contracciones se sentirán incluso más cómodas que antes, independientemente de lo potentes que se vuelvan. O puedes imaginarte flotando en el agua segura fresca, cómoda y cristalina, permitiendo que el frescor te ayude a sentirte más y más adormecida desde las costillas hasta los muslos, y a medida que este frescor fluye, detiene cualquier impulso de dolor sobre los nervios porque el frescor fluye hacia abajo por las mismas vías que los impulsos del dolor. Estás aprovechando los propios opiáceos naturales de tu cuerpo.

Das la bienvenida a cada contracción como mensaje que te acerca más y más a tu bebé. Puede que sientas las contracciones como una tensión o endurecimiento, y puede que percibas presión o movimiento, pero sentirás cada vez menos incomodidad. Aunque puede que las notes, las contracciones se vuelven cada vez más distantes, y pese a seguir siendo perceptibles, ya no te molestan. Y quizás percibas que, con cada sensación de presión, el canal del parto se vuelve más y más adormecido; y empleando las habilidades y los apuntes que tú y tu pareja habéis creado, podéis relajaros todavía más con esas palabras, como, por ejemplo: «más y más profundo», «más calmada», etc., o con los contactos, presiones o caricias en tu mano, brazo, o uniendo dos dedos para volverte incluso más tranquilamente relajada.

Y a medida que te relajes, puede que notes que las contracciones se vuelven más y más productivas y que profundizas más y más, mientras te dejas llevar, profunda y cómodamente, hacia tu lugar hermoso y tranquilo.

Siempre que sientas la oleada desvanecerse, quizás te permitas relajarte incluso más, quedando totalmente floja, dejándote ir hacia una profunda comodidad: una comodidad que ya conoces, y esta comodidad puede durar y durar y, de hecho, puede que te sorprendas de que el descanso entre las oleadas parezca durar más de lo que creías, de modo que experimentarás un descanso encantador y ampliamente profundo… de modo que podrás sentirte deliciosamente revitalizada y energizada cuando se produzca la siguiente ola… y quizás ni siquiera prestes atención cuando la siguiente ola empiece… porque tus cuidadores están vigilando, calculando los tiempos y manteniéndote a salvo, y te informarán si necesitan tu ayuda, de modo que simplemente puedes relajarte más y más en ese lugar tranquilo y cómodo… y quizás incluso parezca como si la oleada pasara más y más rápidamente e incluso más y más fácilmente… Y puede que te sorprenda que, independientemente de lo rápida o lentamente que lleguen las oleadas, siempre te sentirás encima de ellas y avanzando a través de ellas como si estuvieras cabalgando las olas, y sabes que las olas siempre llegan a la costa… y tú descansas y descansas… y durante el parto debes prestar atención sólo cuando alguien se dirija directamente a ti, para poder responder… y siempre podrás decir lo que necesitas. Si hay algún dolor al que tengas que prestar atención, siempre podrás hacerlo, y permanecer relajada durante cualquier intervención necesaria para mejorar tu propia salud o la del bebé. Y puedes ser flexible y adaptarte a lo que sea mejor y más seguro, y confiar en aquellos a quienes hayas elegido y a los que estén ahí ayudándote. Y cualesquier decisión que tomes potenciará tu propia capacidad de trabajar con tu cuerpo.

Puedes permanecer tranquila, confiada y cómoda a lo largo del parto y el alumbramiento.

Como ya sabes que hay muchos ruidos en la sala de partos y en los pasillos, no debes preocuparte por ellos, en absoluto, ya que otras personas se ocuparán de lo que sea necesario, y cualquier sonido que oigas puede arrullarte a mayor y mayor profundidad como una encantadora ola o los suaves sonidos de una cascada o una brisa relajante en un día de verano (usa las imágenes del lugar especial de la mujer).

A medida que te relajas, los músculos circulares inferiores del cérvix se vuelven más elásticos y relajados, abriéndose y abriéndose, y los largos músculos superiores del útero se vuelven más y más fuertes uniéndose al bebé para empujar hacia abajo y hacia el exterior. El bebé ayuda con su propio poder para salir nadando, como si estuviera en un tobogán de agua. Cada contracción es como un abrazo para el bebé, y con cada oleada, el cérvix se abre más y más, y el tapiz de hilos de satén se estira suavemente y se afloja cada vez más… y tú respiras durante la contracción… eso es…

Y puedes sentir cualquier contracción en el grado que desees para satisfacer tu necesidad de saber o experimentar cómo es el parto. Puedes recordar cualquiera y todas las sensaciones relacionadas con tener un bebé, de modo que puedas participar de la experiencia del parto y compartir con los demás según desees.

A medida que avances por las distintas fases del parto, puede que sientas curiosidad por la variedad de experiencias que estás teniendo. Puede que algunas sean muy distintas a lo que habías esperado, y quizás algunas parezcan muy familiares; y puede que descubras cómo puedes usar tu propia creatividad y tus propias habilidades una y otra vez para encontrar el tipo adecuado de consuelo y relajación… En ocasiones te encuentras concentrándote en tu lugar interior tranquilo… otras veces, recurres a tu poder, fortaleza y resistencia, y en otros momentos te desplazas a través de tus olas de energía… o alguna otra cosa… de modo que puedas sentirte satisfecha con tu propia capacidad de cumplir los objetivos que tienes para el nacimiento de tu bebé.

Y a lo largo de todo el proceso puedes permanecer tranquila, confiada, profundamente relajada, sintiendo que mantienes el control, llena de energía y fuerte, y sabes que tu bebé y el plan del universo son perfectos. Puedes imaginar cada contracción como una ola segura y potente, como ondas de energía. Te relajas todavía más. Las contracciones ascienden, alcanzan una cima y luego se desvanecen como las olas. Das la bienvenida a cada ola a medida que llega. Sí. Sí. Respiras durante la ola. Tomas la siguiente respiración, respirando durante la contracción para superarla. Cada potente ola hace que tu bebé descienda, descienda, descienda… Y puedes apreciar lo bien, fácilmente y sin problemas que está progresando el parto. Cada vez que sientas que la ola está acercándose más y más, podrás hacer una de esas respiraciones completamente revitalizantes, reponiendo tu comodidad y sintiéndote revitalizada… Y mientras espiras, puedes desprenderte de lo que no necesites… dejándolo ir… Y cada ola hace que tu bebé esté cada vez más cerca de tus brazos, que le están esperando.

La cabeza del bebé empuja fácilmente contra tu cérvix, haciendo que se abra cada vez más y más, como una flor que se abre con los rayos del Sol.

La siguiente ola llega (desde la distancia) más y más fuerte. Navegas a través de la ola, la ola siempre llega a la costa, y descansas, el bebé descansa… y con cada aluvión puedes sentir cómo tu canal del parto se relaja… y se abre… tan fácilmente… tan suavemente… tan persistentemente… y descansas… conociendo la antigua sabiduría biológica de tu cuerpo… y confiando… y dejándote ir. Pero sigues siendo la fuente de estas olas. Les das la bienvenida… y descansas… a más y más profundidad… relajada a lo largo del cambiante progreso… la cambiante naturaleza… la cambiante intensidad de cada oleada.

Fíjate en tu bebé de nuevo. Está rodeado de la calidez de las olas, que se acercan cada vez más a ti… a la luz.

Una vez más, la ola asciende. Rodea tu abdomen. Se intensifica. Permites que se produzca y respiras durante la misma para superarla.

De nuevo, una potente oleada de energía se fortalece y empuja y facilita que tu bebé descienda, descienda, descienda. Tu canal del parto responde de forma muy natural y precisa a las olas de relajación que las contracciones están enviando a esa área… y haciendo una buena respiración profunda te relajas todavía más.

Tú y tu bebé estáis agradecidos por este aluvión de potencia. Le das la bienvenida como si fuese un amigo.

Llega, una vez más, intensificando y fortaleciendo el aluvión… empujando hacia abajo, hacia abajo, hacia abajo.

Haz una respiración. Y respira a través de ella, y… quizás sientas presión y endurecimiento, pero ninguna incomodidad mientras profundizas más y más y estás más relajada. Y cuando tu comadrona o tu médico y tu sabiduría te digan que es el momento de empujar, te sentirás tan en sintonía con tu cuerpo, con tu bebé, con tus propios aluviones de energía, que encontrarás muy fácil permitir que tu propio poder se manifieste para empujar exactamente de la forma adecuada en el momento adecuado, durante exactamente el tiempo adecuado, y cuando la contracción se vaya desvaneciendo, te dejarás ir fácilmente hacia ese estado relajado… descansando y descansando… reuniendo una energía renovada… e incluso más fuerza para la siguiente oleada, para cuando sea que esté preparada… y dispones de todo el tiempo que necesites.

E imagina que tu cérvix está abierto, y que piensas en que tu bebé está saliendo.

Ahora vuelve a fijarte en tu bebé. Mira su cabello rizado y húmedo. Quizás puedas sentir, tocar su cabeza. Mira hacia abajo.

Sientes cómo el bebé está empujando hacia abajo, hacia abajo, hacia abajo. Profundizas más y más en tu relajación. Según desees, puedes abrir los ojos y, pese a ello, seguir profundamente relajada. Puedes experimentar tanto del parto como quieras. El perineo se está dilatando con facilidad… y tu bebé se desliza hacia abajo, nadando a través de ti; y sientes un flujo entrante de olas de anestesia según lo desees… y puedes experimentar el parto según quieras y sentir la cabeza mientras se desliza hacia abajo, apareciendo… Tu cuerpo está presionando firmemente y masajeando… y abrazando… y con la siguiente potente ola, el bebé sale.

Has dado a luz a tu bebé. Le secan rápidamente y le colocan sobre tu pecho. Lo sostienes entre tus brazos, cálido, precioso, el niño al que has dado vida, acunado entre tus brazos. Sientes, hueles, tocas, ves a este hermoso bebé. Sientes el amor entre vosotros (y el padre del bebé). Le dices que estáis agradecidos por este precioso nacimiento. Tú útero se contrae saludablemente, La placenta sale entera. Los vasos sanguíneos se contraen completamente para que no haya una hemorragia. El útero sigue contrayéndose… y contrayéndose… regresando a su tamaño original. Tú y el bebé descansáis… y a veces, durante la primera hora, más o menos, el bebé encuentra su camino para llegar al pezón y se agarra al pecho perfectamente, activando de forma saludable la maravillosa producción de la leche materna.

Te recuperas rápida, plena y completamente. Todos tus sistemas funcionan a la perfección. Eres capaz de seguir relajándote y descansando, recuperando tus fuerzas y disfrutando de la maravilla que supone la maternidad.

Tómate un momento para disfrutar de la sensación de tu hijo recién nacido pegado a tu pecho. Ahora permite, suavemente, que esta preciosa escena se desvanezca hacia el futuro, donde pertenece, y muy lenta y cómodamente… lentamente… de modo que todos tus sistemas estén equilibrados e integrados… regresa al presente mientras cuento (o puedes contar tú) del uno al diez.

Y cuando estés lista, cuenta lentamente, quizás una vez más, y estírate suavemente y abre los ojos y siéntete plenamente presente y bien.

American Academy of Family Physicians
www.aafp.org

APÉNDICE C:

CARACTERÍSTICAS DE LAS PRUEBAS CLÍNICAS ALEATORIZADAS SOBRE EL APOYO DURANTE EL PARTO

Tipo de presencia	Ubicación del estudio	Sujeto de los estudios clínicos	Doula
Continua	Gagnon et al.,[1] 393 1997, Montreal	413 primigrávidas	Enfermeras (personal)
	Gordon et al.,[2] 494 1999, Oakland (California)	314 primigrávidas principalmente caucásicas, afroamericanas, hispanas	Mujeres no profesionales formadas a través de un proyecto
	Hodnett y Osborn,[3] 595 1989, Toronto (Canadá)	103 primigrávidas, principalmente caucásicas de clase media	Comadronas no profesionales o aprendices de comadronas no profesionales
	Kennell et al.,[4] 696 1991, Houston (Texas)	516 primigrávidas, con ingresos bajos, hispanas, afroamericanas	Mujeres no profesionales formadas a través de un proyecto
	Kennell y McGrath,[5] 797 1993, Cleveland (Ohio)	555 primigrávidas, con ingresos medios	Mujeres no profesionales formadas a través de un proyecto
	Klaus et al.,[6] 898 1986, Guatemala	463 primigrávidas	Mujeres no profesionales formadas a través de un proyecto
	Langer et al.,[7] 1999 1998, Ciudad de México	724 primigrávidas	Mujeres no profesionales formadas a través de un proyecto
	Madi et al.,[8] 1999, Botswana	109 primigrávidas	Familiar (mujer) no formada
	McGrath y Kennell,[9] 1999, Houston (Texas)	513 primigrávidas	Mujeres no profesionales formadas a través de un proyecto
	Sosa et al.,[10] 1980, Guatemala	40 primigrávidas	Mujer no profesional no formada

Intermitente	Breart et al.,[11] 1992, Bélgica	264 primigrávidas, parto espontáneo	Comadrona o comadrona estudiante
	Breart et al., [11] 1992, Francia	1320 primigrávidas, parto espontáneo	Comadrona o comadrona estudiante
	Breart et al.,[11] 1992, Grecia	569 primigrávidas, parto espontáneo	Comadrona o comadrona estudiante
	Hemminki et al.,[12] 2 pruebas, 1990, Helsinki (Finlandia)	79 sujetos en la prueba de 1987, 161 sujetos en la prueba de 1988	Comadrona estudiante
	Hofmeyr et al.,[13] 1991, Sudáfrica	189 primigrávidas	Mujer no profesional no formada

1. Gagnon, A. J.; Waghorn, K.; Covill, C. A.: «Randomized trial of one-to-one nurse support of women in labor», *Birth,* vol. 24, pp. 71-77 (1997).
2. Gordon, N. P.; Walton, D.; McAdam, E. *et al.:* «Effects of providing hospital-based doulas in health maintenance organization hospitals», *Obstet Gynecol,* vol. 180, pp. 1054-1059 (1999).
3. Hodnett, E. D. y Osborn, R.: «Effect of continuous intrapartum professional support on childbirth outcomes», *Research in Nursing and Health,* vol. 2, pp. 289-297 (1998).
4. Kennell, J. H.; Klaus, M.; McGrath, S. K. *et al.:* «Continuous emotional support during labor in a U.S. hospital», *JAMA,* vol. 265, pp. 2197-2201 (1991).
5. Kennell, J. H.; McGrath, S. K.: «Labor support by a doula for middle income couples: The effect on cesarean rates», *Pediatric Research,* vol. 33, n.º 12A (1993).
6. Klaus, M.; Kennell, J. H.; Robertson, S. S. *et al.:* «Effects of social support during parturition on maternal and infant morbidity», *Br Med J,* vol. 293, pp. 585-587 (1986).
7. Langer, A.; Campero, L.; Garcia, C.: «Effects of psychosocial support during labour and childbirth on breastfeeding, medical intervention, and mother's well-being in a Mexican public hospital: A randomized clinical trial», *British J Obstet & Gynecology,* vol. 105, pp. 1056-1063 (1998).
8. Madi, C. M.; Santall, J.; Bennett, R. *et al.:* «Effects of female relative support in labor: A randomized controlled trial», *Birth,* vol. 26, pp. 4-8 (1999).
9. McGrath, S. K.; Kennell, J. H.; Suresh, M. *et al.:* «Doula support vs. epidural analgesia: Impact on cesarean rates», *Pediatric Research,* vol. 45, n.º 16A (1999).
10. Sosa, R.; Kennell, J. H.; Klaus, M. *et al.:* «The effect of a supportive companion on perinatal problems, length of labor, and mother interaction», *N Engl J Med,* vol. 303, pp. 597-600 (1980).
11. Breart, G.; Mika-Cabase, N.; Kaminski, M. *et al.:* «Evaluation of different policies for the management of labour», *Early Hum. Dev.,* vol. 29, pp. 309-312 (1992).
12. Hemminki, E.; Virta, A. L.; Koponen, P. *et al.:* «A trial on continuous human support during labor: Feasibility, interventions, and mothers' satisfaction Part A and B», *J of Psychosomatic Obstetrics and Gynecology,* vol. 1, pp. 239-250 (1990).
13. Hofmeyr, G. J.; Nikodem, V. C.; Wolman, W. *et al.:* «Companionship to modify the clinical birth environment: Effects on progress and perceptions of labour and breast-feeding», *British J Obstet & Gynecology,* vol. 98, pp. 756-764 (1991).

ÁPENDICE D:

RECURSOS

ORGANIZACIONES
American Association of Birth Centers
  www.BirthCenters.org
American College of Nurse-Midwives
  www.midwife.org
American College of Obstetricians and Gynecologists (ACOG)
  www.acog.org
Association for Prenatal and Perinatal Psychology and Health (APPPAH)
  www.birthpsychology.com
Birthworks
  www.birthworks.org
The Bradley Method of Natural Childbirth
  www.bradleybirth.com
Cascade Health Care Products Birth and Life Bookstore
  www.1cascade.com
Chicago Health Connection
  https://chicagohealthconnection.org/
Childbirth Connection
  www.childbirthconnection.org
Coalition for Improving Maternity Services (CIMS)
  www.motherfriendly.org
Community Doula Program
  www.communitydoulaprogram.org/es/
DONA International
  www.dona.org

HealthConnectOne
www.healthconnectone.org
Infant Massage
www.infantmassageusa.org
Injoy Videos
www.injoyvideos.com
International Cesarean Awareness Network (ICAN)
www.ican-online.org
International Childbirth Education Association (ICEA)
www.icea.org
International Lactation Consultant Association (ILCA)
www.ilca.org
La Liga de la Leche Internacional
www.llli.org/es/
Lamaze International
www.lamaze.org
March of Dimes
www.marchofdimes.com
Midwives Alliance of North America (MANA)
www.mana.org
Postpartum Support International
www.postpartum.net

LIBROS Y MEDIOS

ABRAMSON, R.; BREEDLOVE, G. y ISAACS, B.: *The Community-based Doula: Supporting Families, Before, During and After Childbirth*. Zero to Three, Washington D. C., 2003.

BRAZELTON, T. B.: *Touchpoints: Your Child's Emotional and Behavioral Development*. Da Capo Press, Cambridge (Massachusetts), 2006.

BUCKLEY, S.: *Gentle Birth, Gentle Mothering: A Doctor's Guide to Natural Childbirth and Gentle Early Parenting Choices*. Celestial Arts, Berkeley (California), 2009.

CAPACCHIONE, L. y BARDSLEY, S.: *Creating a Joyful Birth Experience*. Fireside Press, Los Ángeles (California), 1994.

CHILDBIRTH CONNECTION: *Cesarean: What Every Pregnant Woman Needs to Know about Cesarean Section*, www.ChildbirthConnection.org, 2006.

CONTEY, C. y TAKIKAWA, D.: *Calms: A Guide to Soothing Your Baby*. Hana Peace Works, Los Olivos (California), 2007.

DAVIS, Deborah L.: *Empty Cradle Broken Heart: Surviving the Death of Your Baby* (edición revisada). Fulcrum Publishing, Golden (Colorado), 1996.

Dona International (www.dona.org) y Lois Freedman: *Birth As a Healing Experience: The Emotional Journey of Pregnancy Through Postpartum*. Routledge, Nueva York, 2008.

ENGLAND, P. y HOROWITZ, R.: *Birthing From Within*. Pantera Press, Albuquerque (Nuevo México), 1998.

GASKIN, I. M.; *Ina May's Guide to Childbirth*. Bantain, Nueva York, 2003. (Trad. cast.: *Guía del nacimiento*. Capitán Swing Libros, D.L.: Madrid, 2016).

GOER, H.: *The Thinking Woman's Guide to a Better Birth*. Perigee, Nueva York, 1999. (Trad. cast.: *Guía de la mujer consciente para un parto mejor*. Editorial Ob Stare, Tegueste [Santa Cruz de Tenerife], 2013).

GREENFIELD, M.: *The Working Woman's Pregnancy Book*. Yale University Press, New Haven (Connecticut), 2008.

GREENSPAN, S. y THORNDIKE GREENSPAN, N.: *First Feelings*. Viking, Nueva York, 1985. (Trad. cast.: *Las primeras emociones: las seis etapas principales del desarrollo emocional durante los primeros años de vida*. Paidós Ibérica, Barcelona, 1997).

HEINOWITZ, J.: *Pregnant Fathers: Entering Parenthood Together*. Parents As Partners Press, San Diego (California), 1995.

HODNETT, E. D.; GATES, S.; HOFMEYR, G. J.; SAKALA, C.; WESTON, J.: *Continuous Support for Women During Childbirth (revision). The Cochrane Collaboration*. Wiley, Nueva York, 2011.

HUGGINS, K.: *The Nursing Mother's Companion*, 6.ª ed. Harvard Common Press, Boston (Massachusetts), 2010. (Trad. cast.: *Todo lo que necesita saber para amamantar bien*. Medici: Barcelona, 2006).

KENDALL-TACKETT, K.: *The Hidden Feelings of Motherhood, Coping with Mothering Stress, Depression, and Burnout.*, 2.ª ed. Pharmasoft Publishing, Amarillo (Texas), 2005.

KERR, S. (médico): *Home Birth in the Hospital: Integrating Natural Childbirth with Modern Medicine*. Sentient Press, Boulder (Colorado), 2008.

Kirk, P.: *When Hello Means Goodbye.* www.griefwatch.com, 1985.

Kitzinger, S.: *The Complete Book of Pregnancy and Childbirth*, 4.ª ed. Knopf, Nueva York, 2004. (Trad. cast.: *Embarazo y nacimiento.* Interamericana/McGraw-Hill, Madrid, 1991).

Klaus, M.; Kennell, J. y Klaus, P.: *Bonding: Building the Foundations of Secure Attachment and Independence.* Da Capo/Merloyd Lawrence, Cambridge (Massachusetts), 1995.

Klaus, M.; Klaus, P.: *Your Amazing Newborn.* DaCapo/Merloyd Lawrence, Cambridge (Massachusetts), 2000. (Trad. cast.: *Tu sorprendente recién nacido: Sus capacidades de interacción desde los primeros minutos de vida.* Medici, Barcelona, 2004).

Korte, D.: *The VBAC Companion: The Expectant Mother's Guide to Vaginal Birth After Cesarean.* Harvard Common Press, Boston (Massachusetts), 1997.

Korte, D. y Scaer, R.: *A Good Birth, a Safe Birth.* 3.ª ed. revisada. Harvard Common Press, Boston (Massachusetts), 1992.

Klaus, M. y Klaus, P.: *Amazing Talents of the Newborn*, DVD, 2011.

La Leche League International: *The Womanly Art of Breastfeeding.* Ballantine, Nueva York, 2010. (Trad. cast.: *El arte femenino de amamantar* [Grijalbo: acceso electrónico, 2017]).

Lamaze International: *Healthy Birth Your Way: Six Steps to a Safer Birth*, Videos, 2010, www.mothersadvocate.org

Lothian, J. y DeeVries, C.: *The Official Lamaze Guide: Giving Birth with Confidence.* Meadowbrook Press, Minnetonka (Minnesota), 2010.

Mongan, M.: *Hypnobirthing: The Mongan Method*, 3.ª ed. HCI Books, Deerfield Beach (Florida), 2005.

Mothering Magazine, www.mothering.com

Newman, J. y Pitman, T.: *Dr. Jack Newman's Guide to Breastfeeding.* HarperCollins, Toronto, 2000.

Noble, E.: *Essential Exercises for the Childbearing Year: A Guide to Health and Comfort Before and After Your Baby Is Born.* Houghton Mifflin (Boston), 2003.

O'Neill, M. L.: *Hypnobirthing: The Original Method: Mindful Pregnancy and Easy Labor Using the Leclaire Childbirth Method.* Papyrus Press, Chicago (Illinois), 2007.

Pascali-Bonaro, D.: *Organic Birth DVD: The Best Kept Secret, a Documentary that Examines the Intimate Nature of Birth and the Powerful*

Role It Plays in Women's Lives When They Are Permitted to Experience It Fully. www.debrapascalibonaro.com/organic-birth/

Sebastian, L.: *Overcoming Postpartum Depression and Anxiety*. Addicus Books, Omaha (Nebraska), 1998.

Sheldon, R.: *The Mama Bamba Way: Inner Pathways Back to the Power and Pleasure of Birth*. Findhorn Press, Forres (Escocia), 2008.

Simkin, P.: *Comfort Measures for Childbirth*, DVD, 2009. www.PennySimkin.com

—: *The Birth Partner: A Complete Guide to Childbirth for Dads, Ddoulas, and All Other Labor Companions*, 3.ª ed. Harvard Common Press, Boston (Massachusetts), 2008.

Simkin, P. y Klaus, P.: *When Survivors Give Birth: Understanding and Healing the Effects of Early Sexual Abuse on Childbearing Women*. Classic Day Publishing, Seattle (Washington), 2004.

Simkin, P.; Whalley, J.; Keppler, A.; Durham, J. y Bolding, A.: *Pregnancy, Childbirth, and the Newborn*, 4.ª ed. Meadowbrook Press, Minnetonka (Minnesota), 2010. (Trad. cast.: *El embarazo, el parto y el recién nacido: Guía completa*. Medici, Barcelona, 2006).

Stewart, K. M.: *Your Birth Plan: Creating Your Path for a Fulfilling Pregnancy, Birth and Postpartum Journey*. Full Circle Childbirth Consultants, Henrico (Virginia), 2011.

Takikawa, D.: *What Babies Want: An Exploration of the Consciousness of Infants*. DVD. www.whatbabieswant.com

Tornetta, G.: *Painless Childbirth: An Empowering Journey through Pregnancy and Birth*. Cumberland House, Nashville (Tennessee), 2008.

ACERCA DE LOS AUTORES

Marshall H. Klaus (médico) fue profesor adjunto de pediatría en la Universidad de California en San Francisco. Fue un distinguido neonatólogo y académico, y llevó a cabo investigaciones sobre la importancia y los efectos del apoyo por parte de las doulas. Fue autor o coautor de varios libros fundamentales en este campo, entre los que se incluyen *Maternal-infant Bonding; Parent-infant Bonding; Bonding: Building the Foundations of Secure Attachment and Independence; Care of the High-risk Neonate*, en su quinta edición (junto con A. A. Fanaroff); *Mothering the Mother: How a Doula Can Help You Have a Shorter, Easier, and Healthier Birth; Tu sorprendente recién nacido: sus capacidades de interacción desde los primeros minutos de vida* y *The Amazing Talents of the Newborn* (DVD).

John H. Kennell, (médico) fue profesor de pediatría en la Facultad de Medicina de la Universidad Case Western Reserve, en Cleveland (Ohio). Además de sus continuas investigaciones sobre las doulas y sus enseñanzas a residentes y colegas en pediatría comportamental, siguió participando cada año con las estudiantes de medicina de primer año que trabajaban como doulas aprendices-médicos para madres. Fue coautor de *Maternal-infant Bonding; Parent-infant Bonding; Bonding: Building the Foundations of a Secure Attachment and Independence* y *Mothering the Mother: How a Doula Can Help You Have a Shorter, Easier, and Healthier Birth*.

Phyllis H. Klaus (terapeuta matrimonial y familiar y máster en trabajo social) enseña y practica la psicoterapia en Berkeley y Palo Alto (California), trabajando especialmente con las preocupaciones (tanto médicas como psicológicas) relativas al embarazo, el alumbramiento y el período del posparto. Asesora a nivel nacional e internacional, lleva a cabo investigaciones y es coautora de *Mothering the Mother: How a Doula Can Help You Have a Shorter, Easier, and Healthier Birth; Bonding: Building the Foundations of Secure Attachment and Independence; Tu sorprendente recién nacido: Sus capacidades de interacción desde los primeros minutos de vida; The Amazing Talents of the Newborn* (DVD) y *When Survivors Give Birth: Understanding and Healing the Effects of Early Sexual Abuse on Childbearing women.*

ÍNDICE ANALÍTICO

ÍNDICE